le programme à faible IG

SPÉCIAL GROSSESSE

Pr. Jennie Brand-Miller, Dr Kate Marsh
Pr. Robert Moses

le programme à faible IG

SPÉCIAL GROSSESSE

Protéger la santé de la maman et du bébé

MARABOUT

Ce livre a été publié pour la première fois en Australie et en Nouvelle-Zélande en 2012, par Hachette Australia, sous le titre *The Bump to Baby Diet Low GI Eating Plan*.

Traduction : Dominique Piolet-Françoise

Nous dédions ce livre à toutes nos patientes et à toutes les femmes qui se sont portées volontaires afin de nous permettre d'aller plus loin dans nos recherches. Nous le dédions aussi aux femmes qui, en lisant ce livre, mettent toutes les chances de leur côté pour que leur grossesse se déroule le mieux possible et que leur capital santé et celui de leur enfant soient protégés.

Jennie (Sydney), Kate (Sydney) et Bob (Wollongong),

février 2012.

Avertissement

Tout a été mis en œuvre pour que les informations contenues dans ce livre soient aussi précises et complètes que possible. Toutefois, ces informations ne doivent en aucun cas se substituer à un avis médical, un diagnostic, une prescription ou un traitement. L'éditeur et les auteurs déclinent toute responsabilité pour tout problème ou dommage découlant directement ou indirectement de l'utilisation ou de l'interprétation d'une donnée figurant dans cet ouvrage.

Les index glycémiques sont mentionnés à titre indicatif et peuvent changer en fonction des marques des produits consommés.

Sommaire

V. Nos recettes

Annexes

Introduction

Un livre sur la grossesse qui ne ressemble à aucun autre

Cet ouvrage sur l'alimentation des femmes enceintes vous livre les résultats des dernières études scientifiques et les découvertes les plus récentes dans le domaine médical, afin que votre grossesse se déroule au mieux. La plupart des livres ayant pour objet la grossesse se concentrent sur les besoins nutritionnels de la maman et du bébé, les compléments alimentaires, les aliments à privilégier et ceux à éviter. *Le Programme à faible IG spécial grossesse* traite de chacun de ces points, mais va plus loin encore. Tous les chapitres ont en commun un même thème : le poids. Votre poids au moment de la conception, votre prise de poids durant les neuf mois de grossesse, le poids de votre bébé à la naissance et les répercussions que votre poids peut avoir sur votre santé à long terme, mais aussi sur celle de votre enfant. Il est impossible, néanmoins, de parler de poids sans parler d'index glycémique – ou IG dans le jargon des diététiciens et des nutritionnistes. Si l'IG, qui permet de calculer la quantité de glucides ingérés, est un facteur essentiel pour tout un chacun, il est d'autant plus important chez la femme enceinte. Or ce livre s'adresse à toutes celles qui attendent un heureux événement – ou envisagent d'avoir un enfant.

L'objectif du *Programme à faible IG spécial grossesse* n'est pas de vous proposer un régime farfelu de plus, mais de vous aider à changer la manière dont vous vous nourrissez, afin d'adopter une alimentation saine et équilibrée avant et pendant votre grossesse et de profiter de tous ses bienfaits.

QU'EST-CE QUE L'IG ?

IG est l'abréviation d'« index glycémique ». L'échelle de l'IG, qui va de 0 à 100, doit vous aider à choisir les glucides que vous consommez. Le calcul de l'IG repose sur un effet physiologique, à savoir la manière dont les glucides contenus dans les aliments font monter le taux de glucose dans le sang (glycémie). L'IG vous permet de privilégier une alimentation saine tout en contrôlant les fluctuations du taux de glucose sanguin. Après avoir testé des centaines d'aliments dans le monde, les chercheurs sont arrivés à la conclusion que les aliments possédant un faible index glycémique ont moins d'effet sur la glycémie que les aliments à index glycémique élevé.

Une alimentation à faible index glycémique repose sur des aliments ayant un impact modéré sur la glycémie (taux de glucose dans le sang). Alors que vous optimisez votre prise de poids et l'apport nutritionnel tout au long de votre grossesse, vous contrôlez grâce à ces aliments la teneur de votre sang en glucose et diminuez les risques de développer un diabète gestationnel et/ou d'avoir un accouchement difficile.

Durant la grossesse, les glucides consommés ont une importance capitale. En effet, le taux de glucose dans le sang de la mère est directement lié à la croissance de l'embryon, puis du fœtus, et ce vingt-quatre heures sur vingt-quatre. Pour faire simple, le glucose est le principal carburant dont dépend le développement de votre bébé. Si votre glycémie est trop élevée, votre bébé grossira trop vite et vous donnerez naissance à un enfant présentant une forte adiposité. Ça, on le savait depuis longtemps ! C'est en grande partie pourquoi les femmes chez lesquelles a été diagnostiqué un diabète de type 1 (une maladie qui nécessite des injections d'insuline quotidiennes, afin de stabiliser le taux de glucose dans le sang) sont très surveillées sur le plan médical avant et pendant leur grossesse. C'est aussi pour cette raison que toutes les femmes enceintes font des tests au cours de leur grossesse, de manière à vérifier si elles ont ou non développé un diabète. Ce qui, par contre, est nouveau, c'est que nous savons aujourd'hui que même une glycémie légèrement élevée durant la grossesse peut être lourde de conséquences.

Même une glycémie légèrement élevée durant la grossesse peut être lourde de conséquences.

La grossesse peut être comparée à un test de stress métabolique. Dès le premier trimestre, votre placenta et votre bébé qui se développe puisent tellement de glucose dans votre système sanguin que votre glycémie au lever est inférieure au taux de glucose sanguin chez les femmes qui n'attendent pas un heureux événement. De plus, les femmes enceintes utilisent les glucides à un taux plus rapide au repos que les femmes qui ne sont pas enceintes, mais aussi lorsqu'elles pratiquent une activité physique. Par conséquent, la première adaptation métabolique de votre organisme durant la grossesse est une plus grande capacité à produire du glucose par le foie. Cette fonction est capitale (si, par exemple, vous devez temporairement manger moins qu'à l'accoutumée, votre bébé dispose néanmoins du carburant dont il a besoin pour se développer), mais alors que la synthèse du glucose ne s'interrompt jamais, toutes les femmes deviennent plus résistantes aux effets de l'insuline au fur et à mesure que leur grossesse avance. Pour certaines d'entre elles, cette résistance à l'insuline ou insulinorésistance conduit à l'apparition d'un diabète gestationnel.

La grossesse est également une période durant laquelle les femmes prennent souvent trop de poids, ce qui compromet non seulement leur propre santé, mais aussi la santé de leur bébé. Jusqu'à ce jour, les conseils en termes d'alimentation destinés aux femmes enceintes se focalisaient sur le fait que les futures mères devaient avoir un apport suffisant pour couvrir leurs besoins nutritionnels et ceux de l'embryon, puis du fœtus – ce qui se comprend aisément, dans la mesure où ces besoins sont plus élevés qu'à d'autres périodes de la vie. Malheureusement, la prise de poids durant la grossesse, en dépit de son importance, ne reçoit pas toute l'attention qu'elle mérite. Dans cet ouvrage, nous verrons comment calculer votre prise de poids idéale (en fonction de votre taille et de votre poids avant la conception) et comment contrôler cette prise de poids.

Si nous avons écrit ce livre, c'est entre autres motifs parce que, au cours de ces dernières décennies, le poids des bébés à la naissance et l'obésité infantile ont considérablement augmenté dans la majorité des pays industrialisés. Or, nous savons maintenant que la vie *in utero* est une période critique pour la « programmation » métabolique de l'obésité lors de l'enfance et de l'adolescence. Votre poids au moment de la conception et votre prise de poids du début à la fin de la grossesse ont une influence considérable sur le poids du bébé à la naissance et ses risques d'être, à plus ou moins long terme, en surpoids. Diminuer l'IG de votre alimentation est l'une des manières les plus sûres et les plus efficaces de diminuer ces risques.

Le Programme à faible IG spécial grossesse est le seul livre sur l'alimentation à faible index glycémique spécifiquement destiné aux femmes enceintes écrit par des scientifiques de renom international dans les domaines de la nutrition, de la diététique et de la diabétologie, et à la pointe de la recherche sur les glucides, l'IG et la grossesse. Nous avons précisément établi un lien entre l'alimentation et, d'une part, la glycémie de la mère et, d'autre part, la santé future du bébé. Notre expertise nous fournit les outils qui aideront les femmes enceintes à lutter contre une prise de poids excessive grâce à une alimentation saine et équilibrée durant cette phase importante de leur vie.

Les chiffres parlent d'eux-mêmes. Nos précédents ouvrages sur l'index glycémique sont des best-sellers dans le monde entier avec plus de trois millions et demi d'exemplaires traduits en plus de douze langues. Notre livre est simplement le dernier ouvrage qui fait sortir les résultats de nos travaux de leur tour d'ivoire, afin qu'ils franchissent la porte de chez M. et Mme Tout-le-monde. Nous avons, dans un premier temps, publié le fruit de nos recherches dans des magazines spécialisés dans les domaines de la nutrition et de la médecine, puis nous avons voulu vous aider à les mettre en pratique. Rassurez-vous ! Nous préconisons une alimentation saine et équilibrée à la portée de toutes, que vous pourrez, sans aucun risque, suivre à court et à long termes.

Le Programme à faible IG spécial grossesse vous apprend à sélectionner les glucides qui sont absorbés et digérés lentement, d'où une hausse et une baisse progressives du taux de glucose dans le sang et, par-delà, une sécrétion d'insuline contrôlée. Le régime alimentaire que nous préconisons n'est ni un régime pauvre en glucides, ni un régime pauvre en graisses, ni même un régime hyperprotéiné. Ce mode d'alimentation, qui ne repose sur aucune privation et qui, de ce fait, peut être suivi toute une vie durant, vous permet de vous régaler avec des plats typiques de tous pays. Nous vous promettons que, contrairement à certaines recommandations diététiques, vous ne mourrez pas de faim entre deux repas, que vous n'aurez pas à peser vos aliments ni même à compter les calories consommées au quotidien. En fait, le régime que nous vous proposons est apprécié notamment pour son grand pouvoir de satiété. Il vous aide à contrôler votre appétit en stabilisant votre glycémie et en stimulant la libération d'anorexigènes naturels produits par l'organisme. Sur le plan métabolique, ce régime alimentaire diminue le taux d'insuline et favorise la combustion des graisses. Pas de privations, des repas variés et goûteux à base de vos aliments préférés ou d'aliments que vous ne connaissez peut-être pas encore, mais dont bientôt vous ne pourrez plus vous passer.

Un régime alimentaire à faible index glycémique vous permet de vous régaler… Vous ne mourrez pas de faim entre deux repas, vous n'aurez pas à peser vos aliments ni même à compter les calories consommées au quotidien.

En résumé, en suivant les recommandations figurant dans notre livre, vous pouvez consommer – en quantités raisonnables – de la viande maigre, de la volaille, du poisson, des crustacés, des œufs, du tofu, des produits laitiers pauvres en matières grasses, du lait de soja et des produits dérivés, ainsi que du pain, des pâtes, des céréales pour le petit déjeuner, des nouilles à base de farine de riz, du quinoa et des céréales, notamment de l'orge. Les légumineuses sont des aliments à privilégier – en particulier si vous êtes végétarienne –, car elles possèdent l'index glycémique le plus bas. Consommez de grosses portions de légumes sans amidon, cuits ou crus (en salades composées), des quantités modérées de fruits et de légumes riches en amidon, y compris des pommes de terre charisma à faible index glycémique. Assaisonnez vos salades composées avec du vinaigre balsamique et des huiles aux bienfaits reconnus pour le capital santé. Chaque jour, prenez trois repas et deux collations (une le matin et une l'après-midi) et, de temps à autre, faites-vous plaisir en dégustant un aliment que vous adorez, mais qui est à éviter au quotidien.

Le Programme à faible IG spécial grossesse est également un livre à part, car il porte non seulement sur l'apport calorique (ce que vous mangez), mais également sur la dépense énergétique et la pratique d'une activité physique.

Or, ces deux derniers éléments ne sont que trop peu souvent abordés dans les livres traitant de la grossesse. Hormis si vous augmentez le nombre d'heures et l'intensité des exercices physiques que vous pratiquez, la prise de poids au fil des neuf mois de grossesse dépassera probablement nos préconisations. Néanmoins, sachez que si vous le faites, vos muscles seront plus toniques, vous aurez meilleur moral et moins de peine à retrouver la silhouette que vous aviez avant d'être enceinte. Parallèlement, vous diminuerez les risques de développer un diabète gestationnel et/ou d'avoir un accouchement difficile.

Si vous avez du mal à tomber enceinte, le régime à faible index glycémique peut vous aider en s'attaquant à la source d'un des problèmes – l'insulinorésistance – qui touche environ une femme sur cinq. Nous vous prenons par la main et décrivons précisément ce que vous devez faire et manger pour augmenter vos chances de concevoir un enfant, ainsi que pour protéger son capital santé. Nous vous conseillons, afin que vous changiez votre mode de vie de manière durable. Nous vous montrons comment pratiquer une activité physique et modifier votre comportement, en vue de recharger vos batteries et de contrôler votre prise de poids. Nous vous apprenons à prendre soin de vous, à vous sentir bien dans votre corps et dans votre tête, à préserver votre santé et celle de votre enfant. Nous vous aidons à acquérir de bonnes habitudes – bouger et manger sainement –, des habitudes auxquelles bientôt vous ne pourrez ou ne voudrez plus déroger.

Le régime à faible index glycémique est certes pour vous, mais aussi pour toute votre famille – entre les adultes et les enfants, seules les quantités varient. Contrairement à nombre de régimes farfelus, vous ne risquez pas de voir se développer une pathologie affectant vos os, vos reins, vos vaisseaux sanguins ou votre cœur.

Une fois encore, vous ne risquez rien, car l'index glycémique n'a aucun secret pour les personnes qui vous conseillent.

Qui sommes-nous ?

Pr Jennie Brand-Miller. Professeure en nutrition humaine à l'université de Sydney (Australie). Titulaire d'une chaire au sein du département de nutrition humaine, biologie moléculaire et microbienne et à la tête du département nutrition au Boden Institute of Obesity, Nutrition, Exercise and Eating Disorders. Surnommée « la reine de l'index glycémique » par ses pairs, Jennie Brand-Miller jouit d'une notoriété internationale dans le domaine de l'alimentation, après s'être spécialisée dans l'étude des glucides et de leurs répercussions sur la santé. Ses travaux se concentrent notamment sur l'alimentation, les régimes alimentaires et le diabète, l'insulinorésistance, l'intolérance au lactose et l'alimentation infantile.

Jennie Brand-Miller s'intéresse tout particulièrement à l'évolution de l'alimentation au cours des millénaires et à la manière dont se nourrissaient les chasseurs-cueilleurs. Après avoir, dans un premier temps, étudié les habitudes alimentaires des populations aborigènes du bush australien, elle s'est interrogée sur les différences entre les régimes alimentaires d'aujourd'hui et d'autrefois, à l'origine de « pathologies de la société d'abondance » ou, comme on les appelle parfois, les « maladies de riches » telles que le diabète. C'est en 1981 qu'un article faisant mention de l'index glycémique arrive par hasard sur son bureau. Depuis, Jennie Brand-Miller et son équipe ont joué un rôle majeur sur la scène internationale en démontrant l'importance de l'index glycémique dans l'alimentation et le lien entre l'IG et le développement de certaines maladies. Avec vingt livres et plus de deux cent vingt articles parus dans des revues scientifiques en quelque trente ans, Jennie Brand-Miller est à même de vous livrer tous les éléments scientifiques pour que vous mettiez en place un régime alimentaire à faible index glycémique.

Dr Kate Marsh. Diététicienne et professeure spécialisée en diabétologie. Elle a obtenu un master en nutrition et diététique à l'université de Sydney et une licence à l'université de technologie de Sydney, avec comme spécialité le diabète et la prise en charge de la maladie. Titulaire d'un doctorat à l'université de Sydney, elle étudie les bienfaits d'une alimentation à faible index glycémique dans la gestion de l'insulinorésistance chez les femmes atteintes du syndrome des ovaires polykystiques (SOPK), sujet sur lequel elle a publié nombre d'articles scientifiques. Le Dr Marsh exerce dans un cabinet privé à Sydney (Australie) en qualité de spécialiste du SOPK et du diabète, y compris du diabète gestationnel. Son travail avec action auprès de centaines de femmes touchées par ces pathologies lui vaut d'être reconnue et estimée par ses pairs.

Kate Marsh préside un groupe de discussion sur le SOPK réunissant des diététiciens, elle copréside un collectif de diététiciens travaillant sur le diabète et elle s'est impliquée dans la mise en place de données scientifiques pour venir en aide aux femmes atteintes du SOPK ou d'un diabète de type 1 en Australie. Coauteur de *The Low GI Guide to Managing PCOS*, *The Low GI Vegetarian Cookbook* et *Low GI Gluten-free Living*, elle écrit régulièrement dans des revues scientifiques des articles sur le diabète, le SOPK, l'insulinorésistance et l'alimentation végétarienne.

Pr Robert Moses. Directeur du département d'endocrinologie et du département spécialisé dans la recherche sur le diabète du Illawarra Health and Medical Research Institute, au sein de l'université de Wollongong (Australie). Avec une expérience de plus de trente-cinq ans, acquise auprès de patients diabétiques, il est aujourd'hui l'une des figures les plus reconnues sur la scène internationale, dès lors que l'on s'interroge sur cette maladie et ses répercussions sur la grossesse.

Les résultats de ses travaux sur le diabète gestationnel ont été publiés dans nombre de revues scientifiques. Il a, par ailleurs, écrit plusieurs articles sur les bienfaits d'une alimentation à faible index glycémique chez les femmes enceintes. Robert Moses est également rédacteur en chef associé du plus prestigieux périodique scientifique sur le diabète.

Comment lire ce livre

Le Programme à faible IG spécial grossesse se divise en cinq grandes parties.

- La première s'adresse à toutes les femmes qui essaient d'avoir un enfant.
- Si vous attendez un heureux événement, vous trouverez dans la deuxième partie toutes les informations sur ce que vous devez et ne devez pas manger ni boire, sur la prise de poids, le taux de glucose dans le sang, le diabète et la pratique d'une activité physique durant la grossesse.
- La troisième partie est destinée aux femmes qui viennent d'accoucher. N'attendez pas et lisez-la dès à présent, afin d'être prête le jour J.
- La quatrième partie fait le point sur ce que vous devez avoir dans vos placards et introduire dans votre assiette, avec une attention particulière portée aux superaliments.

- Pour mettre en pratique ces différentes informations, vous trouverez dans la cinquième partie des recettes couvrant les trois repas principaux, mais aussi les collations. Et pour finir, un tableau récapitulatif à remplir semaine après semaine. Alors bonne lecture et bon appétit !

Jennie, Kate et Bob

Glossaire

Anomalie de fermeture du tube neural (AFTN) : malformation caractérisée par une ouverture au niveau de la moelle épinière ou du cerveau, qui aurait dû se fermer avant le 30e jour de grossesse. L'anomalie la plus fréquente est le spina-bifida.

Diabète gestationnel : le diabète gestationnel est une « intolérance au glucose », conduisant à une hyperglycémie, diagnostiquée lors de la grossesse.

Diabète de type 1 : maladie auto-immune due à un déficit majeur de la sécrétion d'insuline par les cellules du pancréas. Pour stabiliser le taux de glucose dans le sang (glycémie), les personnes souffrant de diabète de type 1 doivent avoir recours à des injections d'insuline.

Diabète de type 2 : maladie due à une diminution des effets de l'insuline. Pour pallier cette insulinorésistance, dans un premier temps, les cellules du pancréas se mettent à produire des quantités importantes d'insuline. Le pancréas s'épuise peu à peu, la sécrétion d'insuline diminue, ce qui favorise une hyperglycémie. Les personnes développant un diabète de type 2 doivent suivre un régime alimentaire afin de réguler leur glycémie, mais elles sont souvent contraintes d'avoir recours à des antidiabétiques oraux, voire à des injections d'insuline.

IG : abréviation d'« index glycémique » qui est un indice permettant de mesurer les effets des glucides sur le taux de glucose dans le sang.

Insulinorésistance : insensibilité de l'organisme à l'action de l'insuline, hormone jouant un rôle capital dans la régulation du taux de glucose dans le sang.

Listériose : infection grave due à la bactérie *Listeria monocytogenes* potentiellement présente dans certains aliments. Le bacille peut être transmis au fœtus, ce qui accroît les risques de mort *in utero* et de fausse couche.

Post-partum : période qui suit la naissance du bébé.

Salmonellose : maladie due à la salmonelle, une bactérie qui, chez les femmes enceintes, augmente les risques de fausse couche. Si nombre d'aliments peuvent être contaminés par ce bacille, les œufs crus ou peu cuits (susceptibles d'être incorporés dans les desserts et les sauces prêts à consommer), la volaille et les germes de soja présentent les risques les plus élevés.

SOPK : le syndrome des ovaires polykystiques est un trouble hormonal touchant entre 5 et 10 % des femmes avant la ménopause. Cette pathologie fréquemment associée à une résistance à l'insuline (insulinorésistance) et au diabète de type 2 a des effets négatifs sur la fécondité et augmente les risques de développer un diabète gestationnel.

Test oral de tolérance au glucose : test utilisé pour diagnostiquer un diabète chez les femmes enceintes. Le taux de glucose dans le sang est mesuré à jeun, puis une heure et deux heures après l'ingestion d'une charge glucosée orale de 75 g.

Toxoplasmose : maladie due au parasite *Toxoplasma gondii*, très dangereux pour le fœtus. Parmi les risques de contamination les plus fréquents : le contact avec un chat porteur du parasite, la viande crue ou peu cuite, ainsi que les fruits, légumes et salades mal nettoyés.

I

Programmer sa grossesse

Nous voulons tous que nos enfants naissent bien portants, mais nous n'avons pas toujours conscience que nous pouvons véritablement influer sur leur capital santé, et ce avant même qu'ils soient conçus. Si vous envisagez ou si vous essayez – pour le moment sans succès – d'avoir un enfant, ce chapitre s'adresse à vous.

Au fil des pages, nous vous expliquerons précisément pourquoi il est primordial que vous fassiez tout ce qui est en votre pouvoir pour être en parfaite santé avant de concevoir un bébé. Nous vous livrerons tous les secrets d'une alimentation propice à la fécondité en mettant l'accent sur les aliments à faible index glycémique et nous répondrons aux questions qui reviennent le plus souvent sur les compléments alimentaires, par exemple, s'il faut avoir recours à une supplémentation, quels sont les produits à privilégier ou, au contraire, à éviter.

1

Une bonne santé et un mode de vie exemplaire

Si nous avons décidé d'écrire ce livre, c'est en partie parce que plusieurs études ont démontré que les risques pour un enfant d'être obèse, de développer un diabète de type 2, voire d'être touché par une maladie cardiaque peuvent être liés au mode de vie de la mère avant même qu'elle soit enceinte. Si cela est difficile à croire, les faits sont là et reposent sur des études toutes plus sérieuses les unes que les autres, menées parallèlement sur l'homme et sur l'animal. Si l'on a tendance à montrer du doigt la mère, sachez que le père est lui aussi concerné et a sa part de responsabilité. Autrement dit, messieurs, si vous et votre dulcinée envisagez de fonder une famille, optez dès à présent pour un mode de vie sain et équilibré.

La première étape : être vous-même en bonne santé

Opter pour un mode de vie sain et équilibré – y compris privilégier une alimentation à faible index glycémique – avant même de concevoir un bébé a un effet positif, d'une part, sur la fécondité (c'est-à-dire sur la capacité à avoir un enfant en bonne santé) à la fois masculine et féminine et, d'autre part, sur la santé de l'enfant avant et après sa naissance. Dans la mesure où la plupart des femmes ne savent pas qu'elles vont être maman au tout début de leur grossesse – période ô combien vitale –, se savoir en pleine forme avant la conception ne peut que les rassurer, car elles mettent alors toutes les chances de leur côté pour offrir à leur enfant le meilleur environnement qui lui soit donné pour bien se développer, et ce dès la conception. Ci-après, vous trouverez quelques règles que nous vous conseillons vivement de respecter si vous envisagez de fonder une famille.

Pour un poids idéal

Si, heureusement, la plupart des femmes ne présentent pas de problème de poids lorsqu'elles tombent enceintes, il n'en reste pas moins qu'une femme sur trois en âge de procréer est en surpoids, un état de fait de plus en plus fréquent. Or, les kilos en trop chez la femme, mais aussi chez l'homme, diminuent les chances de concevoir.

Les enfants nés d'une mère en surpoids ont, par ailleurs, plus de risques d'être eux-mêmes trop gros, et ce simplement par suite de leurs conditions de vie *in utero*. Mais ils courent aussi d'autres risques, notamment celui de souffrir d'une plus grande résistance à l'insuline ou insulinorésistance (dysfonctionnement à l'origine du diabète de type 2) liée à une forte adiposité (et ce même chez les nouveau-nés). En d'autres termes, le surpoids maternel favorise le risque de voir dès l'adolescence du futur enfant se développer des problèmes métaboliques comme l'obésité, un prédiabète ou une hypercholestérolémie (taux de cholestérol élevé dans le sang).

Voilà ce qu'il en est des mauvaises nouvelles. Passons maintenant aux bonnes. Si vous envisagez d'avoir un bébé, ne vous mettez pas la pression en voulant à tout prix atteindre votre « poids idéal ». En effet, toutes les études tendent à prouver que le fait de perdre 2 à 3 kg dans le ou les mois qui précèdent la conception réduit les risques que vous et/ou votre bébé rencontriez des problèmes de santé.

Il est par ailleurs primordial que vous ne preniez aucun risque pour perdre vos kilos superflus et que vous ayez la meilleure alimentation qui soit au moment de la conception. Privilégier les aliments à faible index glycémique, diminuer les portions dans votre assiette et pratiquer régulièrement une activité physique sont les clefs du succès. Fuyez comme la peste les régimes basés sur les privations, même s'ils vous font perdre rapidement du poids, et tournez-vous vers des programmes alimentaires qui reposent sur des produits sains, c'est-à-dire des régimes qui ne vous feront guère perdre plus de 500 g par semaine, mais que vous ne serez pas tentée d'abandonner du jour au lendemain.

De meilleures habitudes alimentaires

Une bonne alimentation est plus une question de qualité que de quantité. Bien se nourrir avant de concevoir un enfant augmente les chances de tomber enceinte et permet de stocker tous les nutriments indispensables dès le tout début de la grossesse et tout au long des premiers jours et des premières semaines durant lesquels les organes de votre enfant se forment. La qualité du sperme est également un facteur essentiel. Des chercheurs de l'université de Nouvelle-Galles-du-Sud (Australie) ont fait la une aux quatre coins du monde avec une étude qui a révolutionné la communauté scientifique quant au rôle primordial que joue l'alimentation du père au moment de la conception. En effet, les résultats ont montré que les filles dont le père avait, avant la conception, une mauvaise alimentation, riche en graisses saturées, développent les premiers signes d'un diabète au moment de la puberté. Nous savons aujourd'hui que l'alimentation ainsi que d'autres facteurs environnementaux sont susceptibles de laisser des « marques » sur l'ADN (on parle alors de « marques épigénétiques »), qui influent sur le mécanisme de régulation et de transcription des gènes.

L'alimentation du futur père a des répercussions sur le devenir de l'enfant.

Éviter de boire ou diminuer sa consommation d'alcool

Consommer – même dans une quantité moindre – des boissons alcoolisées durant la grossesse n'est pas sans risque. Les organes de votre bébé commencent à se former le plus souvent avant même que vous sachiez que vous êtes enceinte. Mieux vaut donc éviter de boire de l'alcool dès lors que vous décidez d'avoir un enfant. Une consommation élevée de boissons alcoolisées a un effet négatif sur la fécondité masculine et féminine. C'est pourquoi nous vous recommandons vivement de ne prendre aucun risque et de ne plus boire une goutte d'alcool lorsque vous envisagez de fonder une famille. Si cette idée vous semble inconcevable, ne buvez pas plus d'un ou deux verres par jour, l'essentiel étant de ne pas dépasser sept verres par semaine. Le *binge drinking* ou « biture express », c'est-à-dire l'absorption de grandes quantités de boissons alcoolisées en un laps de temps réduit, dans le but de s'enivrer, est, bien évidemment, à proscrire (et pas seulement si vous voulez un bébé !).

Finie, la cigarette !

C'est un peu brutal (mais c'est comme ça !). Le tabagisme diminue la fécondité masculine et féminine. Chez les femmes qui fument durant leur grossesse, les risques de fausse couche, de grossesse extra-utérine (quand l'œuf fécondé se développe non pas dans l'utérus, mais dans l'une des trompes de Fallope) et d'accouchement prématuré sont plus élevés, tout comme les risques de mort *in utero*. Par ailleurs, les statistiques montrent que le syndrome de mort subite du nourrisson (MSN) est plus fréquent chez les bébés dont la mère fumait durant sa grossesse. On sait aussi que si la femme ne fume pas, mais vit avec des fumeurs, les risques de MSN et de petit poids à la naissance sont également importants. Les bébés nés d'une mère non fumeuse et d'un père fumeur avant la conception auraient plus de risques de développer un cancer pendant l'enfance. Vous l'aurez compris, idéalement, tous les couples devraient arrêter de fumer bien avant de prendre la décision de fonder une famille.

TROIS ÉTAPES POUR ARRÊTER DE FUMER

Arrêter de fumer est difficile et, une fois que vous avez pris la décision de dire adieu à la cigarette, il est primordial que vous soyez aidé(e) et soutenu(e) par votre entourage.

1. Consultez votre médecin traitant.

2. Faites appel à un tabacologue en appelant la plate-forme Tabac info service au 39 89 ou l'Office français de prévention du tabagisme au 01 43 25 19 65. Rendez-vous à une consultation individuelle ou de groupe (pour l'annuaire des consultations dans votre région, téléphonez à l'hôpital le plus proche de votre domicile).

3. Connectez-vous sur www.tabac.gouv.fr, www.ofta-asso.fr (Office français de prévention du tabagisme) ou www.tabac-info-service.fr

À vos baskets !

Les bienfaits du sport sur la santé ne sont plus à prouver. Si vous envisagez d'avoir un bébé, sachez que la pratique régulière d'une activité physique améliore la sensibilité à l'insuline et aide votre organisme à mieux répondre aux besoins de l'embryon, puis du fœtus. Pratiquer périodiquement une activité physique avant d'être enceinte diminue les risques de développer un diabète gestationnel, un trouble qui nécessite un suivi médical régulier (voir le chapitre 7). En effet, les risques de développer un diabète gestationnel et ses conséquences – macrosomie (croissance intra-utérine excessive), accouchement par césarienne en urgence, voire mort *in utero* – sont plus élevés chez les femmes qui ne s'adonnent à aucune activité physique. Alors ne différez plus, et faites du sport !

La pratique régulière d'une activité physique améliore la sensibilité à l'insuline et aide votre organisme à mieux répondre aux besoins de l'embryon, puis du fœtus.

Par ailleurs, si vous pratiquez régulièrement une activité physique qui vous plaît et qui vous est bénéfique avant d'être enceinte, vous ne serez pas tentée de changer vos habitudes lorsque vous saurez que vous attendez un heureux événement. Bien entendu, certaines précautions seront à prendre en fonction du sport pratiqué. On sait, par exemple, que la course à pied et le saut, y compris le saut à la corde, augmentent les risques de fausse couche au cours des premiers mois de grossesse. Mieux vaut alors opter pour une activité plus douce comme la natation ou la marche. L'équitation et les sports de contact, où les risques de blessure sont toujours possibles, sont fortement déconseillés. Si vous tenez absolument à faire de la boxe ou du kick-boxing pendant votre grossesse, soyez particulièrement vigilante. Au chapitre 6, vous trouverez la liste des sports à privilégier durant la grossesse, ainsi que la fréquence et la durée des séances que nous préconisons.

Diminuer l'apport en caféine

Si un apport en caféine modéré (trois à quatre tasses de thé ou de café par jour) semble ne pas avoir d'effets délétères sur la fécondité, consommer beaucoup de caféine durant la grossesse augmente les risques de fausse couche, d'accouchement prématuré ou de petit poids à la naissance. Si vous buvez beaucoup de café, de thé vert ou de thé noir, diminuez progressivement votre consommation dès que vous avez pris la décision d'avoir un bébé. Réduisez parallèlement votre consommation de Coca-Cola et de boissons énergisantes, et mangez moins de chocolat. Pour connaître la teneur en caféine des boissons les plus courantes et du chocolat, référez-vous à la page 70.

Finies, les drogues à usage récréatif!

Le cannabis, l'héroïne et les stimulants de type amphétamines franchissent la barrière placentaire et sont directement transmis de la mère à l'enfant. Ces substances peuvent avoir un effet délétère direct sur l'embryon, puis le fœtus. Une fois né, le bébé peut être en état de manque. Toute dose, aussi minime soit-elle, présente des risques pour la mère et l'enfant *in utero*.

➧ Si vous consommez régulièrement une drogue – usages récréatif ou médical –, consultez sans plus attendre un médecin et connectez-vous sur les sites www.drogues.gouv.fr ou www.drogues-info-service.fr.

Ne pas s'exposer à des produits chimiques dangereux

Même si certains points restent à éclaircir, nombre d'études tendent à prouver qu'être exposée à des substances dangereuses durant la grossesse peut affecter la santé à plus ou moins long terme de l'enfant. C'est pourquoi, si vous essayez d'avoir un bébé, évitez d'être en contact avec des produits chimiques, notamment les peintures contenant du plomb (si votre maison est ancienne, différez les travaux de rénovation), les herbicides, les pesticides, les solvants, les aérosols et certains produits ménagers tels que les décapants pour le four et l'eau de Javel, et privilégiez les produits ménagers naturels ou le bon vieux bicarbonate de soude et le vinaigre blanc qui, depuis longtemps, ont fait leurs preuves.

PETIT MÉMENTO PRÉCONCEPTION

Consultez votre médecin traitant ou votre gynécologue afin de mettre toutes les chances de votre côté et d'être au mieux de votre forme avant le début de la grossesse. Attendez-vous à ce qu'il fasse le point sur :

- Votre mode de vie, notamment votre alimentation, la pratique d'une activité physique, votre consommation d'alcool, le tabagisme actif ou passif et la prise de drogues.
- Votre bilan de santé ainsi que votre patrimoine génétique (cas de diabète dans votre famille) et un contrôle de la glycémie (taux de glucose dans le sang), afin de faire courir le minimum de risques à votre bébé.
- Les médicaments (sous prescription ou en vente libre) et les compléments alimentaires que vous prenez. Il pourra, s'il le juge nécessaire, modifier les doses prescrites, voire vous demander d'interrompre un traitement durant la grossesse. Par exemple, nombre de médicaments pour traiter l'hypercholestérolémie, l'hypertension artérielle et le diabète ne peuvent être administrés à la femme enceinte. Idem pour certains minéraux, oligoéléments, compléments alimentaires à base de plantes et certaines vitamines. Ne prenez aucun traitement sans demander au préalable un avis médical. (Pour plus d'informations sur le sujet, reportez-vous aux pages 45-47.)
- Vos vaccins. Contracter la rubéole pendant la grossesse peut être très dangereux pour le bébé. Si vous avez été vaccinée étant petite, il se peut que vous ne soyez que peu ou plus immunisée. Pour le vérifier, votre médecin vous prescrira une prise de sang. En fonction des résultats, il pourra vous demander de vous faire de nouveau vacciner contre la rubéole, l'idéal étant alors d'attendre deux ou trois mois avant de tomber enceinte. Il peut également vous conseiller de vous faire vacciner contre la varicelle (si vous ne l'avez jamais eue), la coqueluche et la grippe.
- Les infections sexuellement transmissibles (IST), dans la mesure où toutes ne s'accompagnent pas de symptômes visibles et aisément identifiables. Les infections à *Chlamydia*, la blennorragie ou l'herpès, par exemple, rendent difficile la conception et sont des affections dangereuses pour le bébé. Si vous avez été soignée pour une IST ou que vous craignez d'avoir été contaminée lors d'un rapport, dites-le à votre médecin, afin qu'il vous fasse faire un test de dépistage et qu'il mette en place le traitement adéquat avant que vous soyez enceinte.

- Les maladies ou handicaps qui touchent l'un de vos enfants ou tout autre membre de votre famille ou de la famille de votre conjoint.
- Votre bilan bucco-dentaire. Prenez rendez-vous chez votre dentiste, afin de déceler et de traiter tout problème avant la grossesse.

Une grossesse non programmée

Si pouvoir programmer une grossesse et prendre les mesures adéquates constitue le scénario idéal, nous savons toutes que ce n'est pas toujours aussi simple. Si vous êtes enceinte, pas de panique ! Ne vous dites pas : « Mais je n'ai rien fait de ce qui est écrit dans ce livre, que va-t-il se passer ? » Gardez à l'esprit que la majorité des enfants qui naissent sont en parfaite santé. La partie n'est pas encore jouée, alors n'attendez plus et, dès aujourd'hui, privilégiez les aliments à faible index glycémique, afin que vous et votre bébé soyez en pleine forme !

COMBATTRE POUR CONCEVOIR – L'HISTOIRE DU SYNDROME DES OVAIRES POLYKYSTIQUES

Le syndrome des ovaires polykystiques (SOPK) est une affection chronique endocrinienne (hormonale) qui touche entre 5 et 10 % des femmes avant la ménopause. Si les symptômes varient d'une femme à l'autre, les plus courants sont :

- irrégularité ou absence de règles ;
- stérilité ou baisse de la fécondité ;
- hirsutisme (excès de pilosité sur le visage, la poitrine et le ventre) ;
- alopécie (chute des cheveux) ;
- acné ;
- obésité et difficultés pour perdre du poids ;
- acanthosis nigricans (formation de plaques de peau épaisses et noirâtres sur le cou et les aisselles) ;
- risque élevé de fausse couche.

L'un des symptômes les plus courants est l'irrégularité ou l'absence de règles. Au cours du cycle, il n'y a pas d'ovulation, aucun ovule n'est libéré et, par conséquent, il ne peut y avoir de fécondation. C'est pourquoi l'affection est souvent diagnostiquée lorsqu'une femme n'arrive pas à être enceinte et consulte.

Nous savons aujourd'hui que les femmes touchées par ce syndrome sont généralement en surpoids – la graisse étant le plus souvent stockée au niveau du ventre – et souffrent d'une insulinorésistance. Malheureusement, du fait de ces kilos superflus, les symptômes du SOPK sont plus marqués et les difficultés pour avoir un enfant sont plus grandes.

Le lien avec l'insulinorésistance

Une résistance à l'insuline est une insensibilité de l'organisme à l'action de cette hormone. L'insuline est sécrétée par les cellules bêta du pancréas. L'un de ses principaux rôles est de réguler le taux de glucose dans le sang. Chez nombre de femmes souffrant du syndrome des ovaires polykystiques cependant, l'action de l'insuline est considérablement diminuée. De ce fait, l'organisme produit plus d'insuline, afin de réguler la glycémie.

Or, un taux élevé d'insuline agit sur les ovaires qui se mettent à sécréter plus d'hormones mâles, ce qui perturbe le cycle normal de l'ovulation, d'où des règles irrégulières ou inexistantes, de l'acné ou encore l'apparition de poils sur le visage. Un taux d'insuline élevé favorise, par ailleurs, le stockage des graisses, notamment au niveau de la taille, et rend difficile la perte de poids. Dans la mesure où l'insulinorésistance chez les patientes souffrant d'un SOPK est comparable à l'insulinorésistance des patientes atteintes d'un diabète de type 2, si vous souffrez de SOPK, vous avez plus de risques de développer un diabète de type 2 en vieillissant et/ou un diabète gestationnel lorsque vous êtes enceinte (nous reviendrons plus longuement sur ce point au chapitre 7).

Changer son mode de vie est fondamental

Heureusement, nous n'avons pas que des mauvaises nouvelles à vous annoncer. En fait, une alimentation saine, la pratique d'une activité physique et la perte de poids permettent de réguler l'ovulation et rendent les femmes présentant un SOPK plus fécondes, et ce dès lors qu'elles arrivent à perdre 2 à 3 kg. C'est pourquoi nous recommandons à toutes les femmes touchées par un SOPK de modifier leur mode de vie avant même d'avoir recours à un traitement médicamenteux.

Si, à ce jour, nul ne peut définir LE programme alimentaire à mettre en place, nos études nous permettent d'affirmer qu'une alimentation basée sur des produits à faible index glycémique peut considérablement augmenter la sensibilité à l'insuline et diminuer les symptômes liés au SOPK.

Si vous souffrez du syndrome des ovaires polykystiques et que vous désirez avoir un enfant, modifiez dès à présent votre mode de vie non seulement pour accroître vos chances de procréer, mais aussi pour réduire les risques de développer un diabète gestationnel durant votre grossesse, voire un diabète chronique à plus ou moins long terme.

2

Les aliments de la fertilité :
ce que vous devez (et ne devez pas) manger si vous essayez d'avoir un bébé

Le programme alimentaire qui vous est destiné si vous envisagez de devenir maman doit répondre à l'objectif suivant : commencer votre grossesse en ayant stocké suffisamment de nutriments indispensables pour supporter une maternité et permettre à votre bébé de se développer comme il se doit. Si vous êtes en surpoids, la première chose à faire est de perdre du poids grâce à une alimentation à faible index glycémique. Fuyez comme la peste tous ces régimes basés sur des privations, notamment les régimes hyperprotéinés, les régimes très pauvres en graisses ou qui limitent la consommation de certains types d'aliments indispensables pour rester en bonne santé, comme les fruits ou les légumes.

UNE ALIMENTATION À FAIBLE INDEX GLYCÉMIQUE ÉQUILIBRÉE

Si vous envisagez une grossesse, finissez-en avec tous les régimes alimentaires plus farfelus les uns que les autres. En effet, se priver d'un aliment, quel qu'il soit, peut avoir un effet délétère sur la fécondité et augmenter les risques de carence en vitamines, minéraux et oligoéléments indispensables à la femme enceinte, mais aussi à son bébé.

En fait, bien se nourrir signifie privilégier une alimentation saine et équilibrée comprenant des produits de chacun des principaux groupes d'aliments et tous les nutriments essentiels pour que votre corps supporte une grossesse. Bien entendu, quelques nutriments méritent une attention toute particulière, alors que des aliments spécifiques doivent être consommés dans certaines limites, afin d'optimiser vos chances d'être enceinte et d'offrir à votre bébé le meilleur environnement qui soit pour qu'il grandisse et grossisse comme il se doit dès le jour de sa conception.

Ne tombez pas dans le piège des régimes à la mode, mais consommez au quotidien des aliments appartenant à chacun des groupes ci-après :

- des fruits et des légumes – de variétés et de couleurs différentes ;
- du pain et des céréales – si possible complets ;
- des protéines – des viandes maigres, de la volaille, du poisson, des œufs, des légumineuses, du tofu, des noix et des graines ;
- des aliments riches en calcium – du lait, des yaourts, du fromage ou des produits d'origine végétale enrichis en calcium, tels que du lait de soja[1] ;
- des matières grasses saines – huile d'olive, avocats, noix, graines et pâtes à tartiner à base de noix et/ou de graines.

Le top 4 des nutriments pour tomber enceinte

Les folates, le fer, la vitamine D et l'iode sont les quatre nutriments à privilégier dès lors que vous désirez avoir un enfant. En effet, ces substances sont particulièrement importantes pour l'organisme au moment de la conception, et les consommer dans les bonnes proportions ne peut que vous assurer que vous commencerez votre grossesse dans les meilleures conditions possible. Comme nous vous l'avons expliqué, certains nutriments jouent un rôle majeur dans le développement de votre bébé, et ce dès le tout début de la grossesse, alors même que vous ignorez votre état. Les consommer avant la conception est la garantie que, le jour où vous serez enceinte, votre bébé disposera immédiatement de ce dont il a besoin. En page 242, vous trouverez pour chacun d'eux les quantités préconisées

---

1. Attention au soja cependant : l'Anses (voir note page 40) recommande un apport limité de produits à base de soja – un par jour au maximum – pendant la grossesse et l'allaitement, pour éviter une absorption trop importante de phytœstrogènes. Ces substances, dont la structure est similaire à celle de l'œstradiol, passent la barrière placentaire et ont une incidence sur le développement des organes de la reproduction et sur la fertilité chez l'animal. (*NdE*)

avant et pendant la grossesse, ainsi que la liste des aliments à priv
pour un apport adéquat.

1. **Les folates ou vitamine B9**, également appelés « acide folique », sont indispensables pour la croissance et le développement du bébé, et plus précisément pour la maturation du cerveau, de la moelle épinière et du squelette. Avoir un apport suffisant en folates au début de la grossesse diminue les risques de malformations congénitales, par exemple les anomalies de fermeture du tube neural (AFTN). Nous reviendrons sur ce point au chapitre 5. Il est primordial que vous ne souffriez pas d'une carence en folates au tout début de votre grossesse, c'est-à-dire lorsque votre bébé a tout particulièrement besoin de ces nutriments. C'est pourquoi nous vous conseillons vivement d'avoir un apport en vitamine B9 au moins un mois avant d'être enceinte. Parmi les aliments riches en folates : les légumes verts à feuilles – épinards, brocolis, chou et choux de Bruxelles –, les légumineuses – lentilles, pois chiches et haricots secs –, les asperges, les avocats, les noix, les oranges et le germe de blé. Consommez également du pain et des céréales enrichis en vitamine B9. Dans la mesure où même l'alimentation moderne la plus équilibrée peut ne pas répondre aux besoins en vitamine B9 au début de la grossesse, des compléments alimentaires sont généralement recommandés, notamment si vous avez, lors d'une précédente grossesse, donné naissance à un enfant souffrant d'une malformation du tube neural.

2. **Le fer** est un oligoélément essentiel qui permet aux globules rouges de distribuer l'oxygène dans tout l'organisme. Une carence en fer peut se traduire par une anémie. Si une partie du fer que nous ingérons est présente dans l'hémoglobine, molécule qui transporte l'oxygène à l'ensemble des tissus, une autre partie est stockée dans l'organisme. Or, durant la grossesse, les besoins en fer augmentent considérablement (le fer étant nécessaire au bon développement de l'embryon), ce qui explique pourquoi le corps puise dans ses réserves. Si, au moment de la conception, votre corps a stocké suffisamment de fer, vous avez peu de risques

La vitamine C présente dans les salades composées, les fruits rouges, les kiwis et les agrumes favorise l'absorption du fer non héminique.

d'être carencée. Parmi les aliments riches en fer : la viande rouge maigre, les œufs, les légumineuses, le tofu, les céréales et le pain complets, les noix, les graines et les légumes verts à feuilles. Le fer contenu dans les végétaux (soit le fer non héminique) est moins facilement absorbé par l'organisme que le fer contenu dans la viande rouge (fer héminique). Or, la vitamine C favorise l'absorption du fer non héminique. C'est pourquoi, il est recommandé de consommer des salades composées, des fruits rouges, des kiwis ou des agrumes au cours des repas.

3. **La vitamine D** est une substance liposoluble synthétisée au niveau de la peau sous l'effet des rayons ultraviolets. Chez la femme enceinte, les réserves en vitamine D doivent être suffisantes, afin de répondre aux besoins du bébé. Si vous envisagez d'avoir un enfant, il est donc primordial de veiller à ce que votre apport en vitamine D soit satisfaisant. En effet, cette molécule joue un rôle essentiel dans la minéralisation osseuse de votre bébé. Malheureusement, de nos jours, de plus en plus d'hommes et de femmes souffrent d'une carence en vitamine D, et ce pour deux raisons. Premièrement, nous vivons toujours davantage à l'intérieur de bâtiments et, deuxièmement, influencés par les messages des professionnels de la santé publique, qui tirent la sonnette d'alarme au sujet des effets délétères du soleil, nous avons tendance à protéger notre peau contre les rayons ultraviolets dès que nous sommes dehors. La vitamine D est naturellement présente dans un nombre limité d'aliments : les poissons gras (notamment le saumon et les sardines), les œufs, le lait, le fromage et le beurre.

   Des produits alimentaires comme la margarine et, plus récemment, certains laits de vache et de soja sont enrichis en vitamine D. Au chapitre 3, nous vous expliquerons comment exposer votre peau au soleil en toute sécurité, afin de stocker suffisamment de vitamine D.

4. **L'iode** est un oligoélément naturellement présent dans notre environnement. Pour synthétiser les hormones qui régulent le métabolisme, la thyroïde a besoin d'iode. Ces hormones jouent un rôle majeur dans le développement physique et mental des bébés et des jeunes enfants. Une carence en iode peut expliquer certaines difficultés d'apprentissage et/ou des troubles physiologiques, notamment de l'audition. C'est pourquoi il est primordial que les réserves en iode chez la femme qui souhaite avoir

un bébé soient suffisantes. Des études épidémiologiques ont montre que la France se situait parmi les zones de carence en iode modérée. Néanmoins, chez la femme enceinte, les besoins en iode sont accrus et le risque d'une déficience d'apport peut être avéré dans certains cas (établissement dans une région considérée comme déficitaire en iode, tabagisme, régimes végétarien et végétalien ou grossesses rapprochées notamment[1]). Pour prévenir toute insuffisance, l'Organisation mondiale de la santé (OMS) préconise une supplémentation systématique en iode chez les femmes ayant un projet de maternité ou au tout début de la grossesse, mais aussi pendant toute la durée de la grossesse, ainsi que lors de la période d'allaitement (préconisé également par l'Anses – l'Agence nationale de sécurité sanitaire de l'alimentation, de l'environnement et du travail[2]) ; en revanche, la HAS (la Haute Autorité de Santé) et le CNGOF (le Collège national des gynécologues et obstétriciens français) conseillent de ne supplémenter que les femmes réellement carencées, en particulier celles soumises aux facteurs de risque mentionnés ci-dessus.

Les crustacés sont les aliments les plus riches en iode. Viennent ensuite le lait et les légumes, la teneur en iode variant en fonction du mode de culture et de la transformation des matières premières. Il est par ailleurs vivement recommandé de consommer de façon modérée du sel enrichi en iode, plutôt que du sel de table ou du sel de mer ordinaires.

Ce que vous devez éviter de consommer

Après avoir passé en revue les aliments à privilégier du fait de leur teneur en vitamines, en minéraux ou en oligoéléments, voyons maintenant les aliments à écarter si vous envisagez de fonder une famille. En effet, mis

1. Sources CNGOF 1997, HAS 2005, Afssa 2007. (*NdE*)
2. Agence nationale de sécurité sanitaire de l'alimentation, de l'environnement et du travail. Cet organisme est né de la fusion de l'Afssa (Agence française de sécurité sanitaire des aliments) et de l'Afsset (Agence française de sécurité sanitaire de l'environnement et du travail).

à part les boissons alcoolisées et la caféine que nous avons déjà évoquées page 26-27, la consommation de certains produits doit être considérablement diminuée, voire supprimée.

Les poissons à forte teneur en méthylmercure

Si le poisson, riche en iode et en acides gras essentiels oméga-3, est une source de nutriments à privilégier durant la grossesse, certaines espèces doivent, du fait de leur forte teneur en méthylmercure, être consommées avec modération, voire bannies chez la femme en âge de procréer ou enceinte.

Le méthylmercure est un métal lourd naturellement présent dans l'environnement, qui se retrouve dans la chaîne alimentaire marine, y compris parmi les poissons. Or, un taux élevé de méthylmercure au sein de l'organisme a des effets délétères sur le développement du système nerveux de l'embryon, puis du fœtus. Il est, de ce fait, primordial que les femmes qui envisagent d'avoir un enfant soient particulièrement vigilantes.

Si toutes les espèces marines finiront un jour ou l'autre par contenir du méthylmercure, les taux enregistrés dans les poissons et les crustacés proposés à la consommation ne présentent pas de risques lorsque ces produits sont employés avec modération. En effet, les professionnels de la santé publique recommandent aux femmes enceintes de consommer deux à trois portions de 150 g de poisson par semaine en privilégiant si possible les espèces ayant la plus faible teneur en méthylmercure. Figurent sur le banc des accusés l'hoplostèthe rouge (une perche pêchée dans les eaux néo-zélandaises) et le poisson-chat, à ne manger qu'une fois par semaine (ne pas consommer d'autres poissons durant cette semaine) ; le requin, le siki (variété de requin), le marlin, l'espadon et la lamproie sont, selon l'Afssa (recommandations 2002), des espèces fortement contaminées, à éviter par précaution chez les femmes enceintes (et allaitantes). La consommation des espèces susceptibles d'être fortement contaminées (dont l'hoplostèthe, le thon et la raie) doit être limitée à 150 g par semaine[1]. À manger avec modération également : le thon, la raie, la lotte. Si possible, consommer des poissons à faible teneur en méthylmercure, y compris en conserve.

➨ Pour plus d'informations sur le sujet, consultez les sites Internet : http://w3.rennes.inra.fr/inraquac/actualites/Afssa-mercure et http://www.anses.fr

Une grande quantité de viande ou de protéines végétales

La viande maigre est riche en fer, en zinc, en protéines et en vitamine B12. Toutefois, nous vous recommandons d'en consommer avec modération (s'il est difficile de dire à partir de quelle quantité vous mangez « trop » de viande, nous savons par contre que plus la consommation est importante, plus les risques de développer certaines pathologies sont grands). Consommer beaucoup de viande rouge et de viandes transformées favorise les risques de diabète gestationnel, puis, plus tard, de diabète de type 2. Un apport trop élevé en protéines, y compris sous forme de supplémentation, expliquerait un petit poids à la naissance et nombre de troubles de la santé chez les nouveau-nés. Il semblerait, par ailleurs, que les femmes qui privilégient les protéines végétales (par opposition aux protéines animales) aient moins de problèmes de fécondité ou d'ovulation.

Ne nous faites pas dire ce que nous n'avons pas dit et ne vous privez pas du jour au lendemain de viande rouge. Toutefois, si vous êtes une grande mangeuse de produits carnés, limitez votre consommation et tournez-vous dès que vous le pouvez vers les protéines végétales, notamment les légumineuses (lentilles, pois chiches, haricots en conserve ou haricots secs) et le tofu. Si vous ne parvenez pas à vous passer de viande, choisissez de préférence des viandes maigres et surtout ne consommez plus de viandes transformées, qui favorisent certains types de cancers, le diabète et nombre de troubles cardio-vasculaires.

---

1. Voir http://www.anses.fr/fr/content/consommation-de-poissons-et-exposition-au-méthylmercure. (*NdE*)

Des œufs, oui, mais en quantité modérée

Les œufs sont riches en protéines, en fer, en zinc et en vitamines B12 et D. Toutefois, plusieurs études ont prouvé une relation de cause à effet entre une forte consommation d'œufs (plus de sept par semaine) et les risques de développer un diabète gestationnel. Le responsable ? Probablement leur forte teneur en cholestérol.

Une fois encore, faites la part des choses. Les œufs ne sont pas à bannir, car ces aliments sont riches en nutriments et en protéines. Soyez vigilante, n'en mangez pas tous les jours et, quand cela est possible, privilégiez d'autres sources de protéines.

Les acides gras trans

Les acides gras trans sont obtenus par l'hydrogénation, un processus utilisé dans l'industrie agroalimentaire pour améliorer la stabilité des huiles végétales et faire passer certaines graisses de l'état liquide à l'état solide. Les acides gras trans se forment également naturellement à partir de l'activité bactérienne dans la panse de certains ruminants (ovins, bovins et caprins) et se trouvent ainsi incorporés dans les produits laitiers.

Les acides gras trans sont des graisses que nous devons – tant que faire se peut – éliminer de notre alimentation, car ils font grimper le taux de cholestérol et augmentent les risques de développer une maladie cardiaque. Si vous envisagez d'avoir un bébé, soyez particulièrement vigilante. En effet, une étude vient de révéler que les acides gras trans perturbent l'ovulation et, par-delà, diminuent les chances de procréer.

En France, en 2008, l'Anses a estimé que la consommation d'acides gras trans, tant chez les adultes que chez les enfants, équivalait à 1 % de l'apport énergétique total et était donc inférieure aux 2 % qui, pour l'Anses, correspondent au seuil critique à ne pas dépasser. Dans l'Hexagone, les professionnels de l'industrie agroalimentaire ne sont, par ailleurs, pas tenus d'indiquer sur les étiquettes de leurs produits la teneur en acides gras trans, généralement appelés « huiles végétales hydrogénées » ou « huiles végétales partiellement hydrogénées ». Autrement dit, en France, les populations consomment sans le savoir des aliments riches en acides gras trans. Tant que la législation sur l'étiquetage n'aura pas évolué, nous vous recommandons vivement de ne pas manger d'aliments contenant des huiles végétales hydrogénées ou partiellement hydrogénées.

SIX PETITS TRUCS POUR NE PAS CONSOMMER DES ACIDES GRAS TRANS

1. N'achetez pas de plats cuisinés frits et/ou prêts à emporter – si vous attendez un bébé et que votre seule option est de consommer des plats prêts à emporter, évitez les salades composées, les sandwiches, les wraps et les sushis, mais privilégiez les poissons grillés, les soupes et les sautés de légumes, ou encore les pâtes à la sauce tomate.

2. Évitez de manger des biscuits et des gâteaux de fabrication industrielle, hormis si les mentions « sans acides gras trans » ou « sans huiles (partiellement) hydrogénées » figurent sur l'emballage. Préparez vous-même de quoi calmer les petites faims (voir nos recettes en partie V).

3. Évitez de consommer des tourtes, des quiches et des tartes de fabrication industrielle. Faites-les vous-même.

4. Si vous avez l'habitude de consommer de la margarine, veillez à acheter une marque garantie sans acides gras trans ou utilisez à la place de la purée d'avocats, des pâtes à tartiner aux noix naturelles ou du tahini (pâte de sésame décortiqué).

5. Si vous aimez la viande et la volaille, privilégiez les viandes maigres et retirez la peau et la graisse avant de les cuire.

6. Optez pour des produits laitiers allégés et limitez votre consommation de crème fraîche et de beurre. Utilisez du lait en poudre maigre et, pour vos préparations, de la purée d'avocats et des pâtes à tartiner aux noix naturelles.

Les glucides à index glycémique élevé

Entrent dans cette catégorie les aliments contenant des glucides rapidement digérés et absorbés par l'organisme. Malheureusement, la plupart des pains et des céréales consommés au petit déjeuner, le riz (blanc ou brun), les pommes de terre, les pains scandinaves, les biscuits salés et les collations pauvres en matières grasses ont un index glycémique élevé. Les boissons non alcoolisées, les liqueurs et les confiseries – notamment les Dragibus

Haribo – ont quant à elles un index glycémique modéré à élevé. Tous ces aliments font grimper rapidement et brutalement le taux de glucose dans le sang, obligeant de ce fait l'organisme à sécréter de l'insuline en grande quantité. Dans la mesure où, chez la femme enceinte, la résistance à l'insuline s'accentue au fil des semaines, les cellules qui produisent l'insuline ont de plus en plus de mal à répondre aux besoins de l'organisme, ce qui favorise l'apparition d'un diabète gestationnel (nous reviendrons sur ce point au chapitre 7). Si, à ce jour, aucune étude n'a prouvé que les aliments ayant un index glycémique élevé peuvent être à l'origine d'un diabète gestationnel, nous vous encourageons vivement à les remplacer par des aliments à faible index glycémique.

Le glucose dans le sang est également le carburant qui permet à l'embryon puis au fœtus de se développer, et même un taux de glucose modérément élevé favorise la prise de poids *in utero* et augmente les risques d'obésité durant l'enfance. Le chapitre 5 traite de ce sujet et souligne l'importance de pratiquer une activité physique. Au chapitre 3, vous trouverez nombre d'informations sur les glucides à faible index glycémique – les glucides qui sont digérés et absorbés lentement par l'organisme –, ainsi que sur les aliments riches en fibres, en vitamines, en minéraux et en oligoéléments. Vous découvrirez, entre autres précisions, que la majorité des fruits et des légumes, les légumineuses, les pâtes, les flocons d'avoine, l'orge, le quinoa et certains pains ou certaines céréales pour le petit déjeuner de fabrication industrielle possèdent un faible index glycémique.

Les aliments présentant un risque microbiologique (sécurité alimentaire)

Les risques liés à une intoxication alimentaire peuvent être lourds de conséquences chez la femme enceinte. C'est pourquoi nous reviendrons plus longuement sur ce point au chapitre 3. Dans la mesure où il peut se passer quelques semaines avant que vous découvriez que vous attendez un heureux événement, il est bon que vous sachiez le plus tôt possible de quels aliments vous devez vous méfier. Le risque le plus grand que courent les femmes enceintes est une infection due à une bactérie appelée *Listeria monocytogenes*. Si elles ne sont pas plus exposées à ce bacille que

Petit jeu de substitution : remplacer les aliments à index glycémique élevé par des aliments à faible index glycémique

Privilégier une alimentation à faible index glycémique et profiter de ses bienfaits est relativement facile, puisqu'il suffit de consommer des aliments à faible index glycémique à la place d'aliments à index glycémique élevé. Voici quelques petites règles à suivre pour y parvenir.

Aliments à index glycémique élevé	Aliments de substitution à faible index glycémique
Les biscuits.	Une tranche de pain complet grillée ou non avec de la confiture ou une pâte à tartiner aux fruits.
Le pain à la farine blanche ; les pains de mie, les petits pains, les petits pains au lait.	Du pain multicéréale à la texture dense, à la farine complète, à la farine meulée à la pierre ou au levain.
Les céréales pour le petit déjeuner – principalement celles de fabrication industrielle, y compris les corn flakes et les produits à base de riz soufflé, sans oublier les barres de céréales.	Des flocons d'avoine traditionnels, du muesli et des céréales pour le petit déjeuner de fabrication industrielle à faible index glycémique.
Les viennoiseries et les pâtisseries.	Pour les petites faims et les desserts, du pain grillé aux raisins secs, des cakes aux fruits secs, des yaourts et des mousses allégées.
Les chips pimentées et autres collations salées.	Des cerises ou des raisins frais, des fruits secs et des noix.
Les biscuits salés.	Des frites et des chips de légumes : carottes, poivrons ou céleri.
Les frites et les potatoes.	À bannir ! Et à remplacer par des salades composées ou une portion de légumes supplémentaire. Autre idée : les épis de maïs grillés.
Les friandises.	Le chocolat a un index glycémique plus faible, mais est plus riche en graisses. Options de substitution : raisins, abricots et autres fruits secs.

Les barres de muesli.	Les barres aux noix et/ou aux fruits secs.
Les pommes de terre.	Les pommes de terre à faible index glycémique, notamment les pommes de terre nouvelles et les variétés nicola et almera. Autres options : le taro, les patates douces de couleur orange, les ignames ou tout autre légume à faible index glycémique non féculent.
Le riz en grande quantité comme dans le risotto, le nasi goreng ou autre riz frit.	À privilégier : le riz basmati, l'orge perlé, le boulgour, le quinoa, les pâtes et les nouilles chinoises.
Les boissons non alcoolisées et les jus de fruits.	De l'eau gazeuse avec une rondelle de citron ou de citron vert. Les jus de fruits ont un index glycémique plus faible, mais sont plus riches en kilocalories. L'eau plate reste la boisson de substitution idéale.
Le sucre.	À consommer en quantité modérée. Options à privilégier : le miel de fleurs, le sucre de fleur de coco (de la marque Biosagesse, sucre à faible index glycémique – *NdT*), le sirop d'agave et le nectar de raisin.

toute autre personne, une listériose peut entraîner une fausse couche ou la mort *in utero*. C'est pourquoi nous recommandons à toutes les femmes enceintes de ne pas consommer d'aliments susceptibles d'être contaminés par la bactérie, notamment les fromages à pâte molle (brie, camembert et ricotta), les produits à base de lait cru, la viande ou le poulet précuits froids, la charcuterie (jambon, salami), les fruits de mer crus ou les poissons fumés, les glaces à l'italienne, les salades composées ou les salades de fruits prêtes à consommer. Lorsque vous cuisinez, soyez particulièrement vigilante. Lavez-vous les mains avant de toucher les aliments, n'utilisez jamais pour des aliments cuits des plats et des ustensiles dans lesquels vous ave des aliments crus sans avoir pris soin de les laver au préalable.

Conservez les aliments au réfrigérateur ou au congélateur en vous conformant aux instructions du fabricant ; respectez les températures de cuisson recommandées, notamment lorsque vous cuisinez du poulet ou de la viande.

Autre agent pathogène pouvant avoir des effets graves chez la femme enceinte : la salmonelle, une bactérie qui contamine la coquille des œufs et qui, de ce fait, se retrouve dans les produits non cuits à base d'œufs, comme la mayonnaise (la bactérie est éliminée à la cuisson). Plusieurs études ont également révélé des traces de salmonelle dans des germes de soja.

La toxoplasmose est une pathologie qui touche principalement les femmes enceintes qui consomment de la viande crue ou saignante. Par ailleurs, si vous avez un chat, soyez vigilante, car les parasites responsables de la maladie sont très présents dans les matières fécales de ces animaux. Demandez à votre conjoint de changer la litière et ne jardinez jamais sans gants.

Le foie

Le foie est particulièrement riche en vitamine A. En consommer régulièrement augmente les réserves en vitamine A de l'organisme. Or chez la femme enceinte, un taux de vitamine A trop élevé favorise les malformations congénitales. Par ailleurs, si vous attendez un bébé, évitez de manger des produits contenant du foie, notamment du pâté ou des saucisses de foie (Lewerwurst), afin de diminuer les risques de listériose.

Les compléments alimentaires : pour ou contre ?

- **Les folates.** Les autorités de santé européennes recommandent à toutes les femmes qui essaient d'avoir un enfant de recourir à une supplémentation en folates (vitamine B9 ou acide folique) au minimum un mois avant d'être enceinte, puis durant les trois premiers mois de la grossesse. L'acide folique est une vitamine B qui diminue les risques de développer des anomalies de fermeture du tube neural, comme le spina-bifida. La dose de supplémentation préconisée par l'Anses et la HAS est de 400 µg par jour (l'apport recommandé en acide folique étant de 600 µg, les 200 µg manquants devant être comblés par l'alimentation), contre 5 milligrammes (mg) ou 5 000 µg chez les femmes présentant un facteur de risque soit parce qu'elles ont du diabète, soit parce qu'elles – ou une femme de leur famille – ont déjà donné naissance à un bébé atteint de spina-bifida. Ne prenez jamais un complément en vitamine B9 sans en parler au préalable avec votre médecin.

- **L'iode.** L'OMS recommande à toutes les femmes désireuses d'avoir un enfant, enceintes ou allaitantes, d'avoir recours à une supplémentation en iode à raison de 150 µg par jour. Selon l'Anses, le complément médicamenteux serait de 100 µg par jour, à poursuivre pendant toute la durée de la grossesse, mais uniquement chez les femmes présentant un risque élevé de carence. Pour toutes les autres, l'alimentation doit naturellement suffire à couvrir les besoins en iode. Les compléments à base de varech et d'algues ne sont pas conseillés, leur teneur en iode étant variable. Si vous souffrez d'un dysfonctionnement de la thyroïde, toute supplémentation en iode doit être prescrite par un médecin

- **Les vitamines, les minéraux et les oligoéléments.** Si les bienfaits d'une supplémentation en folates au tout début de la grossesse ne sont plus à prouver, aucune étude n'a à ce jour démontré une action bénéfique des compléments alimentaires multivitaminiques. Une supplémentation en vitamines, minéraux et oligoéléments (sans folates) ne semble pas diminuer les risques de malformations congénitales. De plus, lorsqu'elle est associée aux folates, les bienfaits ne sont pas plus importants que pour un apport en folates seuls. Si, pour une raison ou pour une autre, vous ne consommez pas certains aliments, si vous avez des problèmes de santé ou si vous prenez des médicaments qui agissent sur l'absorption ou l'utilisation par l'organisme de certains nutriments, vous avez certainement intérêt à vous tourner vers les compléments alimentaires – après avis médical s'entend. Si vous décidez de vous-même d'avoir recours à une supplémentation, vérifiez qu'elle ne présente aucune contre-indication pour la femme enceinte. En effet, certains compléments multivitaminiques ne sont pas appropriés et ne contiennent pas les folates indispensables durant la grossesse.

- **La vitamine A.** Une supplémentation en vitamine A est à proscrire chez la femme enceinte ou désireuse d'avoir un bébé. En effet, une trop grande quantité de cette substance dans l'organisme peut être à l'origine de malformations congénitales. Pour cette raison, évitez dans la mesure du possible de consommer des aliments riches en vitamine A tout au long de la grossesse. Si vous optez pour une supplémentation, vérifiez que l'apport quotidien en vitamine A ne dépasse pas 2 310 unités internationales (UI, recommandation de la HAS[1]). Si vous prenez plusieurs compléments alimentaires contenant chacun de la vitamine A, calculez l'apport total, afin que la dose préconisée ne soit pas dépassée. Certains traitements pour la peau (acné et antivieillissement) comportent de la vitamine A ou des substances dérivées, comme le rétinol et les rétinoïdes, qui, elles aussi, sont à éviter chez les femmes qui essaient d'avoir un bébé, car elles sont absorbées par la peau et pénètrent dans le sang.
- **Les compléments alimentaires à base de plantes.** En général, les préparations à base de plantes ne sont pas recommandées chez la femme enceinte, car, à ce jour, aucune étude ne permet d'affirmer qu'elles ne présentent aucun risque. Si possible, ne prenez aucun complément alimentaire à base de plantes durant le premier trimestre de votre grossesse.

Si, alors que vous essayiez d'avoir un enfant, vous avez eu recours à ce type de supplémentation, assurez-vous qu'elle n'est pas préjudiciable à la femme enceinte. Si vous avez le moindre doute ou si aucune étude scientifique ne permet d'affirmer que telle ou telle supplémentation peut, sans aucun risque, être administrée durant la grossesse, cessez d'en prendre. Les plantes laxatives, les plantes prescrites chez les femmes sujettes à des règles irrégulières ou celles connues pour avoir un effet stimulant sur l'utérus sont vivement déconseillées.

1. Pour le CNGOF, la supplémentation systématique ne se justifie pas. (*NdE*)

À L'ATTENTION DE CES MESSIEURS

L'une des raisons principales des troubles de la fécondité masculine est une mauvaise production – en quantité et en qualité – de spermatozoïdes, qui, parfois, est la conséquence d'un stress oxydatif. Plusieurs études récentes ont montré que, chez les couples ayant recours à une technique de procréation médicalement assistée (par exemple, la fécondation in vitro ou FIV), la femme a plus de chances de tomber enceinte et de mener à bien sa grossesse si son conjoint se voit prescrire des compléments alimentaires riches en antioxydants. Il semblerait que les antioxydants diminuent les dommages dus au stress oxydatif et, par-delà, améliorent la qualité des spermatozoïdes produits. Les personnes qui privilégient une alimentation saine et équilibrée consomment de ce fait nombre d'aliments riches en antioxydants, mais dès lors qu'il s'agit d'alimentation, nous savons toutes que les hommes ont encore de grands progrès à faire en la matière !

Faut-il se préoccuper de son poids dès maintenant ?

Si vous avez pris la décision d'avoir un enfant, il est temps pour vous de vous demander si votre poids ne présente aucun risque pour votre capital santé ou si vous devez gagner ou, au contraire, perdre quelques kilos (pour savoir quel doit être votre poids en fonction de votre taille, reportez-vous au chapitre 4). Vous serez peut-être surprise, voire consternée, d'apprendre que le poids affiché juste avant que vous soyez enceinte ou au tout début de votre grossesse a une influence considérable sur le poids que fera votre bébé à la naissance et sur les risques qu'il aura d'être obèse ou diabétique durant l'enfance. Si le nombre d'enfants en surcharge pondérale est aujourd'hui aussi important, c'est en partie parce que leurs parents sont plus gros que ne l'était la génération qui nous a précédés.

Par des mécanismes que nous commençons tout juste à comprendre, le métabolisme et l'appétit des enfants sont « programmés » dès le tout début de la grossesse. Si vous êtes en surpoids, votre bébé grossira plus vite *in utero*, mais aussi après la naissance. Si, *a contrario*, vous êtes mince, votre organisme sera plus sensible à l'insuline, vous aurez alors moins de risques de développer un diabète gestationnel, votre bébé sera de poids moyen et les risques de complications à l'accouchement seront moindres.

Si vous envisagez d'avoir prochainement un enfant, vous n'aurez peut-être pas le temps d'atteindre votre poids idéal avant la conception. Pas de panique ! Il suffit de perdre quelques kilos pour améliorer nombre de paramètres de la fécondité et diminuer les risques liés à la grossesse. Dans la mesure où une perte de poids augmente les chances de procréer et où les femmes ignorent généralement au tout début de leur grossesse qu'elles sont enceintes, il est important que le programme mis en place pour maigrir ne soit pas trop restrictif et ne vous prive pas – vous et votre bébé – de tous les nutriments dont vous avez besoin. L'idéal est de viser une perte de poids d'environ 500 g par semaine. Au chapitre 4, vous découvrirez le poids maximal que vous devez prendre durant votre grossesse en fonction du poids affiché avant gestation.

Maigrir sans prendre de risques

Perdre progressivement du poids et veiller à son alimentation plutôt que de suivre un régime draconien semble être une pratique à la portée de tout le monde. Or, nous savons que, pour la plupart d'entre vous, perdre des kilos et surtout stabiliser votre poids n'est pas gagné d'avance. Alors comment faire pour y parvenir ? Eh bien, en commençant par changer votre manière de penser.

- Ne vous dites pas que vous allez suivre un régime. La seule façon de perdre du poids une bonne fois pour toutes est de modifier vos habitudes alimentaires et de pratiquer régulièrement une activité physique. La clef du succès ? Intégrer progressivement ces changements dans votre mode de vie, afin que la transition ne soit pas trop brutale et que vous ne soyez pas tentée de tout laisser tomber du jour au lendemain.
- Soyez patiente et réaliste. Estimez le temps nécessaire pour perdre les kilos dont vous voulez vous débarrasser – vouloir perdre 5 kg en une semaine est voué à l'échec. Votre priorité ne doit pas être de maigrir rapidement, mais de veiller à ce que vous et votre bébé ne soyez pas privés des nutriments dont vous avez tous deux besoin.
- Focalisez-vous sur les avantages d'une perte de poids. Plutôt que de vous lamenter et de vous dire que maigrir est vraiment difficile, pensez à tous les bienfaits d'une alimentation saine et équilibrée. Réjouissez-vous que

votre corps soit au mieux de sa forme pour supporter une grossesse et assurer à votre bébé le meilleur départ qui soit dans la vie.

- Apprenez à apprécier une alimentation saine. Prenez conscience que ce que vous mangez nourrit votre corps et votre bébé ou, autrement dit, qu'en vue d'offrir à votre bébé le meilleur environnement qui soit pour qu'il grandisse et grossisse comme il se doit, vous devez consommer des aliments de bonne qualité. Achetez des livres de cuisine ou des magazines présentant des recettes à base d'aliments sains et équilibrés et n'hésitez pas à vous tourner vers des produits que vous ne consommiez pas jusqu'à ce jour, mais qui sauront satisfaire votre appétit et ravir vos papilles gustatives.

Ne pensez pas « régime », mais « bonnes habitudes alimentaires ».

- Mangez de tout… avec modération. Inutile de vous priver des aliments que vous aimez (sauf, bien entendu, s'ils présentent un risque pour vous ou votre bébé). En effet, manger sainement signifie manger de tout, mais dans certaines proportions. Fixez-vous des limites à ne pas dépasser au lieu de renoncer à vos plats préférés et de culpabiliser lorsque vous craquez. Et surtout, gardez à l'esprit que le régime alimentaire que vous mettez en place ne doit pas s'arrêter au bout des neuf mois de grossesse, mais doit se poursuivre jusqu'à la fin de vos jours. Ce que l'on attend de vous : que vous mangiez mieux, pas que vous mangiez moins.
- Mangez bien et pratiquez une activité physique régulière. Pour perdre des kilos et stabiliser son poids, il ne suffit pas de surveiller son alimentation, il faut aussi s'adonner à une activité physique. Comme nous vous l'avons déjà dit, plus vous êtes en forme, plus vous avez de facilité à tomber enceinte ; mieux vous contrôlez votre poids et moins vous courez de risques de développer un diabète gestationnel. L'activité physique que vous pratiquerez, mais aussi le temps que vous y consacrerez varieront selon que vous envisagez d'avoir un bébé, que vous êtes enceinte ou que vous venez d'accoucher. Pour chacune de ces situations, reportez-vous au chapitre 6.

EN RÉSUMÉ

Huit règles d'or pour concevoir un bébé en bonne santé

Tout mettre en œuvre afin d'être en pleine forme avant même d'être enceinte et créer un environnement *in utero* propice à votre bébé sont les clefs pour que votre enfant commence sa vie dans les meilleures conditions possible. N'attendez pas pour changer vos habitudes, l'idéal étant d'être fin prête entre trois et six mois avant de découvrir que vous allez être maman :

- Si vous fumez, arrêtez.
- Diminuez votre consommation de boissons alcoolisées et de café.
- Privilégiez une alimentation saine et équilibrée.
- Pratiquez régulièrement une activité physique.
- Si vous êtes en surpoids, surveillez votre alimentation et pratiquez une activité physique, afin de perdre progressivement vos kilos superflus.
- Prenez des compléments alimentaires : folates (vitamine B9) et iode (selon facteurs de risque).
- Faites le point avec votre médecin sur les médicaments que vous prenez (sur prescription ou en vente libre).
- Faites régulièrement un bilan de santé, car la période qui précède la conception et les premières semaines de grossesse sont capitales.

II

Et maintenant que vous êtes enceinte

En matière d'alimentation, les conseils destinés aux femmes enceintes ne manquent pas. Comme vous le savez, votre bébé a besoin de nutriments pour grandir, grossir et bien se développer. Inutile d'avoir fait médecine pour comprendre que vous devez avoir une bonne alimentation afin d'être en parfaite santé et de parvenir au terme du long voyage qui vous attend. L'alimentation de la mère est capitale, à tel point qu'il arrive que l'embryon ne se développe pas si des nutriments indispensables lui font défaut. De plus, nous pouvons aujourd'hui affirmer – preuves à l'appui – que la qualité de votre alimentation tout au long de la grossesse a une influence considérable sur la santé future de votre bébé, et ce bien après sa naissance.

Dans cette deuxième partie, nous vous expliquerons ce que vous devez manger, mais aussi ce qu'il convient de ne pas consommer et pour quelle raison. Nous tenterons de vous faire comprendre pourquoi il est important que vous surveilliez votre poids, votre glycémie et, par-delà, que vous privilégiiez une alimentation à faible index glycémique tout en pratiquant régulièrement une activité physique. Pour finir, nous nous intéresserons au diabète gestationnel et nous vous donnerons toutes les solutions pour traiter et vivre au mieux avec ce dysfonctionnement ô combien fréquent chez les femmes enceintes.

3

Le meilleur régime alimentaire
pour la femme enceinte et son bébé

Au cours des dix dernières années, des chercheurs ont découvert que le régime alimentaire des femmes enceintes modifie ou « laisse son empreinte » sur le code génétique de leur bébé (ADN), donnant lieu à ce que l'on appelle des « marques épigénétiques ». L'épigénétique est un domaine de recherche relativement récent, qui essaie d'élucider comment et pourquoi l'expression des gènes d'un minuscule embryon est en permanence modifiés par l'environnement dans lequel cette « petite chose » se développe. Les résultats tendent à prouver que la mère « programme » le métabolisme de son enfant, dans le bon comme dans le mauvais sens. Autrement dit, si son alimentation durant sa grossesse n'est ni saine ni équilibrée, son enfant risque d'être sujet au diabète ou d'être obèse lorsqu'il sera plus grand. *A contrario*, si elle surveille son alimentation, elle protège son enfant. De bonnes raisons, vous en conviendrez, pour faire attention à ce que vous mangez tout au long de votre grossesse.

Manger pour deux signifie manger deux fois plus sainement.

Les nutriments indispensables durant la grossesse

Si durant votre grossesse vos besoins nutritionnels augmentent, ce n'est pas pour cela que vous devez manger dix fois plus. Au cours des trois premiers mois, vos besoins énergétiques, exprimés en kilocalories (kcal), sont pratiquement identiques à ceux que sollicitait votre organisme avant la conception. Aux deuxième et troisième trimestres, ces besoins s'élèvent, en théorie, d'environ 10 %, ce qui correspond grosso modo à 140 kcal supplémentaires par jour, soit l'équivalent d'une grosse pomme et d'un verre de lait écrémé. Cela dit, certains apports, en particulier en fer, sont plus importants que d'autres. En d'autres termes, pour bénéficier de tous les nutriments dont vous et votre bébé avez besoin sans pour autant prendre trop de poids, vous devez privilégier la qualité et non la quantité.

Consommez de préférence des aliments riches en nutriments – notamment en vitamines, en minéraux et en oligoéléments – et non en calories.

Les six nutriments essentiels

Que vous soyez ou non enceinte, avoir une alimentation saine et équilibrée, c'est-à-dire consommer chaque jour des produits appartenant à chacune des grandes familles d'aliments, garantit à votre organisme l'apport nutritionnel dont il a besoin pour être en bonne santé. Si chaque nutriment est essentiel pour vous permettre de mener à bien votre grossesse, la santé de votre enfant *in utero* dépend de substances bien spécifiques.

Les folates

Comme toutes les vitamines B, les folates jouent un rôle majeur dans le développement de l'embryon, et ce dès les premiers jours de la gestation. Consommer des aliments riches en folates (vitamine B9 ou acide folique) ou avoir recours à une supplémentation au tout début de la grossesse diminue les risques de malformations congénitales, notamment les anomalies de fermeture du tube neural ou AFTN, la plus courante étant le spina-bifida. Nous reviendrons plus longuement sur ce type de malformations au chapitre 5. Un apport en acide folique (sous forme d'aliments et de supplémentation) réduirait de 30 % les risques d'anomalies congénitales. C'est pourquoi nous conseillons vivement aux femmes désirant avoir un enfant de prendre des compléments alimentaires contenant 400 µg d'acide folique au cours du mois précédant la conception, mais aussi durant les trois premiers mois de grossesse (l'apport recommandé en acide folique étant de 600 µg, les 200 µg manquants devant être comblés par l'alimentation). Si vous avez déjà donné naissance à un enfant atteint d'une anomalie de fermeture du tube neural, demandez conseil à votre médecin tra ou à votre gynécologue qui, s'ils le jugent nécessaire, augmenteront les doses. Parmi les aliments présentant une teneur élevée en acide folique : les légumes verts à feuilles (épinards, brocolis, chou et choux de Bruxelles), les légumineuses (lentilles, pois chiches et haricots secs), les asperges, les avocats, les noix, les oranges et le germe de blé. Nombre de céréales pour le petit déjeuner sont enrichies en vitamine B9.

Pour ce qui est de cette vitamine, l'apport nutritionnel conseillé (ANC) est de 300 µg par jour chez la femme avant la grossesse et de 400 µg par jour chez la femme enceinte et allaitante. Vous trouverez ci-dessous des conseils qui vous aideront à augmenter votre apport journalier en folates (pour plus d'informations, reportez-vous à la page 243).

AUGMENTER L'APPORT EN FOLATES

- Dans vos sandwiches, remplacez le beurre ou la margarine par de la purée d'avocats et, sur vos tartines, optez pour le beurre de cacahuètes.
- Dégustez vos pâtes avec des épinards ou des herbes aromatiques fraîches.
- Au petit déjeuner, mangez une orange ou buvez du jus d'orange fraîchement pressé.
- Dans vos sautés de légumes ou de viande, ajoutez des brocolis, du pak-choï, des cacahuètes ou des noix de cajou.
- Quand vous avez un petit creux, mangez une poignée de cacahuètes ou de noisettes – les deux variétés de fruits à écale les plus riches en acide folique.
- Remplacez votre salade verte par une salade composée à base de petites feuilles d'épinard, d'oranges et de noix.
- Panez vos viandes et blancs de poulet avec de la chapelure (pain multicéréale rassis) mélangée à des noisettes écrasées et à du persil haché finement.
- Mettez des légumineuses dans vos soupes, ragoûts et currys.
- Ajoutez des pois chiches à vos sautés de légumes et à vos salades composées.
- Ajoutez du germe de blé à vos smoothies et à vos céréales pour le petit déjeuner.

Le fer

Comme les folates, le fer est un micronutriment indispensable pour la femme enceinte et son bébé. L'apport en fer est particulièrement important tout au long de la grossesse, dans la mesure où votre bébé profite d'être dans votre ventre pour se constituer des réserves dans lesquelles il puisera durant les cinq à six mois qui suivront sa naissance. L'apport nutritionnel conseillé (ANC) est de 16 mg par jour (chiffre Anses et rapport ANC 2001 pour les femmes en âge de procréer) avant la conception, puis de 20-30 mg par jour chez la femme enceinte (chiffre rapport ANC 2001[1]). La bonne nouvelle est que votre organisme absorbe mieux le fer durant la grossesse. Conclusion : si, avant la conception, l'ANC est respecté et si vous consommez suffisamment d'aliments riches en fer tout au long de votre grossesse, vous pourrez vous dispenser d'une supplémentation. Nombre de femmes sont toutefois obligées d'avoir recours à des compléments ferriques, l'alimentation seule ne couvrant pas leurs besoins. Si tel est votre cas, sachez que cet apport favorise la constipation. C'est pourquoi nous recommandons aux femmes qui sont supplémentées en fer de boire beaucoup d'eau et de consommer des aliments riches en fibres, notamment des produits à base de farine complète, des fruits, des légumes, des noix et des graines.

Parmi les aliments riches en fer : la viande rouge maigre, les légumineuses, la volaille, le poisson, le tofu, les œufs, les noix, les graines, le pain complet, les céréales complètes, les légumes verts à feuilles et les aliments enrichis en fer comme les céréales pour le petit déjeuner (pour plus d'informations sur le sujet, reportez-vous à la page 243). L'organisme absorbe moins bien le fer contenu dans les aliments d'origine végétale (fer non héminique) que le fer contenu dans les aliments d'origine animale (fer héminique), c'est pourquoi nous vous recommandons de consommer des aliments riches en vitamine C (agrumes, fruits rouges, kiwis, poivrons et tomates) au cours d'un repas constitué principalement d'aliments d'origine végétale. Notez par ailleurs que le thé et le café, qui diminuent l'absorption

---

1. En cas d'anémie par carence martiale, supplémentation par 30-60 mg par jour de fer jusqu'à correction de l'anémie (chiffres CNGOF). (*NdE*)

du fer par l'organisme, doivent de préférence être bus en dehors des re
Idem pour les supplémentations en calcium, qui peuvent également freiner l'absorption du fer par l'organisme.

AUGMENTER L'APPORT EN FER ET FAVORISER SON ABSORPTION PAR L'ORGANISME

- Si vous l'aimez, mangez plusieurs fois par semaine de la viande rouge maigre.
- Si vous êtes végétarienne, consommez différents aliments riches en fer : des légumineuses, du tofu, des légumes verts à feuilles, des noix, des graines et des produits complets (par exemple, du quinoa).
- Pour calmer les petites faims, optez pour un mélange d'abricots secs, de pruneaux et de noix, du cake aux fruits secs et à la farine complète, des pois chiches cuits au four ou des gâteaux salés au seigle avec de l'houmous.
- Le matin, mangez des céréales complètes avec des fruits riches en vitamine C, par exemple des fruits rouges ou un kiwi.
- Dans vos sandwiches (au pain complet), mettez des tomates ou des petites feuilles d'épinard, afin de favoriser l'absorption par l'organisme du fer contenu dans le pain.
- Ajoutez des légumineuses à vos soupes et à vos salades composées.
- Remplacez les pâtes à la farine blanche et le riz blanc par des pâtes à la farine complète, du riz brun, du quinoa et de l'orge.
- Les œufs sont riches en fer. Consommez-les durs ou brouillés au petit déjeuner, ou en omelette et en frittata au déjeuner ou au dîner.
- Sur vos tartines, remplacez le beurre par une pâte à tartiner (amandes, noix de cajou) ou du beurre de cacahuètes.
- Les muffins faits maison aux fruits secs, aux noix et à la farine complète sont des collations riches en fer.

Les acides gras essentiels oméga-3

Ces graisses alimentaires polyinsaturées jouent nombre de rôles particulièrement importants pour notre organisme. Trois acides gras oméga-3 – l'acide alpha-linolénique (ALA), l'acide eicosapentaénoïque (EPA) et l'acide docosahexaénoïque (DHA) – issus de l'alimentation sont essentiels, c'est-à-dire qu'ils ne sont pas synthétisés par le corps humain. Ces acides gras, notamment le DHA, sont nécessaires au développement du cerveau, des nerfs et des yeux du bébé. De ce fait, l'apport en DHA est indispensable chez la femme enceinte.

Si chez les adultes les acides gras EPA et DHA à longue chaîne peuvent être synthétisés à partir de l'ALA à chaîne plus courte, cette conversion semble plus limitée chez les nouveau-nés et les jeunes enfants, qui puisent dans leurs réserves, accumulées au cours du dernier trimestre de la grossesse. Vous devez donc impérativement veiller à bénéficier d'un apport suffisant en acides gras EPA et DHA. Précisons que ce conseil vaut également si vous allaitez. Un apport en acides gras oméga-3 plus important présente – comme l'ont montré différentes études – d'autres bienfaits pour votre bébé. En effet, il a été prouvé que, d'une part, les femmes enceintes qui mangent du poisson trois fois par semaine ont moins de risques de donner naissance à un enfant prématuré et que, d'autre part, les enfants dont la mère a consommé régulièrement des aliments riches en oméga-3 durant sa grossesse ont moins de risques de souffrir d'obésité à l'âge de trois ans.

Les aliments les plus riches en acides gras essentiels oméga-3 sont les poissons gras, les graines de lin, les graines de chia (une plante originaire du Mexique), l'huile de graines de lin, les noix, le soja et ses produits dérivés, les œufs et les viandes maigres (pour plus d'informations, reportez-vous à la page 244). L'EPA et le DHA sont principalement présents dans le poisson et les crustacés, à la différence de l'ALA, contenu en grande quantité dans les aliments d'origine végétale. Aujourd'hui, nombre d'aliments sont enrichis en oméga-3, notamment en DHA à chaîne longue, ne serait-ce que le pain, les yaourts, les céréales et les laits de soja. Or, ce DHA est le plus souvent extrait d'algues, une bonne nouvelle pour les végétariens et les personnes qui ne mangent ni poissons ni crustacés. De même, quantité de compléments vitaminiques destinés aux femmes enceintes contiennent de l'huile de poisson riche en acides gras oméga-3.

En France, les bienfaits des oméga-3 sur la santé n'ont pas échappé à un groupement d'agriculteurs normands et bretons qui ont adhéré à l'association Bleu-Blanc-Cœur, dont l'objectif est de produire du lait, des œufs, des farines et de la viande enrichis en oméga-3.

AUGMENTER L'APPORT EN OMÉGA-3

- Consommez au minimum une portion de poisson gras (saumon, thon, maquereau et sardines) par semaine en plus d'autres poissons et crustacés.

- Consommez de préférence des œufs à teneur élevée en oméga-3 (pondus par des poules nourries avec des aliments – notamment des graines de lin – riches en oméga-3). Vérifiez que la mention « enrichis en oméga-3 » figure bien sur les emballages.

- Si vous ne mangez pas de poisson, optez pour des aliments enrichis en DHA extrait d'algues marines.

- Optez pour de l'huile de poisson ou, si vous êtes végétarienne, pour des compléments alimentaires riches en DHA issu d'algues. Nombre de compléments alimentaires à base de vitamines, de minéraux et d'oligoéléments destinés aux femmes enceintes contiennent de l'huile de poisson.

- Assaisonnez vos salades avec de l'huile de graines de lin. (Attention ! Cette huile ne doit pas être chauffée.)

- Si vous faites vous-même votre pain ou des muffins, ajoutez à la pâte des graines de lin ou de chia, que vous pourrez également parsemer sur vos céréales et vos yaourts.

- Évitez de consommer des acides gras trans (principalement présents dans les aliments distribués par les fast-foods et les produits de fabrication industrielle, notamment les gâteaux et les viennoiseries) et des acides gras oméga-6 (présents dans les huiles et les pâtes à tartiner à base d'huile de tournesol, de carthame et de pépins de raisin), qui peuvent empêcher la conversion d'acides gras à chaîne courte en acides gras à longue chaîne essentiels pour notre organisme.

Le calcium

Chez la femme enceinte, le calcium joue un rôle fondamental : protection du capital osseux de la mère et constitution des os et des dents du bébé, notamment au cours des trois derniers mois de gestation. Si votre alimentation ne permet pas de couvrir les besoins en calcium de votre bébé, celui-ci puisera dans le calcium stocké dans vos os. Les besoins calciques n'augmentent pas durant la grossesse, car l'organisme absorbe alors mieux le calcium fourni par les aliments.

Toutefois, chez nombre de femmes, l'alimentation ne couvre pas tous les besoins, c'est pourquoi nous vous conseillons de profiter d'être enceinte pour veiller à ne pas manquer de ce minéral essentiel, vous l'aurez compris, pour vous et votre bébé. L'ANC est d'environ 1 000 mg par jour au troisième trimestre de la grossesse, ce qui correspond à trois ou quatre portions d'aliments riches en calcium. Plus la future maman est jeune, plus ses besoins en calcium sont importants, soit environ 1 300 mg par jour pour les adolescentes.

Parmi les aliments riches en calcium : le lait, les yaourts, le fromage, les laits et les yaourts de soja enrichis en calcium, les poissons en conserve avec les arêtes (sardines, saumon), certains légumes verts à feuilles (notamment d'origine asiatique comme le chou chinois et le pak-choï, le chou frisé, le chou cavalier et les fanes de navet), le tahini (pâte de sésame décortiqué), les amandes, les figues séchées et le tofu (préparé avec du sel de calcium). (Pour plus d'informations sur la teneur en calcium de ces aliments, reportez-vous à la page 244.)

AUGMENTER L'APPORT EN CALCIUM

- Lorsque vous avez un petit creux, buvez un smoothie aux fruits et, avant de dormir, dégustez une tasse de lait chaud.
- Dans vos sandwiches, mettez du saumon en boîte et régalez-vous avec des sardines en boîte (avec les arêtes !) écrasées sur une tranche de pain grillée.
- Faites sauter du tofu, des légumes verts à feuilles (pak-choï et chou chinois) et des amandes.
- Mangez régulièrement du chou frisé et des brocolis.
- Pour calmer une petite faim, dégustez une poignée de figues séchées et d'amandes.
- Étalez du tahini sur vos tartines et incorporez-en dans de l'houmous fait maison et dans vos sauces de salades.
- Mettez une tranche de fromage sur votre pain grillé, dans votre sandwich ou sur un gâteau salé à la farine complète.

- Pour le dessert, régalez-vous avec un fruit accompagné d'un yaourt ou d'une crème anglaise.

- Limitez votre consommation de sel et de caféine, qui diminuent l'absorption du calcium par l'organisme et favorisent son élimination.

- Veillez à avoir un apport suffisant en vitamine D qui favorise l'absorption du calcium par l'organisme (voir page 245).

L'iode

Ce minéral naturellement présent dans l'environnement permet à la glande thyroïde de synthétiser de la thyroxine, une hormone qui, entre autres fonctions, est impliquée dans la régulation du métabolisme. Chez les bébés et les jeunes enfants, les hormones thyroïdiennes jouent un rôle crucial dans le développement physique et neurocognitif. Une carence en iode peut générer des troubles de l'apprentissage et avoir un effet délétère sur le développement physique et l'acuité auditive.

L'ANC est de 150 µg pour la majorité des adultes mais passe à 200 µg chez la femme enceinte et chez la femme allaitante, le bébé puisant dans l'iode que lui fournit sa mère. Les femmes souffrant d'un dysfonctionnement de la thyroïde doivent consulter leur médecin traitant ou leur endocrinologue avant d'opter pour une supplémentation.

Les aliments les plus riches en iode sont les produits de la mer. Viennent ensuite les légumes, la teneur en iode variant en fonction du lieu et du mode de culture. Sans vouloir vous inciter à saler vos aliments, nous vous conseillons de privilégier le sel iodé (par exemple dans l'eau de cuisson des pâtes ou du riz), notamment si vous ne consommez pas régulièrement des aliments riches en iode[1]. (Pour connaître la teneur en iode de certains aliments, reportez-vous à la page 245.)

---

1. En 1952, les autorités françaises ont approuvé l'iodation d'une partie des sels de table et de cuisine, afin de prévenir les carences en iode. (*NdT*)

AUGMENTER L'APPORT EN IODE

- Consommez des produits de la mer plusieurs fois par semaine. Soyez particulièrement vigilante quant à la teneur en méthylmercure de certains poissons (voir page 38).
- Un verre de lait ou un yaourt avec des céréales fournissent à l'organisme de l'iode, du calcium, ainsi que d'autres nutriments.
- Si vous salez vos aliments, utilisez de préférence du sel iodé.
- Les sushis garantissent un apport en iode. Ne prenez aucun risque et ne consommez que des sushis faits maison (à base de poissons cuits uniquement) parfaitement frais. Les nori, algues rouges dans lesquelles on enveloppe les sushis, peuvent également être coupées en morceaux et incorporées dans des salades composées ou des sautés de légumes. À privilégier si vous êtes végétarienne ou végétalienne. Évitez de consommer du varech, très riche en iode.

La vitamine D

Cette vitamine liposoluble est naturellement synthétisée par la peau lors d'une exposition aux rayons ultraviolets. Depuis longtemps, nous savons que la vitamine D joue un rôle crucial dans la protection du capital osseux, dans la mesure où elle favorise l'absorption du calcium qui pénètre dans l'organisme au niveau de l'intestin avant d'être en grande partie stocké dans les os. Toutefois, des études récentes ont montré que le rôle du calcium ne se limitait pas à la consolidation de la structure osseuse. En effet, il semblerait qu'un faible taux de calcium augmente les risques de développer un cancer du côlon ou un diabète, d'être atteint de schizophrénie ou de sclérose en plaques. Aujourd'hui, nombre de personnes souffrent d'une carence en vitamine D du fait de leur mode de vie. Nous passons de plus en plus de temps à l'intérieur et, dès que nous sommes dehors, nous protégeons notre peau contre les effets nocifs du soleil. Des chercheurs australiens viennent de découvrir que 41 % des femmes enceintes souffrant de diabète gestationnel ont un taux de vitamine D relativement faible.

Il est primordial que le taux de vitamine D chez la femme enceinte soit suffisant pour répondre aux besoins du bébé, qui puise directement dans les réserves maternelles. S'il est recommandé d'être vigilante avant la conception, pas de panique. Un taux faible peut toujours être corrigé, et ce même si vous êtes enceinte. La vitamine D joue un rôle crucial dans la constitution du squelette de votre enfant, et un taux peu élevé durant la grossesse aura une influence sur la teneur en calcium de ses os.

Une carence en vitamine D favorise une déformation osseuse typique de certaines pathologies, comme le rachitisme dont souffrent nombre d'enfants vivant dans des pays où les hivers sont particulièrement longs.

L'alimentation ne suffit généralement pas à couvrir les besoins en vitamine D de la femme enceinte. En effet, cette substance est naturellement présente dans un nombre restreint d'aliments : les poissons gras (saumon et sardines), les œufs, le lait, le fromage et le beurre. Certains fabricants ajoutent de la vitamine D dans la margarine ou (plus récemment) dans le lait de vache et le lait de soja[1]. (Pour plus d'informations sur la teneur en vitamine D de ces aliments, reportez-vous à la page 245.) L'apport nutritionnel conseillé (ANC) est de 5 µg pour les enfants à partir de quatre ans et les adultes de moins de soixante-quinze ans, y compris les femmes enceintes ou allaitantes[2]. Pour pallier un manque éventuel, exposez-vous aux rayons du soleil en prenant, bien évidemment, les précautions d'usage.

S'EXPOSER AU SOLEIL SANS PRENDRE DE RISQUES

Si l'alimentation garantit un certain apport en vitamine D, les rayons ultraviolets B (UVB) sont indispensables à la synthèse de cette vitamine. En effet, la vitamine D est synthétisée au niveau de la peau lorsque celle-ci est exposée à la lumière ultraviolette. La quantité de vitamine D produite par notre organisme dépend donc de l'endroit où nous vivons, de la saison, du moment de la journée, mais aussi de la couverture nuageuse. En été, afin de maintenir

1. En France, l'Afssa a émis depuis 2001 divers avis favorables pour l'enrichissement en vitamine D du lait, des yaourts, des laits fermentés et des fromages frais, de plusieurs spécialités fromagères, ainsi que des huiles végétales de consommation courante, des margarines et des matières grasses à tartiner. L'élargissement du champ d'application de la réglementation actuelle à d'autres gammes d'aliments est soumis à des études de simulation de consommation permettant d'évaluer les risques de surcharge en vitamine D de la population. (*NdE*)
2. D'après le rapport ANC 2001. (*NdE*)

un taux de vitamine D assez élevé pour couvrir nos besoins, il suffit d'exposer quelques minutes notre visage, nos bras et nos mains (ou toute autre partie du corps) aux rayons du soleil entre 10 heures et 15 heures, plusieurs fois par semaine. Les personnes à la peau noire doivent s'exposer plus longtemps. Idem si vous vivez dans une région peu ensoleillée.

AUGMENTER L'APPORT EN VITAMINE D

- Au petit déjeuner, mangez des œufs brouillés ou (si le cœur vous en dit !) des sardines écrasées sur une tartine grillée.
- Au déjeuner, régalez-vous avec un sandwich ou une salade composée contenant du saumon, des sardines en boîte ou un œuf dur.
- Autre option (valable pour un dîner léger) : une frittata ou une quiche au saumon.
- Lorsque vous faites un barbecue, remplacez les traditionnelles saucisses par des croquettes de saumon (voir recette page 298), du saumon frais ou des steaks de thon.
- Mangez vos pâtes et votre riz avec du saumon ou du thon.
- Le week-end, commencez la journée avec une omelette au saumon et aux petites feuilles d'épinard (une idée, également valable pour les dîners quand vous n'avez pas de temps à passer derrière les fourneaux).
- Privilégiez les laits de vache ou de soja enrichis en vitamine D.

Les compléments alimentaires : pour ou contre ?

Les seuls compléments alimentaires qui soient systématiquement prescrits à la femme enceinte sont les folates (vitamine B9 ou acide folique). En effet, comme nous l'avons vu précédemment, l'alimentation seule ne suffit généralement pas à couvrir les besoins de la future mère et de son bébé. C'est pourquoi les autorités de santé françaises recommandent à toutes les femmes enceintes d'avoir recours à une supplémentation. Si vous manquez de vitamine D, votre médecin ou votre gynécologue vous prescrira un complément alimentaire. Si vous ne mangez pas de poisson, vous risquez de souffrir d'une carence en oméga-3. Ces acides gras essentiels étant particulièrement importants durant la grossesse, nous vous recommandons vivement de consommer de l'huile de poisson ou de prendre du DHA d'origine végétale sous forme de compléments alimentaires. Les femmes dont l'alimentation ne permet pas de maintenir un taux de fer nécessaire pour couvrir leurs besoins et ceux de leur bébé doivent également avoir recours à une supplémentation.

Si les bienfaits d'une supplémentation en vitamines, en minéraux et en oligoéléments chez la femme enceinte ne sont pas clairement définis, nous savons toutefois que les compléments alimentaires contenant des folates diminuent les risques de malformations congénitales. Si vous optez pour des compléments alimentaires, renseignez-vous sur leur composition, certains minéraux, oligoéléments ou vitamines pouvant – à trop forte dose – avoir des effets délétères sur le bébé. Ne prenez aucun risque et tournez-vous vers des compléments alimentaires destinés à la femme enceinte. Mieux encore, demandez toujours l'avis de votre médecin traitant, de votre gynécologue ou d'une sage-femme.

Ne prendre aucun risque

Après avoir fait le point sur ce qu'il est recommandé de consommer, concentrons-nous maintenant sur les aliments et les boissons qui doivent être absorbés avec modération, voire supprimés lorsque vous envisagez d'avoir un enfant, que vous êtes enceinte ou que vous allaitez.

En quoi les aliments peuvent-ils être dangereux ?

Une intoxication alimentaire est toujours désagréable, mais, chez la femme enceinte, les conséquences peuvent être dramatiques, à la fois pour la mère et pour l'enfant. Tout au long de la grossesse, le corps est soumis à nombre de changements hormonaux qui affectent le système immunitaire. Affaibli, celui-ci est moins à même de lutter contre les infections. C'est pourquoi, si vous êtes enceinte, il est indispensable de ne pas consommer d'aliments présentant des risques pour votre santé et, par-delà, pour celle de votre bébé. Les affections les plus nocives qui menacent la femme enceinte et son bébé sont :

- **La listériose.** Cette maladie infectieuse est due à un bacille appelé *Listeria monocytogenes*, potentiellement présent dans certains aliments. Les premiers symptômes peuvent n'apparaître que six semaines après la contamination. Le bacille peut franchir la barrière placentaire et entraîner une fausse couche ou la mort *in utero*. Heureusement, il suffit de prendre certaines précautions lorsque vous manipulez et rangez les produits susceptibles d'être contaminés pour minimiser les risques d'infection. Autre solution : éliminer de manière radicale les aliments présentant le plus de risques, notamment les fromages à pâte molle, les viandes froides de fabrication industrielle, la charcuterie, les poulets cuits vendus sous vide, les fruits de mer crus, les salades vertes et les salades composées prêtes à consommer, les pâtés, les glaces à l'italienne et les produits laitiers au lait cru.
- **La salmonellose.** Cette maladie infectieuse est due à une bactérie, la salmonelle. Les symptômes les plus courants sont des nausées, des vomissements, des douleurs abdominales, des diarrhées, de la fièvre et des maux de tête. Si les risques d'infection ne sont pas plus élevés chez la femme enceinte que pour le reste de la population, les conséquences lors d'une grossesse peuvent être dramatiques, une salmonellose étant susceptible d'entraîner une fausse couche. Parmi les aliments présentant les plus grands risques : les œufs crus, la viande saignante, le poulet pas assez cuit, l'alfalfa, les brocolis, les oignons, les graines de tournesol, les clous de girofle, les graines germées de trèfle, les radis, les pois mange-tout, les haricots mungo et le soja crus ou cuits.
- **La toxoplasmose.** Cette maladie rare est due à un parasite, le toxoplasme ou *Toxoplasma gondii*, qui, lorsqu'il franchit la barrière placentaire, peut entraîner des anomalies cérébrales ou oculaires chez le bébé. Les viandes saignantes, le fromage de chèvre non pasteurisé ainsi que les fruits et les légumes consommés sans avoir été préalablement lavés (attention si vous avez un potager et que votre chat a l'habitude de faire ses besoins dans la terre) doivent être évités tout au long de la grossesse. Autre précaution à prendre : mettez toujours des gants avant de changer la litière de votre chat ou de ramasser les déjections de votre chien ou, mieux, demandez à votre conjoint de s'en charger. Ne jardinez jamais sans gants et lavez-vous

soigneusement les mains après. De même, lavez-vous les mains après avoir caressé un animal.

MANGER SANS PRENDRE DE RISQUES

• Veillez à ce que la température de votre réfrigérateur soit au-dessous de 4 °C et cuisez bien vos aliments avant de les servir (70 °C, afin de détruire les bactéries responsables des intoxications alimentaires).

• Séparez les aliments crus des aliments cuits et utilisez des ustensiles (couteaux, planches à découper, etc.) différents pour les cuisiner.

• Les planches à découper en bois peuvent être employées pour les fruits et les légumes, mais mieux vaut prendre celles en plastique pour la viande et les œufs.

• Faites décongeler les aliments surgelés dans le réfrigérateur ou dans le micro-ondes (programme décongélation), mais jamais à température ambiante.

• Veillez à ce que vos couteaux, planches à découper, plan de travail et évier soient toujours propres.

• Faites bien cuire la viande. N'en consommez pas si l'intérieur est rosé.

• Lavez-vous soigneusement les mains avant et après avoir touché des aliments.

• Ne préparez pas votre repas trop longtemps à l'avance.

• Mettez les restes d'un repas immédiatement au réfrigérateur. Si vous cuisinez en grande quantité, faites plusieurs portions individuelles que vous conserverez au réfrigérateur ou au congélateur. L'air doit pouvoir circuler autour des récipients.

• Pour limiter les risques de contamination par les aliments, mangez de préférence des produits qui viennent d'être cuits, des fruits et des légumes frais et soigneusement lavés à l'eau claire. Ne consommez les restes d'un repas que s'ils ont été conservés au réfrigérateur et dans les vingt-quatre heures.

FOIRE AUX QUESTIONS

« Plusieurs membres de ma belle-famille sont allergiques à certains aliments. Dois-je éviter ces aliments durant ma grossesse, afin de diminuer le risque que mon enfant soit lui aussi allergique ? »

Non, et ce ni pendant la grossesse ni pendant la période d'allaitement. D'une part, parce que aucune preuve scientifique ne permet d'affirmer que ne pas manger tel ou tel aliment réduit les risques pour l'enfant de développer une allergie et, d'autre part, parce que se priver d'un ou de plusieurs aliments peut favoriser un petit poids à la naissance. Pour diminuer le risque de développer une allergie, premièrement, évitez si possible de fumer durant la grossesse, puis, plus tard, en présence de votre bébé et, deuxièmement, allaitez-le idéalement jusqu'à l'âge de six mois.

La caféine

Si l'ingestion de petites quantités de caféine ne semble pas présenter de risques durant la grossesse, en consommer beaucoup favoriserait les risques de fausse couche ou d'accouchement prématuré. Gardez à l'esprit que la caféine n'est pas présente uniquement dans le café, mais également dans le thé, les boissons énergisantes, le Coca-Cola® et le chocolat. Idéalement, les femmes enceintes devraient limiter leur apport en caféine à 200 mg par jour. Pour connaître la teneur en caféine d'un certain nombre d'aliments et de boissons, reportez-vous au tableau ci-dessous. Pour ce qui est du café, la teneur en caféine varie en fonction du type de café (doux ou corsé), des grains utilisés, mais aussi de la quantité consommée. Une étude australienne portant sur cent espressos achetés dans différents magasins a démontré que la teneur en caféine d'une tasse pouvait varier de 25 à 214 mg. Une étude britannique plus récente a montré que le taux de caféine d'un espresso à l'autre pouvait varier de 51 à 332 mg, soit être multiplié par six. Conclusion : si vous êtes enceinte, ne buvez pas plus d'un espresso par jour.

Teneur en caféine du café, du thé, des boissons énergisantes et du chocolat

Aliments/ boissons	Portion	Caféine (mg)
Café soluble	250 ml	80
Espresso (cappuccino, au lait, noir et long, etc.)	30 ml	60-120

Lait aromatisé au café	300 ml	40
Poudre de cacao (à cuire et pour le lait aromatisé au chocolat)	20 g	30
Chocolat noir	50 g	30
Chocolat au lait	50 g	10
Boissons caféinées ou boissons énergisantes	250 ml	60
Thé	250 ml	50
Coca-Cola®	375 ml	40

Les valeurs indiquées varient en fonction de la qualité du produit.

Source : NUTTAB 2010 (informations nutritionnelles à l'attention des consommateurs australiens et néo-zélandais).

www.foodstandards.gov.au/consumerinformation/nuttab2010/informationandlicens5099.cfm (site en anglais)

Les boissons alcoolisées

Consommer des boissons alcoolisées durant la grossesse, même en petite quantité, est vivement déconseillé, et l'on recommande l'abstinence à toutes les femmes enceintes. Les femmes enceintes qui boivent de l'alcool en grande quantité risquent de mettre au monde un enfant souffrant du syndrome d'alcoolisation fœtale (SAF), qui se traduit par un retard de croissance avant et après la naissance, mais aussi par des déficiences mentales. Le fait de boire modérément (soit un à deux verres d'alcool par jour) durant la grossesse peut avoir des effets néfastes sur l'enfant à naître qui, plus tard, sera susceptible de présenter des difficultés d'apprentissage, un retard mental, des troubles du comportement ou un retard de croissance. Par ailleurs, les risques de fausse couche ou de mort *in utero* sont accrus.

Si vous attendez un bébé, ne courez aucun risque et ne consommez pas une seule goutte d'alcool. Si vous avez le moindre doute, demandez un avis médical.

Les poissons contenant du méthylmercure

Le poisson garantit un apport en protéines, en minéraux et en oligoéléments. Pauvre en graisses saturées, il est par ailleurs la meilleure source alimentaire d'acides gras oméga-3 et d'iode qui soit. Or, comme nous l'avons vu précédemment, ces nutriments jouent un rôle primordial tout au long de la grossesse, mais aussi après la naissance. Conclusion : si vous êtes enceinte ou si vous allaitez, mangez régulièrement du poisson… mais pas n'importe lequel. En effet, le méthylmercure naturellement présent dans notre environnement se retrouve dans la chaîne alimentaire marine, y compris parmi les poissons. Un taux de méthylmercure particulièrement élevé peut avoir des effets délétères sur le développement du système nerveux central de l'enfant à naître, mais aussi du nourrisson.

Si pratiquement tous les poissons contiennent du méthylmercure, les taux relevés dans les crustacés ne présentent pas de risques si la consommation reste modérée. Il est recommandé aux femmes enceintes de ne pas manger plus de deux à trois portions de 150 g de poisson par semaine et d'éviter les espèces ayant une teneur en méthylmercure élevée, comme celles dotées d'un long rostre (espadon, marlin), les requins (souvent utilisés pour les fish and chips et les bâtonnets de poisson), l'hoplostèthe rouge (une perche pêchée dans les eaux profondes au large de la Nouvelle-Zélande) et les poissons-chats. Ne consommez de l'hoplostèthe rouge et du poisson-chat qu'une fois par semaine sans manger d'autres poissons ; le requin, l'espadon et le marlin sont à éviter car fortement contaminés. Les autres espèces et les poissons en conserve ayant une teneur en méthylmercure beaucoup plus faible peuvent être consommés régulièrement.

Pour plus d'informations sur le sujet, consultez les sites www.foodstandards.gov.au/consumerinformation/mercuryinfish.cfm (site en anglais) ou http://anses.fr/fr/lexique/mercure.

Pas de panique si vous êtes enceinte et que vous avez mangé un poisson susceptible de comporter une teneur élevée en méthylmercure. En effet, seule une consommation régulière favorise son passage dans le sang et présente un risque pour l'embryon ou le fœtus.

La vitamine A

Si vous essayez d'avoir un bébé ou si vous êtes enceinte, ne prenez pas de vitamine A sous la forme de complément alimentaire. En effet, des études ont montré qu'un taux élevé en vitamine A peut entraîner des malformations congénitales. Contentez-vous de la vitamine A fournie par les aliments que vous consommez.

Toutefois, si vous optez pour une supplémentation, veillez à ne pas dépasser 2 310 UI (unités internationales) par jour. Si vous avez recours à une supplémentation multivitaminique, la teneur en vitamine A totale doit être inférieure à 2 310 UI. Évitez par ailleurs de consommer du foie ou autres abats, particulièrement riches en vitamine A.

Certaines préparations dermatologiques contenant de la vitamine A ou des produits dérivés – rétinol ou rétinoïdes – sont également déconseillées, dans la mesure où ces substances, absorbées par la peau, pénètrent dans le sang.

Les compléments alimentaires à base de plantes

Attendu que nul n'est capable d'affirmer que les compléments alimentaires à base de plantes ne présentent aucun risque chez la femme enceinte, nous vous conseillons vivement de vous en passer durant votre grossesse, notamment au cours du premier trimestre. Si les plantes sont des produits naturels, la forme concentrée de ces produits ne l'est pas. Si vous essayez d'avoir un bébé, sachez que prendre des compléments alimentaires, même à base de plantes, avant la conception n'est pas anodin. Par exemple, les plantes qui permettent de lutter contre la constipation ou qui régulent les règles sont à proscrire.

Si vous êtes enceinte, sachez que certaines plantes ont la propriété de stimuler l'utérus, ce qui peut avoir un effet nocif sur votre bébé. Pour plus d'informations sur le sujet, consultez les sites http://www.anses.fr/fr/content/que-sont-les-complements-alimentaires et http://www.sante.gouv.fr/questions-reponses-sur-les-complements-alimentaires.html.

Le tabac, les drogues et autres substances chimiques dangereuses

Au chapitre 1, nous vous avons expliqué les effets nocifs des drogues à usage récréatif et de certaines substances chimiques avant la conception. Or, les effets du tabac durant la grossesse sont plus graves encore. En effet, le tabagisme chez la femme enceinte augmente les risques de fausse couche, de grossesse extra-utérine (implantation de l'œuf ailleurs que dans l'utérus, le plus souvent dans l'une des trompes de Fallope), d'accouchement prématuré et de mort *in utero*.

Si vous fumez ou si vous êtes exposée au tabagisme passif, la santé, voire la vie de votre bébé sont menacées : petit poids à la naissance, malformations congénitales ou syndrome de mort subite du nourrisson (MSN), surpoids durant l'enfance ou à l'adolescence, « hyperactivité », trouble déficitaire de l'attention avec hyperactivité ou TDAH. Les drogues à usage récréatif, quelle que soit la quantité consommée, sont également lourdes de conséquences pour l'enfant à naître.

Si vous fumez ou prenez des drogues à usage récréatif et que vous envisagez d'avoir un enfant, votre objectif premier doit être d'arrêter. Si vous ne savez pas comment procéder pour vous défaire de la cigarette, reportez-vous à l'encadré intitulé « Trois étapes pour arrêter de fumer », page 26. Autres précautions à prendre si vous attendez un heureux événement : utiliser des produits ménagers naturels et ne pas être en contact avec des peintures contenant du plomb, des herbicides ou des pesticides (voir page 28).

Gérer les troubles les plus fréquents liés à la grossesse

Si vous êtes ravie d'attendre un bébé, vous déplorez certainement les désagréments qui, souvent, vont de pair avec une grossesse : nausées, vomissements, constipation, brûlures d'estomac et envies. Si, malheureusement, comme la majorité des femmes enceintes, vous devrez « faire avec », ce qui suit vous aidera à mieux gérer la situation.

Les nausées matinales

Presque toutes les femmes enceintes ont la nausée et vomissent le matin, dès qu'elles posent le pied par terre. Heureusement, ces maudites « nausées matinales », comme on les appelle, disparaissent généralement vers la 12e semaine d'aménorrhée, même si, comme toujours, il peut y avoir des exceptions. Si nul ne sait vraiment à quoi les nausées matinales sont dues, tout laisse à penser que les changements hormonaux y sont grandement pour quelque chose. La bonne nouvelle, c'est que, hormis si vous vomissez tout ce que vous avalez et que, par conséquent, vous maigrissez et souffrez de déshydratation, la santé de votre bébé n'est en rien menacée. La mauvaise nouvelle, c'est que ce que nous appelons « nausées matinales » peut se produire à n'importe quel moment de la journée. Alors courage !

Voici quelques petits conseils pour mieux supporter les nausées et les vomissements :

- Mangez un morceau de pain grillé sans rien dessus ou un biscuit salé avant de vous lever le matin – cela sous-entend que vous ayez des réserves sur votre table de nuit.
- Plutôt que de faire trois « vrais » repas dans la journée, mangez en petite quantité plusieurs repas légers et prenez des collations.
- Mangez en fonction de votre appétit. Ne vous forcez jamais à finir votre assiette.
- Évitez de consommer des aliments au goût ou à l'odeur très prononcés. Si les odeurs de cuisine vous écœurent, faites-vous remplacer derrière les fourneaux.
- Aérez les pièces dans lesquelles vous vivez ou travaillez.
- N'attendez pas d'avoir soif pour boire. Si l'eau plate a du mal à passer, essayez l'eau gazeuse ou la limonade. Boire en une seule fois un grand verre d'eau peut peser sur votre estomac. Mieux vaut alors boire par petites gorgées.
- Évitez de consommer des aliments gras et/ou très épicés.
- Mettez du gingembre dans vos aliments et dans vos boissons (eau plate ou eau gazeuse). C'est en effet un remède antinauséeux très efficace.

- Si vous vomissez beaucoup, veillez à bien vous hydrater. Si nécessaire, diluez une solution de réhydratation dans de l'eau ou buvez un jus de fruits dilué avec de l'eau.

QUAND LA NAUSÉE ET LES VOMISSEMENTS DEVIENNENT INSUPPORTABLES

Près d'une femme sur cent est prise de fortes nausées et de vomissements fréquents durant la grossesse. Si, malheureusement, vous êtes celle-là et que vous ne pouvez rien avaler, que vous perdez du poids et souffrez de déshydratation, consultez sans plus attendre. En effet, l'« hyperémèse gravidique », comme on l'appelle dans le jargon médical, nécessite parfois une hospitalisation et une mise sous perfusion.

Les brûlures d'estomac

Nombre de femmes rencontrent des problèmes de digestion au cours de la seconde moitié de leur grossesse, le bébé appuyant fortement sur leur estomac. La nourriture, mélangée au suc gastrique et aux enzymes, remonte dans l'œsophage et en irrite la paroi, provoquant une sensation de brûlure. Si vous ne pouvez rien faire pour supprimer cela, changer certaines habitudes alimentaires peut néanmoins être bénéfique :

- Prenez plusieurs petits repas par jour.
- Buvez en dehors des repas.
- Évitez de consommer des aliments épicés, acides et/ou gras.
- Prenez votre dernier repas au minimum deux heures avant de vous allonger ou, le soir, avant d'aller au lit.
- Mangez lentement et mâchez bien vos aliments. Finis, les repas pris sur le pouce !
- Si vous êtes stressée ou contrariée, laissez retomber la tension avant de manger.
- Évitez de boire du café, y compris décaféiné. Le thé est souvent mieux supporté par les femmes souffrant de brûlures d'estomac.
- Rehaussez la tête de votre lit ou prenez un oreiller de plus.

- Si aucun de ces conseils ne s'avère bénéfique, consultez votre médecin traitant ou votre gynécologue qui, éventuellement, vous prescrira un traitement médicamenteux.

La constipation

Nombre de femmes enceintes sont constipées, notamment lorsqu'elles ont recours à une supplémentation en fer. Si tel est votre cas, consommez des aliments riches en fibres, buvez beaucoup d'eau et pratiquez régulièrement une activité physique.

Parmi les aliments riches en fibres : le pain complet, les céréales complètes, l'orge, le riz brun, le quinoa, les légumineuses, les noix, les graines, les fruits et les légumes. Les bienfaits de l'écale de psyllium en poudre sont prouvés. Saupoudrez-en vos céréales, yaourts ou jus de fruits ou prenez du psyllium sous forme de complément alimentaire.

Si la constipation persiste, consultez votre médecin traitant ou votre gynécologue. Ne prenez jamais de laxatifs ou de plantes laxatives sans avis médical.

Les envies et les dégoûts

Même si nous ne savons pas l'expliquer, environ huit femmes enceintes sur dix ont des envies. À n'importe quel moment de la journée… ou de la nuit, elles éprouvent le désir d'un aliment spécifique, qu'elle ne mange parfois jamais en temps ordinaire. Chacune a sa préférence : salé, sucré ou épicé. Si les envies sont fréquentes chez les femmes enceintes, les dégoûts aussi, et un aliment qui jusqu'alors était apprécié et bien toléré peut, du jour au lendemain, « ne plus passer », au sens propre comme au sens figuré.

En général, les envies peuvent être satisfaites, sauf bien entendu si vous rêvez d'un aliment fortement déconseillé durant la grossesse ou si vous ne mangez que cela au détriment de produits ayant de plus grandes propriétés nutritives.

Gardez toujours à l'esprit que vous devez privilégier une alimentation saine et équilibrée. Certaines femmes enceintes ont des envies que nous qualifierons de « bizarres » – poussière, argile, craie ou lessive –, qui, vous vous en doutez, sont extrêmement dangereuses pour elles comme pour leur bébé. Ces envies farfelues seraient dues à une carence en fer. Si jamais l'idée de puiser dans votre paquet de lessive vous vient à l'esprit, consultez immédiatement votre médecin traitant ou votre gynécologue.

GÉRER LES ENVIES ET LES DÉGOÛTS

- Si vous avez envie de manger un aliment fortement déconseillé durant la grossesse, essayez de le remplacer par un autre qui saura tout aussi bien ravir vos papilles gustatives – par exemple du saumon en boîte à la place d'une tranche de saumon fumé, du fromage blanc à la place d'une portion de ricotta ou un yaourt à la place d'une glace à l'italienne.

- Si vous craquez littéralement pour un aliment fortement déconseillé, faites-vous plaisir une fois de temps en temps en veillant à ne faire aucun autre écart ou remplacez-le par un produit plus sain. Par exemple, buvez un chocolat chaud au lieu de grignoter une tablette de chocolat ou mangez des pois chiches grillés au four au lieu d'une assiette de frites.

- Si une assiette de légumes cuits à la vapeur vous donne la nausée, optez pour une salade composée, des légumes cuits au four ou une soupe de légumes.

- Vous n'arrivez plus à avaler une seule bouchée de viande ? Pour ne pas avoir de carence en protéines ou en fer, ajoutez du tofu à vos sautés de légumes, mangez une bolognaise aux lentilles, des tacos aux haricots ou un curry de pois chiches.

- Si les odeurs de cuisine vous incommodent, demandez à votre conjoint de vous remplacer derrière les fourneaux et, lorsque cela n'est pas possible, préparez-vous un sandwich ou une salade composée.

Mémento : pour une alimentation saine et équilibrée

Après avoir lu ce chapitre, nous vous invitons à faire le point sur votre alimentation. Durant une semaine, notez tout ce que vous mangez et buvez, mais aussi le mode de cuisson, les marques des produits et les assaisonnements. L'objectif est, vous vous en doutez, de cibler les nutriments qui, durant la grossesse, doivent être consommés en plus grande quantité.

	Journée type
Petit déjeuner	2 galettes aux céréales 1 tasse de lait entier 1 tranche de pain grillé à la farine complète 1 cuillère à café de beurre
Collation	1 yaourt à la vanille à 0 % 1 pomme de grosseur moyenne
Déjeuner	1 sandwich mixte (1 pain rond à la farine complète, 100 g de blanc de poulet, 2 feuilles de salade, 1 tomate, ½ concombre libanais, ¼ d'avocat)
Collation	2 tranches de pain multicéréale ½ cuillère à café de pâte à tartiner 1 Coca light – 250 ml
Dîner	1 steak grillé – 200 g 1 pomme de terre cuite au four avec 2 cuillères à soupe de crème fraîche 1 carotte cuite à la vapeur 110 g de pois chiches cuits à la vapeur 500 ml d'eau 1 grosse mandarine
Collation	8 biscuits salés à base de riz 1 tranche de fromage allégé
Autres (complément + activité physique)	1 comprimé « multivitamine » par jour + 30 minutes de marche
Caféine	
Alcool	
Autres boissons	

Faites sept photocopies du tableau qui suit, que vous compléterez jour après jour.

	Jour	**Date**
Petit déjeuner		
Collation		
Déjeuner		
Collation		
Dîner		
Collation		
Autres (complément + activité physique)		
Caféine		
Alcool		
Autres boissons		

4

La prise de poids idéale

Nombre de femmes prennent trop de poids durant leur grossesse, le message habituellement véhiculé étant que les nutriments essentiels fournis par l'alimentation doivent couvrir les besoins de la future maman et de son bébé (voir chapitre 3). Or, souvent, le gain pondéral chez la femme enceinte est disproportionné par rapport à ces besoins. Dans ce chapitre, nous allons vous apprendre, d'une part, à calculer votre prise de poids idéale (en fonction de deux critères : votre taille et votre poids avant que vous soyez enceinte) et, d'autre part, à contrôler cette évolution pondérale.

À chaque visite prénatale, le médecin ou le gynécologue notent la prise de poids de la future maman, mais rares sont ceux qui tirent la sonnette d'alarme lorsque les kilos s'accumulent trop rapidement, par peur de mettre leur patiente mal à l'aise ou de l'inquiéter. Les femmes enceintes préfèrent par ailleurs aborder ce sujet entre elles, notamment si le gain pondéral est soudain et important. Si vous entendez souvent dire qu'on ne perd jamais tous ses kilos superflus après la naissance de son bébé, sachez qu'il est, par contre, possible de maîtriser sa prise de poids tout au long de la grossesse et que c'est à vous de veiller à ne pas dépasser votre poids idéal.

Mais qu'entend-on par « poids idéal » ? Tout simplement le nombre de kilos que vous devez prendre en neuf mois pour que « tout se passe bien », c'est-à-dire que votre bébé soit en bonne santé, qu'il naisse à terme (au bout de quarante semaines ou neuf mois plus une semaine d'aménorrhée) et qu'à la naissance il pèse entre 3 et 4 kg. En chiffres, cela revient à dire qu'une femme pesant entre 60 et 65 kg avant d'être enceinte et qui vit dans un pays riche doit prendre environ12 kg[1] durant sa grossesse pour donner

---

1. Prise idéale selon l'Anses, pour une femme de corpulence normale. (*NdE*)

naissance à un bébé d'environ 3,4 kg. Mais attention ! Ces valeurs ne sont que des moyennes, et le poids idéal varie d'une femme à l'autre en fonction de son poids avant la conception. Une femme maigre devra, si possible, prendre plus de poids et une femme enveloppée, moins de poids[1].

Au fil du temps, les recommandations en termes de prise de poids ont évolué. Entre 1940 et la fin des années 1960, les femmes enceintes gagnaient en moyenne 10 kg au cours de leur grossesse, les préconisations des professionnels de la santé publique étant de ne pas dépasser 7 kg, et ce quel que soit le poids avant la conception. Cette recommandation reposait sur les observations suivantes : plus la prise de poids est importante, plus le bébé est gros à la naissance et plus les risques de complications à l'accouchement sont grands. Dans les années 1970, l'Institut de médecine américain (Institute of Medicine ou IOM) a publié un rapport qui laissait apparaître qu'un gain pondéral de 7 kg présentait des risques pour le bébé. Les spécialistes préconisaient une prise de poids comprise entre 9 et 12 kg, recommandation qui ne fut pas suivie d'effet puisque, dans les années 1980, les Américaines prenaient en moyenne 15 kg durant leur grossesse. Aujourd'hui, chez les Australiennes, la prise de poids au terme de la gestation est nettement supérieure aux recommandations des professionnels de la santé publique, et ce quels que soient leur taille et leur poids avant la conception. Une réalité ô combien lourde (sans jeu de mots !) de conséquences. En France, l'Anses recommande idéalement un gain pondéral de 4-5 kg durant la première moitié de la grossesse et 1-2 kg par mois en fin de grossesse[2].

1. Mais jamais moins de 7 kg et sous contrôle médical, d'après l'Anses. (*NdE*)
2. La prise de poids au cours de la grossesse a augmenté significativement chez toutes les femmes (toutes catégories d'IMC) depuis les années 1970, excepté chez les femmes de forte corpulence. Bien que la prévalence de l'obésité des femmes en âge de procréer soit en forte hausse en France depuis la fin des années 1990 (comme dans beaucoup de pays développés), il semble que les mesures de surveillance du déroulement de la grossesse et de contrôle du gain pondéral mises en œuvre dès les années 1980 aient permis de prévenir une prise de poids excessive chez les femmes obèses. (*NdE*)

Pourquoi le poids et la prise de poids sont-ils aussi importants ?

La prise de poids durant la grossesse permet de déterminer si le bébé sera plutôt gros ou plutôt petit à la naissance et, par-delà, si les premiers jours, voire les premiers mois seront difficiles ou non. C'est pourquoi, dès que bébé naît, les parents annoncent toujours le sexe de l'enfant, mais aussi son poids. Comme pour tout, il y a un juste milieu. Si vous ne grossissez pas beaucoup durant votre grossesse, votre bébé fera très certainement un petit poids à la naissance et sa masse graisseuse (adiposité) sera faible. Or, les nouveau-nés de petit poids, soit pesant moins de 2,5 kg, sont plus fragiles. Paradoxalement, ils risquent d'être en surpoids à l'âge adulte, mais aussi de souffrir d'hypertension artérielle ou de développer une maladie cardiaque. Aussi surprenant que cela puisse paraître, un bébé qui grossit trop, trop rapidement, présente les mêmes risques.

Une prise de poids très importante durant la grossesse et des bébés pesant plus de 4 kg à terme sont souvent synonymes de complications à la naissance : césarienne, macrosomie fœtale (définie par un poids de naissance supérieur à 4 kg ou un poids de naissance dans les 10 % les plus élevés pour l'âge de naissance, cet état étant associé à un excès de masse graisseuse chez le bébé), déchirure au moment de l'expulsion et hémorragie du post-partum. Tout aussi important, un gain pondéral trop élevé laisse présager une obésité épidémique ou un surpoids chez la mère et l'enfant. Une femme dont la prise de poids durant la grossesse est nettement supérieure à la normale donnera naissance à une petite fille en surpoids qui, durant l'enfance et l'adolescence, rencontrera vraisemblablement des problèmes de poids et qui, lorsqu'elle sera enceinte, prendra elle aussi trop de kilos et mettra au monde un gros bébé, et ainsi de suite.

LA MASSE GRAISSEUSE CHEZ LES TOUT-PETITS

Le risque le plus grand lié à une prise de poids excessive durant la grossesse est un poids excessif du bébé à la naissance. Comme le montrent les résultats de la

Southampton Women's Survey[1], près de la moitié des enfants venus au monde avec une masse graisseuse supérieure à la normale, puis en surpoids à quatre ans et à six ans, sont nés d'une mère ayant eu une prise de poids supérieure à la moyenne durant leur grossesse. Or, ces problèmes ne sont pas observés chez les enfants nés d'une mère dont la prise de poids durant la grossesse correspond aux recommandations de l'IOM. Une étude menée en Suède sur 150 000 soldats montre que l'indice de masse corporelle (IMC) chez les hommes de dix-huit ans est directement lié à la prise de poids de leur mère durant la gestation – mais seulement si la mère était en surpoids, voire obèse au début de la grossesse. En effet, chez une femme ne présentant pas de problème de poids au moment de la conception, le gain pondéral durant la grossesse ne permet pas de présumer de la masse graisseuse de son enfant.

Si l'insulinorésistance ou résistance à l'insuline est une conséquence physiologique normale de la grossesse, elle peut être accentuée par une prise de poids excessive. Or, une insulinorésistance importante a des effets indésirables sur les lipides sanguins et autres marqueurs métaboliques, y compris sur le taux de glucose dans le sang (glycémie), la tension artérielle et les facteurs inflammatoires.

Pour une prise de poids maîtrisée

En 1990, l'IOM a publié une première série de recommandations relatives à la prise de poids durant la grossesse. En 2009, elles ont été réactualisées, afin de tenir compte du nombre important de femmes en surpoids au moment de la conception. Dans la plupart des pays développés, ces recommandations servent de référence.

1. Entre 1998 et 2002, des chercheurs de l'université de Southampton (Angleterre) ont étudié les répercussions des habitudes alimentaires et du mode de vie sur la santé de plus de 12 500 femmes âgées de vingt à trente-quatre ans et de leurs enfants, *in utero* comme après leur naissance. (*NdT*)

RECOMMANDATIONS SUR LA PRISE DE POIDS DURANT LA GROSSESSE – INSTITUTE OF MEDICINE, 2009

Les indices de masse corporelle (IMC) ci-dessous correspondent à votre IMC au début de la grossesse.

IMC	*Gain de poids*
Inférieur à 18,5 (maigreur)	12,5-18 kg
Compris entre 18,5 et 24,9 (corpulence normale)	11,5-16 kg
Compris entre 25 et 29,9 (surpoids)	7-11,5 kg
Supérieur ou égal à 30 (obésité)	5-9 kg

Calculer son IMC

L'indice de masse corporelle permet d'évaluer votre corpulence. Pour calculer votre IMC, vous devez connaître votre poids (nue) en kilogrammes et votre taille (pieds nus) en mètre.

IMC = poids (en kilogrammes)
divisé par la taille (en mètre) au carré.

Exemple : si vous pesez 60 kg et que vous mesurez 1,65 m, votre IMC est égal à $60/(1,65 \times 1,65) = 22$.

Une prise de poids progressive

Votre prise de poids au fil de la grossesse varie d'un trimestre à l'autre. Généralement, les femmes prennent peu de poids durant les trois premiers mois. En effet, à huit semaines d'aménorrhée, l'embryon ne pèse que 6 g et mesure moins de 3 cm, soit à peu près la taille de l'auriculaire. Au cours de ces premières semaines ô combien cruciales, ses cellules se multiplient rapidement pour former différents tissus et organes minuscules. C'est pourquoi la qualité et non la quantité des aliments consommés par la mère est aussi importante. À partir de la 12e semaine d'aménorrhée, la prise de poids idéale est de 300 à 500 g par semaine, et ce, jusqu'à la naissance du

PRISE DE POIDS DURANT LA GROSSESSE (EN KG)

Conséquences directes de la conception	*5,0*
Bébé	3,5
Liquide amniotique	0,8
Placenta	0,7
Tissus et organes (mère)	*4,3*
Eau	1,7
Utérus et seins	1,4
Sang	1,2
Graisses stockées	*3,2*
Prise de poids totale	*12,5*

Si nous nous basons sur les chiffres ci-dessus, nous arrivons à la conclusion que le nombre de calories fournies par l'alimentation doit augmenter de 71 654 kcal sur une période d'environ neuf mois afin de répondre aux nouveaux besoins, ce qui équivaut à 238 kcal par jour. Sachant que l'apport calorique moyen d'une femme avant la conception est d'environ 2 000 kcal, celui-ci doit, par conséquent, augmenter d'environ 10 % en période de gestation.

bébé, soit au bout d'environ quarante semaines d'aménorrhée (une grossesse à terme est menée à bien entre la 38e et la 42e semaine d'aménorrhée).

Mais à quoi correspond précisément ce gain de poids ? À 60 % d'eau, 30 % de graisses et seulement 8 % de protéines. Chez une femme qui prend 13 kg (ce qui s'inscrit dans la moyenne), entre 2 et à 4 kg sont dus à l'élévation naturelle de ses propres réserves en graisses. La quantité de sang augmente également, tout comme le poids de l'utérus et des seins. Le bébé pèse entre 3 et 4 kg à la naissance et le placenta[1], qui sera expulsé

---

1. Le placenta est l'organe qui relie le bébé à la paroi de l'utérus. Il apporte au fœtus les nutriments dont il a besoin. Il transporte les déchets produits par ce dernier vers le sang de la mère et favorise les échanges gazeux entre la mère et l'enfant.

au moment de la délivrance, pèse entre 600 et 700 g (voir encadré page ci-contre).

Comme vous vous en doutez, c'est la quantité de graisses stockées qui varie le plus d'une femme à l'autre. Si, dans certains pays en voie de développement, la masse graisseuse accumulée peut ne pas augmenter durant la grossesse, dans les pays riches elle peut atteindre 5 kg, voire plus.

Or, plusieurs études montrent que chez les femmes correctement nourries, l'apport énergétique reste le même qu'au moment de la conception, ou augmente très faiblement. Comment expliquer alors ce surplus de calories stockées dans certains tissus ? Les avis sont partagés, les deux hypothèses les plus couramment avancées étant la baisse d'activité physique chez la femme enceinte et l'absorption plus rapide des nutriments par l'organisme durant la grossesse. Quoi qu'il en soit, nul ne peut, à ce jour, expliquer de manière scientifique pourquoi, chez la majorité des femmes, l'apport énergétique n'augmente pas durant la grossesse. Ce qui remet en question l'adage « les femmes enceintes mangent pour deux ».

NE PAS PRENDRE TROP DE POIDS – CE QUE DIT LA SCIENCE

Ce n'est que depuis très récemment que les chercheurs s'interrogent sur la manière d'éviter une prise de poids excessive durant la grossesse. La question étant de savoir comment faire pour que le gain pondéral soit optimal (ni trop important ni insuffisant). Du fait des risques de malformations congénitales, prendre des médicaments pour maigrir durant la grossesse n'est absolument pas envisageable. Par ailleurs, manger moins risque de se traduire par une carence en micronutriments essentiels et, plus grave encore, favoriser un petit poids à la naissance ou des troubles de la croissance.

On pourrait s'attendre à ce qu'une alimentation saine et équilibrée, couplée à la pratique régulière d'une activité physique, soit la clef pour limiter la prise de poids chez la femme enceinte et, par-delà, minimiser les risques de donner naissance à un gros bébé. Malheureusement, les études montrent que la réalité n'est pas aussi simple. Bénéficier des conseils avisés d'un diététicien ou d'un nutritionniste permet certes d'être sûre d'avoir un apport suffisant en nutriments indispensables, mais n'élimine pas les risques d'une prise de poids excessive. Pour preuve, une étude menée en Finlande sur 400 femmes en surpoids n'a montré aucune différence quant à la prise de poids entre les femmes suivies par un nutritionniste et celles bénéficiant des « conseils d'usage » en matière d'alimentation de la part de leur médecin traitant ou d'une sage-femme.

Des chercheurs ont essayé de définir si, pour les femmes enceintes en surpoids, le fait de suivre un régime hypocalorique – régime qui leur aurait été prescrit si elles avaient cherché à perdre du poids – était ou non bénéfique. Il est apparu que si la prise de poids hebdomadaire de la mère est plus faible (soit 250 g en moins par semaine), les répercussions sur le poids du bébé à la naissance varient.

En effet, si certaines études ne montrent aucune différence, d'autres révèlent une baisse de 450 g du poids du nouveau-né, ce qui est considérable. Plus curieux, une autre étude a fait apparaître que les femmes suivies par un nutritionniste avaient tendance à donner naissance à de gros bébés ! Plus encourageant, des femmes enceintes obèses ayant bénéficié de dix consultations d'une heure avec un nutritionniste ont pris deux fois moins de poids que les mêmes catégories de femmes suivies uniquement par leur médecin traitant ou un gynécologue.

Une étude australienne a révélé que des femmes en surcharge pondérale auxquelles on avait fixé un poids à ne pas dépasser durant leur grossesse et qui avaient pour seule consigne de se peser régulièrement ont pris moins de kilos que les femmes enceintes obèses bénéficiant d'un suivi traditionnel sans consignes spécifiques. Précisons toutefois que les femmes ayant un IMC supérieur à 35 ont largement dépassé l'objectif à atteindre.

Si l'on se réfère aux publications médicales les plus récentes, il apparaît que la solution pour limiter la prise de poids durant la grossesse est de surveiller son alimentation et de pratiquer régulièrement une activité physique. Pour les femmes – hormis les obèses – chez lesquelles « manger moins et bouger plus » ne marche pas, les consignes données par un nutritionniste, notamment quant au nombre de kilos à ne pas dépasser, peuvent être bénéfiques. Pour plus d'informations, consultez le site de l'Association française des diététiciens nutritionnistes : www.afdn.org.

Le meilleur régime pour une prise de poids optimale

Si aujourd'hui on peut difficilement affirmer que tel ou tel régime alimentaire garantit une prise de poids optimale durant la grossesse, on sait que, pour les femmes en surpoids ou obèses qui ne sont pas enceintes, une alimentation à faible index glycémique favorise une sensation de satiété, une perte de poids et de masse graisseuse plus importante que les autres régimes et n'induit pas d'effet yo-yo après un fort amaigrissement. On peut donc s'attendre à ce qu'une alimentation à faible index glycémique soit également bénéfique aux femmes enceintes désireuses de limiter leur prise de poids. Nous avons mené une étude portant sur 62 femmes enceintes vivant à Wollongong (Nouvelle-Galles-du-Sud, Australie), qui a révélé que le gain pondéral moyen était exactement le même pour les femmes ayant suivi un régime à faible index glycémique et celles ayant bénéficié de cinq entretiens avec un diététicien ou un nutritionniste. Plus important encore, cette étude a montré qu'une alimentation à faible index glycémique diminue de manière significative les risques de donner naissance à un gros bébé, sans toutefois augmenter les risques de petit poids à la naissance (voir le chapitre 5).

Une alimentation à faible index glycémique diminuerait les risques de donner naissance à un gros bébé sans toutefois augmenter les risques de petit poids à la naissance.

De son côté, le Dr John Clapp III, un obstétricien californien, a trouvé que les femmes ayant bénéficié, vers la 12e semaine d'aménorrhée, d'une alimentation à faible index glycémique avaient pris seulement 12 kg au terme de leur grossesse – contre 20 kg pour les femmes ayant consommé des aliments avec un index glycémique plus élevé – et avaient donné naissance à des bébés de plus petit poids.

Il semblerait, par ailleurs, qu'une alimentation à faible index glycémique favorise le métabolisme du glucose durant la grossesse. Hypothèse qui doit être confirmée par d'autres études. Gardez à l'esprit que la grossesse peut être comparée à un test de stress métabolique. Chez les personnes souffrant d'un diabète de type 2, une alimentation à faible index glycémique diminue le taux d'insuline dans le sang après un repas et améliore la sensibilité à l'insuline.

Or, une plus grande sensibilité à l'insuline empêcherait une prise de poids excessive. En fait, tout laisse à penser que plus fortes sont les concentrations d'insuline dans le sang de la mère, plus la prise de poids durant la grossesse est importante et plus il est difficile de perdre ses kilos superflus après la naissance. Si l'insulinorésistance est une conséquence physiologique normale de la grossesse, elle peut, si elle est trop importante, favoriser une diminution de la tolérance au glucose et l'apparition d'un diabète gestationnel.

COMPLÉMENTS ALIMENTAIRES ET PRISE DE POIDS DURANT LA GROSSESSE

Des chercheurs ont voulu savoir si les compléments alimentaires (par exemple les laits en poudre et autres boissons) pris pendant la grossesse étaient bénéfiques ou non aux femmes enceintes, notamment à celles souffrant de malnutrition ou dont l'IMC est faible. Il a été démontré que les compléments alimentaires contenant des calories et des protéines dans des proportions normales favorisent la prise de poids chez la mère et augmentent les risques de donner naissance à un gros bébé. Plus important encore, les compléments alimentaires diminueraient les risques de petit poids à la naissance (bébé de moins de 2,5 kg) et peut-être aussi les risques d'accouchement prématuré. Après plusieurs années, les femmes ayant eu recours à une supplémentation ne sont pas plus grosses que les femmes n'ayant pas pris de compléments alimentaires, les enfants ne sont ni plus gros ni plus grands et, à l'adolescence, leur IMC est pratiquement le même. Si avant la conception votre IMC est inférieur à 18,5 (voir page 85), consultez votre médecin traitant ou votre gynécologue, qui sauront vous dire si vous devez ou non avoir recours à des compléments alimentaires.

Les régimes et les compléments alimentaires hyperprotéinés

Des chercheurs se sont tout particulièrement intéressés aux compléments alimentaires hyperprotéinés. Une étude à grande échelle menée à Harlem (New York, États-Unis) a montré que le fait de consommer au quotidien une boisson hyperprotéinée ne favorisait ni la prise de poids chez la femme enceinte ni un gros bébé à la naissance. Plus étonnant encore, ces femmes ont tendance à donner naissance à des enfants de petit poids, tandis que les risques de mort *in utero* sont plus grands.

D'autres scientifiques ont cherché à savoir si une alimentation hyperprotéinée (par opposition à des compléments alimentaires hyperprotéinés) était ou non bénéfique durant la grossesse. Résultat : la prise de poids hebdomadaire chez la femme enceinte est légèrement supérieure et les bébés sont un peu plus gros à la naissance que pour les femmes ne suivant pas ce type de régime, mais malheureusement les risques de mettre au monde un bébé de petit poids sont également plus importants.

En résumé, selon les autorités de santé publique, prescrire des compléments alimentaires hyperprotéinés aux femmes enceintes, y compris à celles souffrant de malnutrition, n'est pas justifié. En effet, non seulement les bienfaits de ces produits ne sont pas prouvés, mais de tels suppléments peuvent se révéler dangereux pour l'enfant. Cette préconisation vaut également pour les femmes en surpoids susceptibles de prendre du poids rapidement, car, si aucun bienfait n'a été démontré, la croissance du bébé à naître pourrait, quant à elle, être ralentie.

Quatre étapes pour une prise de poids idéale durant la grossesse

Nous vous recommandons vivement de surveiller votre prise de poids dès que vous aurez confirmation de votre grossesse ou (si c'est trop tard) à partir de la première visite prénatale, soit vers la 12e semaine d'aménorrhée. La prise de poids préconisée tout au long de la grossesse dépend de votre poids avant la conception.

1. Calculer son indice de masse corporelle (IMC) avant d'être enceinte.
2. Définir, à partir de son IMC, la prise de poids idéale durant la grossesse.
3. Déterminer la prise de poids à ne pas dépasser au cours du premier trimestre.
4. Contrôler son poids semaine après semaine, tout au long des deuxième et troisième trimestres de grossesse.

Étape n° 1

Calculez votre indice de masse corporelle (IMC) avant d'être enceinte en divisant votre poids (en kilogrammes) par votre taille (en mètre) au carré.

IMC = poids (en kilogrammes)/
taille (en mètre) au carré

Si vous n'êtes pas une pro du calcul mental, cherchez sur Google un site qui fera le travail pour vous. Si vous ne vous souvenez pas précisément de votre poids avant la conception, pas de panique ! Une approximation fera l'affaire. Si vous êtes déjà dans le 4e mois de grossesse (12e semaine d'aménorrhée), pesez-vous et enlevez un ou 2 kg, voire 5 kg si vous estimez avoir beaucoup grossi.

Exemple : si vous pesez 75 kg et mesurez 1,70 m, votre IMC est égal à 75/(1,70 × 1,70), soit 26.

Votre poids avant la conception : .... kg.
Votre taille : .... m.
Votre IMC : ....

Étape n° 2

Avec un crayon, entourez l'IMC correspondant au vôtre, ainsi que la prise de poids optimale. Reportez ce poids (minimum et maximum) dans la case en bas à droite du tableau de la page 323.

IMC inférieur à 18,5	**Prise de poids optimale : 12,5-18 kg**
IMC de 18,5 à 24,9	**Prise de poids optimale : 11,5-16 kg**
IMC de 25 à 29,9	**Prise de poids optimale : 7-11,5 kg**
IMC supérieur à 30	**Prise de poids optimale : 5-9 kg**

Remarque : ces chiffres sont valables pour les femmes qui n'attendent qu'un bébé. En cas de grossesse multiple, la prise de poids sera naturellement supérieure. Les chiffres ci-dessus ne sont que des indicateurs. Demandez toujours l'avis de votre médecin ou de votre gynécologue et suivez ses recommandations.

Étape n° 3

Dans le tableau ci-dessous, entourez la prise de poids optimale à l'issue du premier trimestre de grossesse, puis la prise de poids semaine après semaine au cours des deuxième et troisième trimestres.

IMC avant la conception	Prise de poids optimale (en kg)	Prise de poids au 1er trimestre (en kg)	Prise de poids aux 2e et 3e trimestres (en kg/semaine)
Inférieur à 18,5 (maigreur)	12,5-18	0,5-2	0,5-0,6
18,5 à 24,9 (corpulence normale)	11,5-16	0,5-2	0,4-0,5
25 à 29,9 (surpoids)	7-11,5	0,5-2	0,2-0,3
Supérieur ou égal à 30 (obésité)	5-9	0,5-2	0,2-0,3

Étape n° 4

Au cours des deuxième et troisième trimestres, pesez-vous chaque semaine (le même jour) et notez votre poids sur le tableau de la page 323. Si votre prise de poids est supérieure à la valeur optimale, ne prenez pas la chose à la légère. Diminuez les portions de nourriture. Si votre prise de poids vous inquiète, consultez votre médecin traitant ou un gynécologue, qui vous adressera – si besoin est – à un diététicien ou à un nutritionniste.

FOIRE AUX QUESTIONS

« Court-on un risque lorsqu'on est enceinte et que l'on perd du poids ? »

Vouloir maigrir lorsqu'on est enceinte n'est pas recommandé. En effet, vous ou votre bébé risquez alors de manquer de certains nutriments indispensables. Toutefois, si avant la conception vous étiez en surpoids, vous avez tout intérêt à moins grossir qu'une femme n'ayant aucun kilo superflu. (Pour connaître la prise de poids optimale, reportez-vous au tableau de la page 93.)

« J'attends des jumeaux. Idéalement, combien de kilos dois-je prendre tout au long de ma grossesse ? »

Il va de soi que si vous attendez des jumeaux, vous allez prendre plus de poids qu'une femme qui attend un seul bébé, soit entre 17 et 25 kg pour une femme de corpulence normale (IMC inférieur à 25), entre 15 et 23 kg pour une femme en surpoids (IMC compris entre 25 et 30) et entre 11 et 19 kg pour une femme obèse (IMC supérieur à 30) [source : Institute of Medicine]. Encore une fois, ces chiffres ne sont que des indicateurs. Suivez toujours les recommandations de votre médecin traitant ou de votre gynécologue.

5

La glycémie durant la grossesse

Durant la grossesse, les glucides et l'index glycémique (IG) sont deux paramètres d'une importance capitale. En effet, la croissance *in utero* de votre bébé est directement liée au taux moyen de glucose dans votre sang (glycémie), et ce qu'il soit bas, modéré ou élevé. Pour faire simple, le glucose est le carburant dont votre bébé a besoin pour se développer. C'est pourquoi les femmes souffrant d'un diabète de type 1 (une maladie qui nécessite des injections d'insuline quotidiennes pour stabiliser le taux de glucose dans le sang) font l'objet d'un suivi médical particulier avant leur grossesse, mais aussi tout au long de celle-ci. C'est aussi pour cette raison que les femmes enceintes font régulièrement des prises de sang, afin de vérifier qu'elles ne développent pas de diabète gestationnel (pour en savoir plus sur le sujet, reportez-vous au chapitre 7).

Le glucose est le principal carburant utilisé par votre bébé.

Pourquoi le taux de glucose dans le sang a-t-il autant d'importance ?

Même si vous êtes en bonne santé, il suffit que le taux de glucose dans votre sang soit trop faible pour que votre enfant ne se développe pas comme il se doit. Inversement, si votre glycémie est trop élevée, votre bébé prendra rapidement du poids et sera trop gros (sans parler de vous !). Or plus un bébé est gros, plus les risques de complications à la naissance sont accrus, à la fois pour la mère et pour l'enfant. De plus, à court ou moyen terme, l'enfant aura plus de risques d'être obèse, mais aussi de développer un trouble du métabolisme à l'âge adulte, par exemple un diabète ou une hypertension artérielle. Conclusion : l'idéal est d'avoir un taux de glucose dans le sang ni trop bas ni trop élevé.

L'une des raisons qui nous a poussés à écrire ce livre est que, depuis plusieurs décennies, le poids des bébés à la naissance et, parallèlement, l'obésité infantile ont considérablement augmenté dans les pays industrialisés. Or, nous savons aujourd'hui que la vie dans l'utérus (vie *in utero*) est une période déterminante qui peut favoriser la « programmation » métabolique d'une obésité durant l'enfance ou l'adolescence. Il est également prouvé que le poids de la mère avant la conception et son gain pondéral tout au long de la grossesse influent considérablement sur le poids du bébé à la naissance (pour plus d'informations sur le sujet, reportez-vous au chapitre 4). Pour notre part, nous sommes convaincus que l'alimentation à fort index glycémique d'aujourd'hui y est également pour quelque chose.

Il est scientifiquement prouvé que la grossesse est un test de stress métabolique. Dès le premier trimestre, votre bébé puise tellement dans le glucose stocké dans votre sang que votre glycémie à jeun, mais aussi à différents moments de la journée, est plus basse (environ 0,5 millimole par litre [mmol/l]) qu'elle ne l'était avant la conception. Les besoins glucidiques sont beaucoup plus élevés chez la femme enceinte, et ce qu'elle pratique une activité physique ou qu'elle soit au repos. C'est pourquoi, l'une des premières adaptations métaboliques durant la grossesse est l'augmentation de la production de glucose dans le foie (gluconéogenèse ou néoglucogenèse). Ce processus garantit à votre bébé l'apport énergétique dont il a besoin pour se développer, et ce même si vous ne pouvez pas temporairement lui fournir suffisamment de glucides par le biais de l'alimentation.

La grossesse entraîne chez toutes les femmes des changements métaboliques de plus en plus perceptibles au fil des mois. La sécrétion d'insuline après ingestion de nourriture double entre le premier et le troisième trimestre, alors que la résistance à l'insuline augmente d'environ 50 %, ce qui, *a priori*, semble être une adaptation physiologique normale. Pour les scientifiques, un degré de résistance élevé à l'insuline, notamment au niveau de la masse musculaire, favorise le passage du glucose présent dans les cellules musculaires de la mère vers le bébé et stimule de ce fait sa croissance, renforçant ses capacités à vivre en dehors de l'utérus.

Le taux de glucose plasmatique du bébé est toujours le reflet du taux de glucose dans le sang de la mère avec une différence d'environ 0,5 mmol/l en faveur de la glycémie maternelle, différence qui croît au fur et à mesure que la grossesse avance. L'insuline sécrétée par le pancréas de la mère ne franchit pas la barrière placentaire, or ce n'est que vers la 12e semaine d'aménorrhée que le bébé élabore sa propre insuline.

L'insuline est souvent décrite comme étant une « hormone maîtresse », chargée d'orchestrer nombre de processus biochimiques.

Nous savons notamment que l'insuline est une hormone anabolisante qui stimule la formation et la croissance de nouveaux tissus. Pour les scientifiques, une glycémie élevée chez la mère entraîne un taux élevé de glucose dans le placenta et le cordon ombilical et, par-delà, dans le fœtus lui-même. Ceci favorise le développement des cellules qui produisent l'insuline (appelées « cellules bêta »), ainsi que la sécrétion d'insuline en très grande quantité. Or, cette sécrétion excessive d'insuline est la cause directe d'une croissance fœtale supérieure à la normale.

PETIT POIDS À LA NAISSANCE : UN RISQUE AVÉRÉ

Les petits bébés ou les bébés prématurés (ou de faible poids par rapport au nombre de semaines d'aménorrhée) présentent un facteur de risque élevé de développer un trouble métabolique au cours de leur vie. Comme ils sont plus menus, la quantité de cellules bêta (les cellules qui produisent l'insuline) dans leur pancréas est moindre, ce qui augmente les risques d'être atteint d'un diabète de type 2 à l'âge adulte.

Le fait d'agir sur le taux de glucose dans votre sang avant même la naissance de votre bébé peut, par conséquent, diminuer chez lui les risques de troubles du métabolisme. Manger moins abaisse le taux de glucose dans le sang et, par-delà, ralentit la croissance du bébé et réduit les risques de poids élevé à la naissance. Si, *a contrario*, votre glycémie est pratiquement toujours forte, votre bébé prendra beaucoup de poids et sera gros à la naissance. On sait que les femmes enceintes dont on n'a pas su diagnostiquer le diabète ont cinq fois plus de risques de donner naissance à un bébé de plus de 4 kg. On sait aussi que si les mesures adéquates – y compris sur le plan alimentaire – sont prises, les femmes enceintes souffrant de diabète peuvent voir baisser leur glycémie, ce qui ralentit la prise de poids du bébé et diminue les risques de complications au moment de l'accouchement. Des études menées sur des femmes diabétiques ont montré qu'un taux de glucose dans le sang inférieur à 7,2 mmol/l réduit considérablement les risques de donner naissance à un gros bébé. De plus, des chercheurs ont découvert chez les femmes enceintes en parfaite santé une relation de cause à effet entre la concentration de glucose sanguin une heure après un repas et l'adiposité du bébé mesurée lors d'une échographie. Éviter une hausse rapide et brutale de la glycémie (en optant par exemple pour une alimentation à faible index glycémique) permettrait donc de contrôler le poids de votre bébé à la naissance.

Malheureusement, à ce jour seules quelques rares études ont été menées en vue de définir le taux optimal de glucose dans le sang pour que les femmes en parfaite santé n'aient pas de complications au moment de l'accouchement et donnent naissance à un bébé de poids moyen. Pour en savoir plus, une étude de grande envergure portant sur 23 000 femmes enceintes volontaires a été lancée dans neuf pays[1].

Entre la 24e et la 32e semaine d'aménorrhée, trois échantillons de sang ont été prélevés sur chaque femme enceinte, afin d'évaluer leur tolérance au glucose : glycémie à jeun, une heure, puis deux heures après l'ingestion d'une charge glucosée orale de 75 g (sorte de repas de substitution). Résultat : plus les taux de glucose étaient élevés (glycémie à jeun, puis une heure et deux heures après l'ingestion), plus le nombre de bébés dont le poids de naissance était au-dessus du 90e percentile (plus gros que neuf enfants sur dix) était élevé, nécessitant le plus souvent un accouchement par césarienne.

Plusieurs études ont, par ailleurs, montré que le taux de glucose sanguin chez les femmes n'ayant ni diabète ni autre trouble de la santé « programme » la

---

1. Étude HAPO (*Hyperglycemia and Adverse Pregnancy Outcome*) menée durant sept années pour tenter de clarifier les liens entre l'hyperglycémie maternelle chez des femmes ne présentant pas de diabète patent et le risque de complications maternelles et fœtales. Résultats publiés en 2008. (*NdT*)

croissance du bébé *in utero*, mais aussi après la naissance. Une étude menée sur 263 Américaines en parfaite santé a révélé que le taux moyen de glucose dans le sang à la fin du deuxième trimestre de la grossesse permettait de définir précisément l'IMC de l'enfant à trois ans.

La manière la plus radicale de faire baisser la glycémie chez les femmes enceintes diabétiques est de diminuer la quantité de glucides dans l'alimentation, ce qui est logique lorsqu'on sait que les glucides sont les macronutriments qui font le plus grimper le taux de glucose dans le sang après un repas. Mais attention ! Limiter l'apport en glucides chez les femmes enceintes non diabétiques tout en augmentant parallèlement l'apport en protéines peut être lourd de conséquences (voir chapitre 4). En effet, les femmes enceintes optant pour une supplémentation et une alimentation hyperprotéinées donnent généralement naissance à des bébés de petit poids – de 2,5 kg, voire moins. Les régimes alimentaires hyperprotéinés, notamment ceux à base de viande rouge et d'œufs, favoriseraient par ailleurs les risques de développer un diabète gestationnel.

Les glucides et leur index glycémique

Le taux de glucose dans le sang dépend en grande partie de la quantité de glucides consommés au cours d'un repas. Or, en pratique, nous ingérons tous les jours à peu près la même quantité de glucides à chaque repas. C'est pourquoi le type de glucides que nous consommons, et plus précisément leur index glycémique ou IG, n'est pas anodin. Certains aliments comme les légumineuses et le lait contiennent des glucides qui se digèrent lentement et qui, de ce fait, ont une moindre répercussion sur la glycémie. Les légumineuses et le lait sont des aliments à faible index glycémique. Or, après avoir consommé des aliments à faible index glycémique, la valeur du « pic glycémique » – l'augmentation du taux de glucose sanguin qui suit naturellement toute prise alimentaire – est moins élevée. *A contrario*, aujourd'hui nombre de féculents, y compris la plupart des pains et des céréales pour le petit déjeuner, les pommes de terre, certaines qualités de riz et même nombre de produits complets de fabrication industrielle sont rapidement digérés et absorbés par l'organisme, entraînant une hausse rapide et brutale du taux de glucose dans le sang. Les confiseries (par exemple les Dragibus Haribo) et les jus de fruits ont également un index glycémique relativement élevé. Contrairement à ce que l'on pourrait penser, nombre d'aliments contenant des sucres ajoutés, comme les crèmes glacées, les yaourts et le chocolat, ne font pas grimper le taux de glucose sanguin de manière aussi rapide et brutale.

Vous ne pouvez pas vous baser sur l'aspect, la texture, les ingrédients ou la composition nutritionnelle d'un aliment pour estimer son index glycémique. En effet, l'index glycémique est déterminé par le biais de tests effectués sur des hommes et des femmes dans des conditions précisément définies et contrôlées.

En 1981, le Pr David Jenkins et ses collègues de l'université de Toronto ont mis au point une méthodologie permettant de classer les aliments sur une échelle allant de 0 à 100 en fonction de leur impact glycémique, la valeur 100 correspondant à l'IG de l'aliment de référence : le glucose pur. Si durant des années, la notion d'index glycémique a été très controversée, aujourd'hui nombre d'associations aux quatre coins du monde encouragent les personnes diabétiques à privilégier une alimentation à faible index glycémique. À l'heure actuelle, nous connaissons l'IG d'environ 2 500 aliments, y compris la plupart des plus importantes sources de glucides.

➧ Pour plus d'informations sur le sujet, reportez-vous aux sites :

- http://www.lanutrition.fr/bien-comprendre/le-potentiel-sante-des-aliments/index-et-charge-glycemiques/tableau-des-index-glycemiques.html.

- http://www.dietpro-system.com/table-index-glycemiques-a-13.html.

- Ou inscrivez-vous gratuitement sur le site www.ginews.blogspot.com (en anglais).

- Ou bien encore référez-vous à l'ouvrage intitulé *The Low GI Shopper's Guide to GI Values 2013 : The Authoritative Source of Glycemic Index Values for More than 1,200 Foods* (en anglais).

L'index glycémique est un outil facile à utiliser. Inutile d'apprendre par cœur l'IG des aliments que vous consommez au quotidien, et si vous êtes allergique aux mathématiques, pas de panique ! Vous n'aurez rien à calculer. Il vous faudra simplement remplacer le pain, les céréales, le riz et les collations ayant un IG élevé par des aliments équivalents, mais à faible IG. Conclusion : vous devrez juste connaître les aliments à privilégier, ce qui, rassurez-vous, est à la portée de tous. Dans la quatrième partie de cet ouvrage, nous vous expliquerons comment intégrer, tout au long de votre grossesse, des produits à faible index glycémique dans une alimentation saine et équilibrée.

Pourquoi les femmes enceintes doivent-elles se préoccuper de l'index glycémique ?

Il y a près de vingt-cinq ans, un obstétricien britannique s'est demandé si les fibres alimentaires pouvaient être utilisées pour diminuer un taux de glucose dans le sang trop élevé, sans qu'il soit nécessaire de limiter l'apport en glucides. Son étude a porté sur 15 femmes enceintes en parfaite santé, réparties au hasard en trois groupes. Durant deux semaines, chaque groupe a bénéficié d'une alimentation spécifique. L'étude a révélé qu'une alimentation occidentale typique comprenant 40 % de glucides et seulement 10 % de fibres (groupe 1) favorisait une résistance à l'insuline et une glycémie élevée, alors qu'une alimentation riche en fibres (avec 40 % de glucides pour le groupe 2 ou 60 % de glucides pour le groupe 3) n'avait pas d'effet sur la résistance à l'insuline, mais améliorait le métabolisme du glucose.

Précisons toutefois qu'une alimentation très riche en fibres peut être contre-indiquée et que ce n'est pas tant la quantité de fibres que leur type qui est important. Il suffit de réduire la vitesse à laquelle les glucides sont digérés et absorbés par l'organisme pour faire baisser le taux de glucose dans le sang après un repas. Les fibres alimentaires solubles présentes dans

L'index glycémique est un outil facile à utiliser. Vous n'aurez rien à calculer. Il vous faudra simplement remplacer le pain, les céréales, le riz et les collations ayant un IG élevé par des aliments équivalents, mais à faible IG.

les légumineuses, l'orge et l'avoine ralentissent la digestion, à la différence des fibres insolubles (comme le son de blé), même consommées en grande quantité. Pour ce qui est du processus de digestion, il semblerait que les différences d'« architecture » physique et chimique des féculents et des sucres présents dans les aliments aient plus d'importance que la proportion de fibres. Du fait de leur teneur en amidon hautement hydraté et gélatinisé, nombre d'aliments de base riches en glucides – riz, pain et pommes de terre – sont facilement digérés et constituent, de ce fait, des aliments à index glycémique élevé. L'alimentation courante apporte un index glycémique modéré à élevé selon le ratio féculents/fruits et produits laitiers.

Lors de l'étude de Wollongong, les femmes ayant suivi le régime à faible index glycémique ont affirmé que ce type d'alimentation est « facile à suivre ».

En 2006, nous avons publié l'une des premières études portant sur l'index glycémique et ses effets lors de la grossesse. Plus de 60 femmes en parfaite santé vivant à Wollongong (Nouvelle-Galles-du-Sud, Australie) ont suivi, tout au long des deuxième et troisième trimestres de leur grossesse, soit un régime à faible index glycémique, soit un régime classique riche en fibres. La majorité d'entre elles affichait un surpoids, les autres étant de corpulence moyenne ou obèses. Toutes ces femmes ont bénéficié de cinq entretiens individuels avec un diététicien en charge de l'étude, qui leur a donné des conseils et a su les encourager, afin qu'elles s'en tiennent au régime qui leur avait été prescrit. Les résultats de l'étude ont été pour le moins stupéfiants. Les femmes ayant suivi le régime à faible IG ont donné naissance à des enfants beaucoup plus petits, avec une adiposité plus faible que les bébés dont les mères avaient observé le régime classique. Plus important, dans neuf cas sur dix, les femmes ayant suivi le régime à faible IG avaient dix fois moins de risques de donner naissance à de gros bébés (au-dessus du 90e percentile), ce qui laisse supposer qu'une alimentation à faible IG pourrait également diminuer les risques d'obésité infantile. Les femmes ayant suivi le régime à faible IG ont affirmé que ce type d'alimentation n'était en rien contraignant, avait contenté tous les membres de la famille et n'avait engendré aucune dépense supplémentaire par rapport à une alimentation traditionnelle.

Le Dr John Clapp III, l'obstétricien californien dont nous avons déjà parlé au chapitre 4, s'est intéressé aux répercussions d'une alimentation à faible index glycémique sur la grossesse. L'étude a porté sur 12 femmes enceintes en parfaite santé, qui toutes ont dû suivre un régime alimentaire à faible IG durant le premier trimestre de gestation, puis soit un régime alimentaire à IG élevé, soit un régime alimentaire à faible IG jusqu'à la fin de leur grossesse. Les femmes entrant dans la première catégorie, soit une alimentation à IG élevé, ont vu leur glycémie après les repas augmenter progressivement, alors que pour les femmes ayant une alimentation à faible IG, la glycémie restait la même. De plus, les femmes ayant eu une alimentation à IG élevé ont toutes donné naissance à un gros bébé pesant 1 kg de plus que les nouveau-nés dont la mère avait bénéficié d'une alimentation à faible IG. Autre constatation : les femmes ayant eu une alimentation à IG élevé ont toutes pris plus de poids durant leur grossesse.

Une étude menée par le Dr Theresa Scholl et ses collègues de l'université de médecine et de dentisterie du New Jersey (États-Unis) a montré qu'une mauvaise alimentation, y compris à faible index glycémique, peut avoir des répercussions indésirables lors d'une grossesse. L'étude a porté sur plus de 1 000 femmes enceintes vivant dans une ville défavorisée de l'État du New Jersey. Aucune de ces femmes n'a été conseillée sur le plan alimentaire et, pour chacune d'elles, près de 50 % des glucides consommés provenaient de sucres raffinés. Le Dr Scholl et ses collègues ont découvert que celles qui avaient d'elles-mêmes opté pour un régime à faible IG donnaient naissance à des enfants qui, en moyenne, pesaient 100 g de moins que les enfants nés d'une mère ayant une alimentation à IG élevé, mais qu'elles avaient aussi plus de risques de donner naissance à des enfants de petit poids, de moins de 2,5 kg. Or, les petits comme les très gros bébés rencontrent souvent des problèmes lors des premiers mois de la vie extra-utérine et présentent plus de risques de développer un trouble métabolique, par exemple une maladie cardiaque, lorsqu'ils sont plus âgés. Et le Dr Scholl de conclure qu'il est important d'introduire des aliments sains et équilibrés à faible index glycémique durant la grossesse et qu'il ne faut pas uniquement se focaliser sur l'index glycémique. Pas de panique, nous vous expliquerons comment y parvenir dans la quatrième partie de cet ouvrage.

Est-ce qu'une alimentation à faible IG diminue les risques de développer un diabète gestationnel ?

On peut imaginer que le fait de privilégier une alimentation saine et équilibrée à faible index glycémique dès le début de la grossesse réduit les risques de développer un diabète gestationnel. Si vous commencez votre grossesse en ayant des kilos superflus et/ou si vous grossissez trop rapidement, les risques qu'un diabète gestationnel soit diagnostiqué lors du test d'évaluation de la tolérance au glucose, après l'ingestion d'une charge glucosée orale de 75 g, sont plus grands. Une étude, elle aussi menée à Wollongong, a révélé que les femmes qui développent un diabète gestationnel consomment moins d'aliments à faible IG que celles qui ne sont pas frappées par la maladie.

Néanmoins, à ce jour, le nombre relativement limité d'études mises en œuvre et de femmes testées ne nous permet pas de le démontrer scientifiquement. C'est pourquoi nous avons lancé une grande étude clinique randomisée, afin de vérifier l'hypothèse selon laquelle une alimentation à faible IG diminuerait le risque de développer un diabète gestationnel. Toutefois, si l'on se base sur les données collectées jusqu'à présent, nous pouvons d'ores et déjà affirmer qu'une alimentation à faible index glycémique ne présente aucun inconvénient et peut même offrir certains avantages, notamment une plus grande sensibilité à l'insuline, une glycémie postprandiale plus faible et une moindre adiposité chez les nouveau-nés.

Est-ce qu'une alimentation à faible IG diminue les risques de malformations congénitales ?

Pour les taux de glucose sanguin comme pour tout, le maître mot est modération. En effet, une glycémie très élevée est toxique pour les cellules. C'est pourquoi les personnes diabétiques qui ne font pas suffisamment attention à leur alimentation ou qui ne suivent pas rigoureusement leur traitement médicamenteux ont des risques d'être atteintes de cécité comme de souffrir d'un dysfonctionnement rénal, de troubles du système nerveux et de pathologies cardio-vasculaires. Une glycémie élevée compte également parmi les facteurs responsables de certaines malformations, notamment l'anomalie de fermeture du tube neural (AFTN).

L'anomalie de fermeture du tube neural est caractérisée par une ouverture au niveau de la moelle épinière ou du cerveau, qui aurait dû se souder lors du développement de l'embryon. Lorsque tout se déroule normalement, au cours de la 2e semaine de grossesse, des cellules spécifiques fusionnent pour former le tube neural. Vers la 4e semaine, le tube neural se ferme. S'il ne se soude pas totalement, on parle d'« anomalie de fermeture ». Il arrive que, dans certains cas, le cerveau et/ou la moelle épinière soient visibles à la naissance du fait d'un manque/défaut de soudure au niveau du crâne ou des vertèbres. Ce type d'anomalie est désignée sous le nom de « spina-bifida ». Les AFTN sont l'une des malformations congénitales les plus fréquentes. Elles touchent environ une naissance pour mille.

Comme nous l'avons vu au chapitre 3, la première cause d'une anomalie de fermeture du tube neural est une carence en folates (vitamine B9 ou acide folique). C'est pourquoi nombre de médecins et de gynécologues prescrivent aux femmes enceintes une supplémentation en folates. Le diabète – une maladie caractérisée par un taux de glucose sanguin élevé –, lorsqu'il n'est pas traité comme il se doit, augmente également les risques d'AFTN. Une femme chez laquelle on a diagnostiqué un diabète de type 1 et qui envisage d'avoir un enfant doit donc régulièrement contrôler sa glycémie. Cette précaution est entièrement justifiée lorsqu'on connaît les effets toxiques qu'une glycémie élevée chez la mère peut avoir sur l'embryon. En effet, l'embryon n'est pas encore armé des cellules bêta qui sécrètent l'insuline, l'hormone qui régule le taux de glucose sanguin. Plusieurs études ont confirmé que des concentrations de glucose très élevées dans le sang favorisent les malformations congénitales.

En 2003, des chercheurs de la March of Dimes Birth Defects Foundation[1] ont émis l'hypothèse selon laquelle les femmes qui consommaient le plus de sucres ou qui avaient une alimentation à index glycémique

---

1. Association caritative américaine créée en 1938 par le président Roosevelt sous le nom de National Foundation for Infantile Paralysis en vue de combattre l'épidémie de poliomyélite qui touchait alors le pays. Elle est devenue la March of Dimes

élevé encouraient des risques plus élevés de donner naissance à un enfant atteint d'anomalie de fermeture du tube neural. Pour vérifier leur hypothèse, les scientifiques ont passé au crible les données recueillies lors d'une étude portant sur une large population, soit plus de 700 000 naissances, fausses couches et morts *in utero* – dont 653 pour lesquelles une anomalie de fermeture du tube neural avait été confirmée. Les chercheurs ont personnellement rencontré les mères des enfants nés avec une anomalie de fermeture du tube neural/AFTN. Ils leur ont demandé quel était leur régime alimentaire avant d'être enceinte et lors des trois premiers mois de la grossesse. Ce qu'ils ont découvert est surprenant : les mères qui avaient une alimentation à IG élevé avaient plus de risques d'être en surpoids au début de leur grossesse et de donner naissance à un enfant souffrant d'une anomalie de fermeture du tube neural. Les femmes dont l'indice de masse corporelle (IMC) était supérieur à 30 et qui avaient une alimentation à IG élevé avaient entre quatre et cinq fois plus de risques de donner naissance à un enfant présentant une AFTN, et ce même chez les femmes non diabétiques. Autre découverte : il pourrait exister une corrélation entre une alimentation riche en saccharose – tout type de saccharose, y compris celui contenu dans les fruits et les jus de fruits – et les anomalies de fermeture du tube neural. Si une relation de cause à effet entre la teneur en saccharose et les AFTN ne peut pas être confirmée, cette hypothèse doit faire l'objet d'études complémentaires.

Pour conclure

Même si, à ce jour, des recherches additionnelles sont indispensables, l'index glycémique semble jouer un rôle particulièrement important durant la grossesse. La croissance du bébé *in utero* est directement liée à la glycémie de la mère, et ce qu'elle soit en parfaite santé ou qu'elle souffre de diabète gestationnel (voir le chapitre 7). Une alimentation à faible index glycémique saine et équilibrée diminue les risques de donner naissance à

Foundation en 2007. Sa mission est à présent de mettre tout en œuvre pour protéger la santé des bébés et lutter contre la mortalité infantile. (*NdT*)

un gros bébé, notamment s'il existe une augmentation de l'intolérance au glucose au cours de la grossesse. Une alimentation à faible index glycémique permet de contrôler la prise de poids et réduit les risques de développer un diabète gestationnel. De plus, une alimentation à faible index glycémique diminue les risques que vous ou votre enfant soyez obèses ou développiez une maladie cardiaque. La bonne nouvelle, c'est qu'une alimentation à faible index glycémique saine et équilibrée ne présente aucun risque lors de la grossesse et n'est absolument pas contraignante. Inutile de rayer de votre menu un groupe d'aliments ou certains aliments spécifiques (par exemple le pain ou le sucre), ou encore l'un ou l'autre de vos mets préférés. Comme nous le verrons dans la quatrième partie, adopter une alimentation à faible index glycémique est facile et permet de se faire plaisir en mangeant.

6

Pratiquer une activité physique

Désolé mesdames, mais les temps ont changé, et ce n'est pas parce que vous « portez un enfant » que vous devez passer vos journées à vous prélasser et à regarder s'arrondir votre ventre. La grossesse est un état physiologique naturel, ni plus ni moins, comme la croissance chez un enfant. Ce n'est pas une maladie. Qui plus est, nous savons aujourd'hui que ne pas bouger durant cette période peut avoir des effets délétères. Bien entendu, les femmes enceintes sont en droit de s'interroger sur les activités physiques compatibles avec leur état, l'intensité et la durée d'une séance à ne pas dépasser, mais aussi les précautions qui s'imposent, toutes questions auxquelles nous allons tenter de répondre dans ce chapitre. Chaque grossesse étant différente, nous recommandons à chacune d'entre vous de demander conseil à votre médecin traitant ou à votre gynécologue. Si avant d'être enceinte vous souffriez de diabète ou d'hypertension artérielle, si une grossesse précédente s'est soldée par un accouchement prématuré ou si on a décelé chez vous une prééclampsie, mieux vaut faire appel à un éducateur sportif spécialisé ou à un kinésithérapeute. Même si vous êtes en parfaite santé, nous vous conseillons vivement d'aborder ce sujet avec votre médecin traitant ou votre gynécologue lors de la première visite prénatale, et d'attendre qu'il vous donne le feu vert pour pratiquer une activité physique.

Il est prouvé qu'être active durant la grossesse présente nombre de bienfaits : contrôle de la prise de poids, bonne humeur et maintien de la forme physique dont vous jouissiez avant d'être enceinte. Si vous pratiquez régulièrement une activité physique, votre enfant aura moins de risques de naître avec une forte adiposité et de rencontrer des problèmes de poids lorsqu'il sera plus âgé. Une étude danoise portant sur 80 000 enfants a révélé que les femmes enceintes qui font plus de cinq heures de sport par semaine encourent moins de risques de donner naissance à un gros bébé (de plus de 4 kg), sans pour autant mettre au monde un nouveau-né de petit poids. Autre découverte : pratiquer une activité physique durant la grossesse diminue les risques d'accouchement prématuré. De plus, les femmes enceintes qui s'adonnent régulièrement à une activité physique ont moins de risques de développer un diabète gestationnel. Par ailleurs, pratiquer une activité physique est vivement recommandé aux femmes chez lesquelles on a diagnostiqué un diabète gestationnel.

LES BIENFAITS D'UNE ACTIVITÉ PHYSIQUE

Pratiquer régulièrement une activité physique durant la grossesse présente nombre de bienfaits, notamment :

- une sensation de bien-être général ;
- une prise de poids et une adiposité moins importantes ;
- moins de risques de développer des complications cardio-vasculaires ;
- moins de risques de développer un diabète gestationnel ;
- une meilleure gestion du stress ;
- un dos plus musclé et, de ce fait, moins de risques de douleurs au fur et à mesure que le ventre grossit ;
- un sommeil de meilleure qualité et moins d'insomnies ;
- plus de facilité à retrouver sa forme et son poids d'avant la grossesse ;
- une meilleure forme physique pour répondre aux besoins liés à la maternité.

Une bonne forme physique permet de mieux gérer la grossesse, mais aussi l'accouchement – travail et délivrance. Si autrefois les médecins craignaient que la pratique d'une activité physique puisse compromettre la croissance du bébé *in utero*, on sait aujourd'hui que la part de risques est minime au regard des bienfaits. Si vous êtes en bonne santé mais n'avez à ce jour jamais pratiqué d'activité physique, il est temps de vous y mettre. Et il y a fort à parier que bientôt vous ne pourrez plus vous en passer.

Dans un bulletin publié en 2012, l'American College of Obstetricians and Gynecologists (collège national des obstétriciens et des gynécologues américains) affirme que les femmes qui vivent une grossesse sans complications peuvent, avec l'accord de leur médecin traitant ou de leur gynécologue, continuer de s'adonner à l'activité physique qu'elles pratiquaient avant d'être enceintes. Les femmes qui, par ailleurs, n'ont jamais pratiqué d'activité physique avant d'être enceintes sont vivement encouragées à mettre en place un programme qu'elles pourront également suivre après la naissance de leur bébé, donnant ainsi l'exemple à toute la famille. Les sportives de haut niveau peuvent, en général, continuer de s'entraîner pendant leur grossesse, à condition de réduire la durée et l'intensité des séances. Si certaines athlètes ont du mal à accepter de devoir ralentir le rythme durant leur grossesse et renoncer à certains de leurs rêves, qu'elles sachent que souvent les femmes sont plus performantes après avoir eu un enfant.

À quel rythme pratiquer une activité physique ?

Les recommandations sont d'environ six heures par semaine pour une activité modérée (effort évalué à 3 sur une échelle de 10) ou trois heures pour une activité intense (effort évalué à 6 sur une échelle de 10).

Si vous mariez activité modérée et activité intense, multipliez par deux le temps consacré à l'activité intense et ajoutez-le au temps consacré à l'activité modérée pour obtenir le total. Remplissez le tableau ci-dessous :

Activité	Modérée (minutes/semaine)	Intense (minutes/semaine)
Physique sportive		
Gymnastique		
Marche		
Jogging		
Vélo		

Haltères (exercice de résistance)		
Yoga, Pilates, etc.		
De loisirs		
Randonnée		
Tennis		
Danse		
Jardinage		
Jeu de ballon avec les enfants		
Autres		
Vie quotidienne		
Tâches domestiques		
Lavage/repassage		
S'occuper de bambins		
Monter les escaliers		
Tondre la pelouse		
Nettoyer la piscine		
Autres		
Total		

Une silhouette qui change

Les transformations physiques et physiologiques, et pas seulement la prise de poids, ont des répercussions sur vos aptitudes physiques. Au fil des semaines, les kilos s'amoncellent, votre silhouette change et le centre de gravité de votre corps se déplace vers l'avant, accentuant la cambrure de votre colonne vertébrale. De ce fait, pratiquer certaines activités (par exemple, le jogging) devient difficile, et une femme sur deux se plaint d'avoir mal au dos. Les transformations physiques et physiologiques entraînent également des pertes d'équilibre et des problèmes de coordination, notamment au troisième trimestre. En théorie, les risques de chute sont plus grands et, par conséquent, les activités reposant sur l'équilibre ou un changement de direction rapide (comme le roller) sont déconseillées. Du fait de la prise de poids, les articulations – principalement les hanches et les genoux – sont soumises à rude épreuve. Évitez les activités (notamment la course à pied) qui sollicitent très fortement les articulations.

La laxité ligamentaire

Durant la grossesse, les femmes sécrètent une hormone, la relaxine, qui, comme son nom l'indique, relâche ou détend les ligaments. Or, la laxité ligamentaire augmente les risques de blessures (entorses ou foulures). Soyez toujours à l'écoute de votre corps. Restez vigilante, notamment si vous devez sauter, effectuer des mouvements saccadés, vous arrêter brusquement pour repartir aussitôt, changer brutalement de direction ou faire des étirements prononcés. Les exercices qui tonifient les muscles, notamment les muscles du centre d'énergie, sont vivement recommandés, mais nous reviendrons plus longuement sur ce point.

Les changements physiologiques

Aux deuxième et troisième trimestres de la grossesse, la fréquence cardiaque au repos augmente de 10 à 15 pulsations par minute, alors que la fréquence cardiaque maximale diminue. C'est pourquoi, vous ne devez pas vous baser sur la fréquence cardiaque cible habituelle pour définir l'intensité d'une séance. Mieux vaut évaluer l'effort à fournir en ayant, par exemple, recours à l'échelle de perception de l'effort mise au point par le Suédois Gunnar Borg (voir page 119). Au cours du deuxième trimestre de la grossesse, les vaisseaux sanguins qui transportent les nutriments de la mère au placenta se dilatent et se multiplient, d'où une baisse de la tension artérielle chez la mère.

À partir du 4e mois, la tension artérielle chute généralement de 2 points par rapport à la valeur avant la conception, ce qui se traduit souvent par des étourdissements lorsque vous changez rapidement de posture, par exemple pour passer de la position allongée à la station debout, ou que vous vous arrêtez brutalement. Les mouvements de jambes en position allongée sur le dos sont déconseillés, car le poids du bébé peut ralentir le retour du sang vers le cœur. Si vous le pouvez, allongez-vous plutôt sur le côté. Toujours pour ne pas ralentir le retour du sang vers le cœur, évitez de rester trop longtemps debout.

La bonne nouvelle, c'est qu'au fur et à mesure que la grossesse avance, les globules rouges transportent mieux l'oxygène dans tout l'organisme. Même si la concentration en hémoglobine est plus faible durant la grossesse, la quantité globale d'hémoglobine peut grimper à la suite de l'accroissement du volume sanguin, afin de répondre aux besoins du bébé en plein développement. Les besoins en oxygène étant plus importants, à chaque inspiration les poumons devraient augmenter en volume. Or plus le bébé grossit, plus l'utérus se développe et plus il appuie sur le diaphragme de la mère qui a de plus en plus de mal à respirer. C'est pourquoi les muscles ont un plus faible apport en oxygène durant la grossesse et, par-delà, pourquoi certains exercices vous paraissent plus difficiles et chaque mouvement vous demande un effort supplémentaire.

Une augmentation de la température du corps

Au cours d'une activité physique, la température du corps chez la femme enceinte augmente très rapidement, d'autant que, durant la grossesse, son métabolisme de base (la quantité d'énergie dépensée quotidiennement par l'organisme au repos pour maintenir ses fonctions vitales) et, par-delà, la production de chaleur sont majorés de 10 à 20 %. L'élévation de la température du corps est directement liée à l'intensité de l'activité physique. Pour une activité modérée pratiquée dans une pièce non surchauffée, la température corporelle augmente d'environ 1,5 °C au bout de trente minutes. Si l'atmosphère est chaude et humide ou si l'intensité de l'effort est très élevée, vous aurez du mal à évacuer la chaleur de votre corps.

Durant un exercice de grande intensité (par exemple plus de quarante-cinq minutes d'aérobic), du fait de la sudation et de la déshydratation, vous éprouverez des difficultés à réguler votre température corporelle qui, dans le pire des cas, continuera à augmenter.

Vous vous demandez certainement où nous voulons en venir. Eh bien, selon certaines théories, une élévation de la température corporelle au-dessus de la normale (hyperthermie) et une activité physique intense prolongée pourraient entraîner une diminution de la quantité d'oxygène et de nutriments destinés au bébé.

Des études menées sur des animaux ont montré qu'une hausse de la température du corps de la mère au cours du premier trimestre de la grossesse pouvait favoriser les risques de malformations congénitales et les anomalies de fermeture du tube neural. Si, à ce jour, aucune étude ne permet d'affirmer qu'une élévation de la température corporelle chez la femme enceinte durant une activité physique présente les mêmes risques, la vigilance s'impose, et nous vous conseillons vivement de ne pas fournir d'efforts aux heures les plus chaudes de la journée, de veiller à ne jamais vous déshydrater et à ne pas vous rendre au spa ou au sauna après une activité physique intense – le spa et le sauna étant, par ailleurs, contre-indiqués pour les femmes enceintes. Privilégiez plutôt la natation et autres activités aquatiques, et ce pour deux raisons : premièrement, l'eau soutient votre corps et vos articulations sont moins sollicitées et, deuxièmement, la température de votre corps aura plus de chances de rester constante.

ACTIVITÉS PHYSIQUES ET GROSSESSE

Au fil des semaines, vous noterez peut-être que certains exercices sont plus difficiles, voire impossibles, et ce pour plusieurs raisons :

- Les kilos s'amoncellent et la silhouette change.
- Le centre de gravité de votre corps se déplace au fur et à mesure que votre ventre s'arrondit, soit dès le deuxième trimestre, ce qui favorise les pertes d'équilibre et augmente les risques de chute.

- Les articulations se relâchent en vue de l'accouchement, ce qui accroît les risques de blessures, notamment au cours d'activités à fort impact ou lors d'étirements prononcés.
- La fréquence cardiaque au repos augmente et la fréquence cardiaque maximale diminue, et vous devez, pour définir l'intensité d'un exercice, non plus vous référer à la fréquence cardiaque cible, mais à une échelle de perception de l'effort.
- La tension artérielle baisse à partir du deuxième trimestre, ce qui explique que vous ayez des étourdissements ou des vertiges lorsque vous changez rapidement de position.

Les activités physiques à privilégier durant la grossesse

Avant de vous lancer dans une activité physique, vous devez impérativement prendre en considération quatre paramètres : le type d'activité, son intensité, sa durée et sa fréquence.

Commençons par le début, c'est-à-dire par le type d'activité. Si le yoga, le Pilates et les étirements modérés sont excellents pour les femmes enceintes, il est également recommandé de faire des exercices aérobies (qui apportent de l'oxygène à l'organisme). On entend par ce terme des exercices relativement faibles en intensité, mais d'une durée assez longue, tels que la marche, la randonnée, le jogging, la course à pied, la danse, l'aérobic, la natation, le vélo et l'aviron. D'un point de vue clinique, les meilleurs exercices qui soient durant la grossesse sont ceux qui ne présentent aucun risque de chute, de chocs, de coups et d'hyperthermie.

ACTIVITÉS AÉROBIES RECOMMANDÉES AUX FEMMES ENCEINTES

- La marche.
- La natation.
- L'aquagym.
- Le vélo d'appartement.

Pour les sports plus toniques, le cas par cas s'impose. En effet, tout dépend de la forme physique de chacune. Si vous faites du jogging tous les jours depuis plusieurs années, il n'y a *a priori* pas de raison pour que vous arrêtiez. Si par contre vous n'avez jamais skié et que vous avez l'intention de monter sur des skis alors que vous êtes enceinte de trente semaines, mieux vaut remettre vos projets à plus tard. *Demandez toujours l'avis de votre médecin traitant ou de votre gynécologue.*

ÉTIREMENTS ET RENFORCEMENT MUSCULAIRE

En plus d'une activité aérobie, il est recommandé – que vous soyez enceinte ou non – de pratiquer des exercices de résistance et d'assouplissement :

- Pilates.
- Exercices avec des haltères.
- Yoga et stretching.

Soyez toujours à l'écoute de votre corps. Mieux vaut utiliser des haltères légers et augmenter le nombre de séries. En effet, des haltères trop lourds risquent de solliciter trop fortement les articulations, qui sont plus mobiles du fait de la sécrétion des hormones de la grossesse. La laxité ligamentaire étant accrue durant la grossesse, soyez particulièrement vigilante lorsque vous faites des étirements. Les fentes sont déconseillées, car elles majorent les risques de lésion au niveau des tissus conjonctifs du bassin. Une étude clinique menée sur 160 femmes enceintes a révélé que les femmes qui font des exercices de résistance peu intenses durant trente-cinq à quarante minutes trois fois par semaine prennent moins de poids que celles qui ne pratiquent pas ce type d'activité.

L'idéal serait que vous consacriez une ou deux séances par semaine à des exercices de renforcement musculaire et à des étirements (remplacez par exemple une séance d'aérobic par une séance de renforcement musculaire/étirements). Stimulez les grands groupes de muscles par des exercices avec des haltères légers (flexion-extension des genoux, *leg curl* pour tonifier les ischio-jambiers, contractions des abdominaux, développé-couché et curls avec haltères pour raffermir les biceps).

Il est préférable de prendre des haltères deux fois moins lourds qu'à l'accoutumée, mais de doubler le nombre de répétitions. Si vous faisiez habituellement une série de 8 à 12 pour une charge de 15 kg à la presse à cuisses, optez pour une série de 15 à 20 répétitions pour une charge de 10 kg. Si vous faisiez une série de 8 à 12 pour une charge de 10 kg à la presse à pectoraux, préférez une série de 15 à 20 pour une charge de 5 kg. Ne vous allongez jamais à plat dos sous peine de voir votre utérus comprimer une veine, mais inclinez toujours le banc. Attention à ne pas vous donner un coup d'haltère dans le ventre. Les élastiques commercialisés à des prix très abordables présentent moins de risques et permettent de travailler efficacement chez soi.

L'intensité des exercices

Hormis dans le cas d'une grossesse à risque, le fait de pratiquer une activité sportive modérément intense, voire tonique n'est pas contre-indiqué durant la grossesse. Marcher d'un pas vif est considéré comme une activité d'intensité modérée, ce qui correspond au niveau 3 sur l'échelle de Borg modifiée (voir ci-contre). Votre fréquence cardiaque s'accélère, néanmoins vous pouvez tenir une conversation. Pratiquer une activité physique intense (au niveau 5 sur l'échelle de Borg) semble hâter le travail au moment de l'accouchement (ce qui ne veut pas nécessairement dire que l'accouchement sera plus facile !). Selon le Dr John Clapp, pour les femmes qui, tout au long de leur grossesse, ont pratiqué une activité physique, le travail serait plus court (de deux heures en moyenne) que pour celles qui ont cessé toute activité physique avant la fin du premier trimestre.

La durée d'une activité physique est proportionnelle à son intensité. Par exemple, vous pouvez marcher à une allure modérée (soit 4 km/h, ce qui correspond au niveau 3 sur l'échelle de Borg modifiée) durant soixante minutes six jours sur sept ou marcher d'un pas vif (soit 6 km/h, ce qui correspond au niveau 5 sur l'échelle de Borg modifiée) durant trente minutes six jours sur sept.

Quelle que soit l'intensité à laquelle vous travaillez, soyez toujours à l'écoute de votre corps. Au fur et à mesure que leur ventre s'arrondit et que la fatigue s'installe, les femmes qui pourtant étaient très actives avouent faire de moins en moins d'exercice. Sachez qu'au troisième trimestre, il suffit de trois sessions de trente minutes d'une activité physique intense pour être en pleine forme sur le plan cardio-vasculaire.

ÉCHELLE DE BORG MODIFIÉE (PERCEPTION DE L'EFFORT)

0. Aucun
1. Très léger
2. Léger (faible)
3. ***Modéré***
4. Modérément grand
5. ***Grand***
6.
7. Très grand
8.
9.
10. Maximal

COMBIEN DE TEMPS ET À QUELLE INTENSITÉ ?

Une activité d'intensité modérée ou un exercice de résistance d'intensité modérée = environ 6 heures de marche à 4 km/h par semaine.

ou

Une activité intense (aérobic) = environ 3 heures par semaine sur un vélo d'appartement, à 6 km/h.

Remarque : 1 heure d'une activité physique intense = 2 heures d'une activité physique modérée.

Exemple d'une semaine type

Lundi	30 minutes de marche tôt le matin ou en fin de journée.
Mardi	60 minutes dans un club (20 minutes d'exercices intenses et 40 minutes d'exercices avec haltères et d'étirements).
Mercredi	30 minutes de marche tôt le matin ou en fin de journée.

Jeudi	60 minutes dans un club (20 minutes d'exercices intenses et 40 minutes d'exercices avec haltères et d'étirements).
Vendredi	30 minutes de marche tôt le matin ou en fin de journée.
Samedi	60 minutes dans un club (20 minutes d'exercices intenses et 40 minutes d'exercices avec haltères et d'étirements).
Dimanche	30 minutes de marche tôt le matin ou en fin de journée ou une séance de jardinage.

Précautions à prendre

Dès que vous notez un symptôme anormal comme une douleur, des contractions, un saignement vaginal, des vertiges ou des difficultés à respirer (voir ci-dessous), cessez toute activité. Pratiquer une activité physique est déconseillé dans les cas suivants : pathologie cardiaque, hypertension artérielle grave, accouchement prématuré lors d'une précédente grossesse (béance du col de l'utérus ou rupture des membranes), grossesse multiple (jumeaux ou plus) ou prééclampsie. Demandez toujours l'avis de votre médecin traitant ou de votre gynécologue avant de commencer ou de continuer une activité physique durant votre grossesse.

➨ ACTIVITÉS PHYSIQUES NÉCESSITANT QUELQUES PRÉCAUTIONS

La pratique de certains sports ou activités physiques nécessite un avis médical. C'est le cas pour :

- Les sports de contact ou les activités comportant un risque de chute (par exemple, le ski ou l'équitation).
- Les sports de compétition (par exemple, le football, le hockey et le basket) en fonction de l'avancée de votre grossesse, du niveau de compétition et de votre forme physique.
- À partir du 4e mois de grossesse, les exercices qui impliquent que vous soyez allongée sur le dos – le poids du bébé risquant alors de ralentir le retour du sang vers le cœur. Si possible, allongez-vous sur le côté.

• Au cours des dernières semaines de grossesse, les activités requérant des sauts, des changements de direction fréquents ou des étirements prononcés (par exemple, la gymnastique).

LES SIGNES AVANT-COUREURS

Si vous notez l'un des symptômes ci-dessous pendant ou après une activité physique, arrêtez-vous et demandez un avis médical :

- Une accélération du rythme cardiaque (pouvant entraîner des palpitations).
- Des douleurs dans la poitrine.
- Des vertiges ou des étourdissements.
- Des maux de tête.
- Des contractions utérines.
- Un saignement vaginal.
- Des pertes de liquide amniotique.
- Des nausées.
- Des difficultés à respirer.
- De vives douleurs dans le dos ou au niveau du bassin.
- La sensation que votre bébé bouge moins ou différemment.
- Un gonflement soudain au niveau des chevilles, des mains et du visage.
- Des crampes dans le bas du ventre.
- Des difficultés pour marcher.

Pour minimiser les risques de blessure, portez des vêtements légers et évitez de pratiquer une activité physique dehors aux heures les plus chaudes de la journée. Si vous pratiquez une activité en salle, veillez à ce que la pièce soit bien aérée et hydratez-vous avant, pendant et après la séance. Évitez les activités présentant des risques de chute (par exemple, marcher sur un terrain accidenté ou faire du VTT), les sports et les activités comportant un risque de chocs ou de coups (boxe, course à pied, saut, saut à la corde et exercices aérobies à fort impact) ou de très forte intensité, et ce même si vous pratiquiez ce type d'activités avant d'être enceinte. Soyez particulièrement vigilante au début de la grossesse, afin de limiter les risques de fausse couche.

La règle des « trente minutes par jour »

Si le sport ne faisait pas partie de votre quotidien avant d'être enceinte, allez-y progressivement, l'idéal étant d'y consacrer une séance de trente minutes plusieurs fois par semaine, voire tous les jours. Si vous ne souffrez pas d'hyperthermie, si vous vous hydratez bien et si votre alimentation est saine et équilibrée, vous pouvez même viser quarante-cinq minutes par jour. Laissez-vous guider par votre corps. Arrêtez-vous et reposez-vous dès que vous en éprouvez le besoin.

Pratiquez une activité physique trente minutes chaque jour – dès aujourd'hui et jusqu'à la fin de votre vie.

Si vous suivez nos conseils et pratiquez une activité physique trente minutes par jour pendant toute la durée de votre grossesse, surtout ne vous arrêtez pas à la naissance de votre bébé. Montrez l'exemple à votre conjoint et à vos enfants. Pratiquer chaque jour une activité sportive n'a rien d'égoïste. C'est comme lorsqu'on vous explique dans les avions que vous devez mettre votre masque à oxygène avant d'aider votre enfant à ajuster le sien : pour pouvoir prendre soin de votre enfant, vous devez être en pleine forme.

Les exercices abdominaux pendant la grossesse

Les muscles du centre d'énergie et du plancher pelvien sont en quelque sorte le « corset » qui protège le bassin et la colonne vertébrale. Autrement dit, plus vos abdominaux sont toniques, moins vous risquez de souffrir du dos. Les relevés du buste ou les enroulements du tronc classiques sont totalement inefficaces durant la grossesse et risquent même de favoriser, voire d'aggraver un *diastasis recti abdominis*, c'est-à-dire un écartement anormal entre les muscles grands droits. Pour tonifier vos abdominaux et les muscles du bas de votre dos, suivez les indications ci-après :

- Contractez les abdominaux, afin de les rapprocher le plus possible de l. colonne vertébrale.
- Expirez en rentrant votre ventre.
- Maintenez la position en comptant jusqu'à dix. Relâchez et inspirez.
- Faites une série de dix à tout moment de la journée.

Cet exercice peut s'effectuer en position assise, debout ou à quatre pattes (à partir du 4e mois de grossesse, évitez de vous allonger sur le dos).

NE NÉGLIGEZ PAS LES MUSCLES DU PLANCHER PELVIEN

Durant la grossesse, les muscles du plancher pelvien (ou muscles du périnée) perdent de leur tonicité. Ils peuvent, par ailleurs, être endommagés lors d'un accouchement par voie basse. Il est donc primordial que vous fassiez des exercices pour les tonifier dès le début de la grossesse. Ces exercices, connus sous le nom d'exercices de Kegel, peuvent être pratiqués jusqu'à la naissance du bébé, puis dès que vous avez récupéré de l'accouchement ou de la césarienne. Les exercices de Kegel améliorent les sensations vaginales et augmentent le plaisir sexuel lors d'un rapport. Demandez à un kinésithérapeute ou à une sage-femme de vous expliquer comment effectuer ces exercices ou reportez-vous aux conseils qui suivent.

LES EXERCICES DE KEGEL (RENFORCEMENT DES MUSCLES DU PLANCHER PELVIEN)

- Contractez les muscles du plancher pelvien, puis comptez jusqu'à trois.
- Relâchez en comptant jusqu'à trois.
- Faites une série de dix.

Effectuez cet exercice trois fois par jour si possible, une fois en position allongée, une fois en position assise et une fois debout.

LOCALISER LES MUSCLES PELVIENS

Imaginez que vous avez un tampon dans votre vagin. Contractez vos muscles, afin de serrer le tampon le plus fort possible. De nos jours, les contractions musculaires pour arrêter une miction sont considérées comme inefficaces. N'essayez pas de contracter vos abdominaux.

Les exercices à privilégier après la naissance

La majorité des changements physiologiques apparus durant la grossesse persiste quatre à six semaines après la naissance. Au cours de cette période appelée « post-partum », les exercices recommandés au troisième trimestre de la grossesse sont vivement conseillés. Sauf contre-indication, toutes les femmes peuvent, dans les jours qui suivent la naissance de leur bébé, reprendre progressivement une activité physique. On sait, par ailleurs, que se sentir bien physiquement diminue les risques de dépression du post-partum. Souvent, les exercices trop « dynamiques », comme le jogging ou l'aérobic, génèrent une gêne ou une douleur tant que les muscles du périnée n'ont pas retrouvé leur tonicité. Si vous allaitez, donnez le sein à votre bébé avant de pratiquer une activité physique, afin de ne pas avoir les seins engorgés.

PAR QUI SE FAIRE AIDER/CONSEILLER

- Votre médecin traitant ou votre gynécologue.
- Une sage-femme – consultez les pages jaunes (www.pagesjaunes.fr).
- Un(e) kinésithérapeute – consultez les pages jaunes (www.pagesjaunes.fr).
- Un coach particulier (vérifiez que la personne est diplômée et habituée à travailler avec des femmes enceintes ou qui viennent d'avoir un bébé).
- Exercices de Kegel : http://www.semainesgrossesse.com/pratiquer-les-exercices-kegel-pendant-la-grossesse.html.
- http://naitreetgrandir.com/fr/grossesse/sante-bien-etre/fiche.aspx?doc=activite-physique-durant-grossesse.
- http://sante-medecine.commentcamarche.net/contents/313-faire-du-sport-au-cours-de-la-grossesse.

Pour conclure

Pratiquer une activité physique pendant la grossesse présente moult avantages sur les plans physique et émotionnel et permet d'établir des liens sociaux. Malgré des changements physiques et physiologiques importants, faire de l'exercice comporte des risques minimes et des bienfaits avérés. Pratiquer régulièrement (plusieurs fois par semaine, voire tous les jours) une activité modérée à intense permet de contrôler sa prise de poids comme le poids du bébé à la naissance et diminue les risques de développer un diabète gestationnel. Si la pratique d'une activité physique durant la grossesse est généralement recommandée, vous vous dites peut-être que ce n'est pas pour vous. Vérifiez toujours auprès de votre médecin traitant, de votre gynécologue ou de toute autre personne compétente (sage-femme ou kinésithérapeute) que l'activité physique que vous voulez pratiquer ne présente aucun risque pour vous ni pour votre bébé.

7

Le diabète gestationnel :
pourquoi en faire tout un plat ?

Le diabète gestationnel est le trouble fonctionnel le plus fréquent chez les femmes enceintes. Le terme est explicite, puisque le mot diabète évoque une augmentation du taux de glucose dans le sang (glycémie) et que gestationnel est dérivé du mot gestation. Le diabète gestationnel est aussi connu sous l'appellation « diabète de la grossesse ».

Qu'est-ce que le diabète gestationnel ?

Le diabète gestationnel est une « intolérance au glucose » plus ou moins importante diagnostiquée au cours de la grossesse. On entend par « tolérance au glucose » la capacité de l'organisme à gérer une grande quantité de glucose consommée à jeun. Si le taux de glucose dans le sang augmente modérément, puis revient rapidement à la normale, vous êtes tolérante. Si, *a contrario*, le taux de glucose dans le sang grimpe très fortement ou reste élevé pendant un certain temps, vous êtes intolérante au glucose.

Selon les pays, le taux de glucose sanguin à atteindre pour parler de diabète gestationnel varie. C'est pourquoi nous ne définirons pas de seuil limite. Un petit nombre de femmes peuvent, sans le savoir, avoir du diabète avant d'être enceintes ou voir ce trouble se développer au cours de leur grossesse. Dans ces deux cas, sachez qu'après la naissance votre taux de glucose sanguin restera élevé et qu'un diagnostic approprié (diabète de type 1 ou de type 2) pourra à ce moment être posé.

À quoi servent le glucose et l'insuline ?

Le glucose qui circule dans le sang est utilisé par les cellules. Autrement dit, le glucose est le carburant énergétique des cellules de l'organisme. Le glucose qui n'est pas utilisé par les cellules est métabolisé en graisse. Le glucose qui circule dans le sang est soit produit par l'organisme, soit fourni par l'alimentation. La plupart des glucides contenus dans les aliments sous forme de féculents ou de sucres sont digérés et dégradés pour donner du glucose qui sera ensuite absorbé par l'organisme. Par conséquent, le taux de glucose mesuré dans le sang correspond au glucose fabriqué par l'organisme et au glucose absorbé après un repas.

L'insuline est une hormone synthétisée par des cellules spécifiques appelées « cellules bêta », présentes dans le pancréas. Le pancréas est une glande située très profondément dans l'abdomen, derrière l'estomac, qui sécrète le suc pancréatique contenant les enzymes indispensables à la digestion. L'insuline libérée dans le sang favorise le passage du glucose du sang vers les cellules. Après un repas, le pancréas détecte la hausse rapide du glucose et, si tout va bien, libère la quantité d'insuline appropriée à la charge glycémique. Si le taux de glucose ne diminue pas – on parle alors de résistance à l'insuline –, les cellules bêta sécrètent tout simplement plus d'insuline. Au fur et à mesure que le taux de glucose dans le sang baisse, la quantité d'insuline libérée décroît.

Quels sont les différents types de diabète ?

Le diabète de type 1, autrefois connu sous les appellations « diabète juvénile » ou « diabète insulinodépendant », est le type de diabète le plus courant chez les sujets jeunes. Le diabète de type 1, qui apparaît généralement pendant l'enfance ou l'adolescence, est dû à une carence totale ou quasi totale en insuline, les cellules bêta qui, dans le pancréas, sécrètent l'insuline ayant été en grande partie détruites. Les personnes chez lesquelles un diabète de type 1 a été diagnostiqué ne peuvent vivre sans des injections d'insuline quotidiennes.

Le diabète de type 2, autrefois appelé « diabète de la maturité » ou « diabète non insulinodépendant », est généralement diagnostiqué chez des sujets adultes ou d'âge mûr, même si la pathologie est de plus en plus souvent décelée chez des jeunes adultes, voire des enfants[1]. La maladie, qui s'installe de manière insidieuse (ou qui est diagnostiquée par hasard, par exemple lors d'un banal bilan sanguin), est due à une résistance de plus en plus forte à l'action de l'insuline. Pour une multitude de raisons – antécédents familiaux, adiposité, régime alimentaire et mode de vie –, la quantité d'insuline sécrétée par le pancréas ne suffit pas à contrer cette résistance. Souvent, le taux d'insuline synthétisée est élevé, mais l'hormone ne produit pas l'effet escompté. Ce dysfonctionnement peut être corrigé soit par un régime alimentaire approprié, soit par un traitement médicamenteux. Cependant, au fil du temps, les cellules bêta, qui « travaillent dur » pour sécréter l'insuline nécessaire à la régulation de la glycémie, s'épuisent et ne sont plus capables de répondre aux besoins. La carence totale ou quasi totale en insuline qui en résulte contraint à avoir recours à des injections.

Le diabète gestationnel et le diabète de type 2 présentent nombre de points communs, ce qui explique pourquoi les femmes chez lesquelles a été diagnostiqué un diabète gestationnel risquent de voir se développer, à plus ou moins long terme, un diabète chronique.

Un peu d'histoire

Pour mieux comprendre comment a évolué le traitement du diabète gestationnel, remontons le fil du temps. La découverte de l'insuline il y a environ cent ans a révolutionné le monde médical. En effet, les hommes et les femmes souffrant d'un diabète de type 1 ont vu leur espérance de vie considérablement augmenter. Si l'horizon s'éclaircissait soudain pour nombre de malades, les femmes diabétiques désireuses d'avoir un enfant savaient que leurs chances de tomber enceintes étaient faibles et que les

1. Pour plus d'information, voir http://opac.invs.sante.fr/doc_num.php?explnum_id=102.

risques de fausse couche ou autres complications durant la grossesse étaient élevés. Des complications avaient également été observées chez des femmes qui avaient eu une grossesse normale, mais qui, quelques années plus tard, avaient développé un diabète (généralement de type 2), l'hypothèse la plus probable étant que, durant leur grossesse, ces femmes avaient acquis une résistance à l'insuline si faible qu'elle n'avait pas été diagnostiquée. Il fut alors établi que les effets nocifs d'un taux de glucose sanguin élevé durant la grossesse variaient selon que ce taux était de beaucoup ou modérément supérieur à la moyenne, les risques encourus étant proportionnels au taux de glucose.

Au cours des cinquante dernières années, le regard porté sur le diabète gestationnel a considérablement changé. En effet, dans un premier temps, les analyses sanguines devaient permettre de savoir si une mère présentait des risques importants de développer, à plus ou moins long terme, un diabète de type 2. Dans les années 1990, lorsqu'il fut établi qu'une glycémie modérément supérieure à la normale n'était pas anodine, le dépistage devint obligatoire chez toutes les femmes dans de nombreux pays, entre la fin du deuxième et le début du troisième trimestre de la grossesse.

Au cours des dix dernières années, le concept de « programmation » *in utero* a occupé le devant de la scène scientifique, des études ayant prouvé que le taux de glucose sanguin et l'alimentation de la mère avaient une influence considérable sur le métabolisme et la « programmation » de l'enfant qu'elle portait. Autrement dit, ce que vous mangez durant votre grossesse peut influer sur le poids de naissance de votre bébé, son adiposité, ses préférences en termes d'alimentation, mais aussi le risque de développer telle ou telle maladie à un moment ou à un autre de sa vie (voir les chapitres 3 et 4).

Nous savons aujourd'hui que les risques de développer un diabète ne dépendent pas uniquement de notre patrimoine génétique, de notre alimentation et de notre mode de vie, mais aussi des circonstances sous lesquelles nous avons été conçus et de ce que nous avons vécu dans le ventre de notre mère. Selon plusieurs études, environ 50 % des personnes diabétiques sont nées d'une mère ayant eu une glycémie supérieure à la normale durant sa grossesse. Si c'est bien le cas, nous avons les moyens d'agir.

L'épigénétique

L'épigénétique étudie les changements au niveau des gènes et de leur expression résultant de mécanismes autres que les mutations. Pendant très longtemps, on nous a dit que nous naissions tous avec une empreinte ADN unique créée dès la conception, empreinte qui était transmise à nos propres enfants. De ce fait, si nous avions devant nous un enfant enrobé alors que ses parents étaient minces, nous pensions que la cause de son surpoids venait non pas de ses gènes, mais de son mode de vie, à savoir une mauvaise alimentation et un manque d'activité physique.

Or, nous savons aujourd'hui que l'environnement, notamment *in utero*, peut changer la manière dont nos gènes sont exprimés. Nous savons également, d'une part, que nous naissons avec beaucoup plus de gènes que nous n'en utiliserons jamais et, d'autre part, que les gènes que nous utilisons et la manière dont nous les utilisons dépendent d'un grand nombre de facteurs, y compris des changements de mode de vie au sein d'une génération. Or, ces changements laissent des « marques » spécifiques sur les gènes qui seront transmis à notre descendance.

Imaginons un maçon auquel on aurait demandé de construire une maison et auquel on aurait donné plus de matériaux que nécessaire pour mener à bien sa mission. Si au fil des siècles les maisons ont conservé la même fonction, les styles, les couleurs ont changé. Par conséquent, le maçon sera capable d'utiliser de manière différente les matériaux mis à sa disposition pour bâtir des maisons qui seront dissemblables, mais qui répondront aux mêmes principes de base.

De la même manière, les facteurs alimentaires pendant la grossesse – les bons comme les mauvais – laissent des marques sur l'ADN de l'enfant à naître.

Ce que sa mère a mangé tout au long de sa grossesse ne va pas modifier sa taille à l'âge adulte ou la couleur de ses yeux, mais peut augmenter les risques de troubles du métabolisme, comme le fait d'être obèse ou d'avoir du diabète durant l'enfance ou l'adolescence.

La programmation intra-utérine

Ainsi que nous l'avons vu, ce que vous mangez pendant votre grossesse a des répercussions sur votre bébé. Le glucose dans votre sang franchit la barrière placentaire et constitue la principale source d'énergie pour votre bébé. Contrairement au glucose, l'insuline ne franchit pas la barrière placentaire. C'est pourquoi votre bébé doit sécréter très tôt sa propre insuline, la quantité produite dépendant du taux de glucose dans votre sang. Si votre taux de glucose sanguin est élevé, votre bébé va prendre ce dont il a besoin pour se développer normalement, le surplus se transformant en graisse.

Si le glucose dans votre sang franchit la barrière placentaire et influe de ce fait sur le développement de votre bébé, il y a fort à parier qu'il en est de même pour tout ce que vous mangez. Des études menées sur des animaux nous ont permis d'obtenir des données que nous n'aurions jamais pu collecter si les protocoles avaient été conduits sur des femmes. Des chercheurs se sont penchés sur l'alimentation de rates gravides. Ils ont divisé les rates en deux groupes, le premier étant nourri avec des aliments traditionnels pour rongeurs et le second avec des aliments riches en graisses saturées et en sucres. À la naissance, les petits ont été enlevés à leur mère biologique et donnés à une mère de substitution. Une fois sevrés, ils ont eu le choix entre des aliments pour rongeurs et des aliments riches en graisses et en sucres. La conclusion de l'étude est éloquente : les petits dont la mère avait consommé des aliments riches en graisses et en sucres étaient spontanément attirés par ce type de nourriture.

Pourquoi le fait de déceler un diabète gestationnel est-il important ?

Pour plusieurs raisons. Premièrement, cela permet d'identifier les femmes qui risquent, à plus ou moins long terme, de développer un diabète de type 2. Averties des risques encourus, elles peuvent alors modifier leur alimentation et leur mode de vie en conséquence pour leur bien propre, mais aussi pour celui de leur famille.

Deuxièmement, les femmes chez lesquelles un diabète gestationnel a été diagnostiqué ont plus de risques de donner naissance à un gros bébé. Bien entendu, toutes les femmes – y compris celles qui n'ont pas de diabète gestationnel – peuvent mettre au monde un gros bébé, le plus souvent pour des raisons génétiques (par exemple, si le père et la mère sont tous les deux grands). Si les femmes présentant un diabète gestationnel accouchent souvent de gros bébés, la cause en est que des quantités importantes de glucose sont métabolisées en graisses et stockées autour de l'abdomen du bébé, ce qui peut être identifié et mesuré lors d'une échographie.

Or plus un bébé est gros – et ce quelle qu'en soit la raison –, plus les risques de complications au moment de l'accouchement sont grands : blessure pour le bébé, déchirure pour la mère, utilisation des forceps ou nécessité de pratiquer en urgence une césarienne. Afin de mieux contrôler la situation, dans nombre de cas, l'obstétricien déclenche l'accouchement.

Les femmes souffrant de diabète gestationnel ont, par ailleurs, plus de risques de mettre au monde un bébé qui aura un taux de glucose inférieur à la normale. En effet, le bébé est soudainement privé du glucose fourni par sa mère, alors que son organisme continue de sécréter un taux relativement élevé d'insuline. Il est alors généralement transféré dans une unité néonatale de soins. Toutes ces complications, vous l'aurez compris, ont une seule et même origine : un fort taux de glucose dans le sang maternel. La bonne nouvelle, c'est que le diabète peut être traité avec une médication appropriée et que le taux de glucose dans le sang peut revenir à la normale.

Enfin, ce que nous savons aujourd'hui sur la « programmation » *in utero* et sur les risques de troubles métaboliques qui pèsent sur les bébés dont la mère a souffert de diabète gestationnel nous oblige à considérer ce dysfonctionnement avec le plus grand sérieux. Ce que vous mangez tout au long de votre grossesse a une influence sur le développement de votre enfant et sur les choix diététiques qu'il fera lorsqu'il sera plus âgé. Par conséquent, si vous devez accorder une attention toute particulière au taux de glucose dans votre sang, ne négligez aucun aspect de votre alimentation. Dans la mesure où ce sont les glucides qui sont responsables de la hausse et de la baisse de la glycémie après un repas, soyez particulièrement vigilante quant aux glucides que vous consommez. Les aliments à faible index glycémique augmentent légèrement le taux de glucose dans le sang, taux qui redescend de manière lente et progressive. *A contrario*, les aliments à index glycémique élevé font grimper brutalement le taux de glucose dans le sang, taux qui décroît tout aussi rapidement et brutalement. Or, on sait que le glucose franchit la barrière placentaire et que ces variations ont des répercussions sur le bébé. De plus, pour nombre de raisons complexes liées à la circulation du liquide amniotique, le pic glycémique peut avoir un effet prolongé.

LES FACTEURS DE RISQUE QUI NE PEUVENT ÊTRE ÉVITÉS

• *La prédisposition génétique.* Si un ou plusieurs membres de votre famille ont développé un diabète de type 2, vous encourez plus de risques de développer souffrir de diabète gestationnel. Attention ! Ce n'est pas parce qu'il n'y a pas de diabétique(s) dans votre famille que vous ne courez aucun risque.

• *L'origine ethnique.* Le diabète gestationnel est plus fréquent chez les ethnies d'origine asiatique, hispanique, africaine, indienne d'Amérique et des îles du Pacifique[1]. Les femmes d'origine caucasienne sembleraient moins touchées.

• *L'âge de la mère.* Aujourd'hui, les femmes sont de plus en plus nombreuses à devenir mères après trente ans, les risques de développer un diabète gestationnel, puis un diabète de type 2 étant alors plus élevés.

• *Des complications lors d'une précédente grossesse.* Les femmes ayant déjà fait une fausse couche, donné naissance à un gros bébé ou eu un accouchement compliqué ont plus de risques de développer un diabète gestationnel. Le dépistage systématique permet de mieux surveiller la grossesse et de minimiser les risques.

• *Un diabète gestationnel lors d'une précédente grossesse.* Si les risques sont certes plus grands, sachez que dans un cas sur deux la probabilité n'est pas avérée. Pour minimiser les risques, surveillez votre alimentation entre les grossesses, notamment la consommation de graisses saturées.

• *Le syndrome des ovaires polykystiques.* Une résistance à l'insuline est fréquemment identifiée chez les femmes touchées par la maladie, d'où un

1. D'après la HAS. (*NdE*)

risque élevé de développer un diabète gestationnel et, plus tard, un diabète de type 2.

LES FACTEURS DE RISQUE QUI PEUVENT ÊTRE MINIMISÉS, VOIRE ÉVITÉS

• *Le surpoids.* Plus une femme est en surpoids, plus les risques de développer un diabète gestationnel sont élevés. Indépendamment d'un taux de glucose sanguin anormal, les femmes en surpoids ont plus de risques de donner naissance à un gros bébé.

• *Une mauvaise alimentation avant et pendant la grossesse.* Durant les premiers mois de la grossesse, nombre de femmes avouent « craquer » pour des aliments (par exemple des chips) pas nécessairement sains ni équilibrés. Si faire un écart de temps à autre n'est pas dramatique, des études menées sur les animaux ont montré qu'une mauvaise alimentation favorise l'apparition d'un diabète gestationnel. On sait aussi que les femmes présentant un diabète gestationnel peuvent considérablement faire baisser leur glycémie en surveillant leur alimentation, ce qui laisse à penser qu'une mauvaise alimentation pendant la grossesse pourrait favoriser un diabète gestationnel.

• *L'absence de pratique régulière d'une activité physique.* Les femmes qui s'adonnent fréquemment à une activité physique ont moins de risques de développer un diabète gestationnel. Des études ont montré que les femmes qui pratiquaient une activité physique avant d'être enceintes ont deux fois moins de risques de développer un diabète gestationnel. Les femmes qui, au début de leur grossesse, pratiquent une activité physique diminuent de 25 % les risques d'avoir un diabète gestationnel. D'autres études ont prouvé que le fait de pratiquer une activité physique fait baisser le taux de glucose dans le sang chez les femmes enceintes. Un conseil : bougez ! (Reportez-vous au chapitre 6 pour connaître les activités à privilégier et les précautions à prendre.)

DÉPISTAGE : POUR TOUTES LES FEMMES OU SEULEMENT POUR LES FEMMES À RISQUE ?

Sans hésitation : pour toutes les femmes enceintes. En effet, si pour certaines femmes les risques sont plus grands, nulle n'est sûre d'être épargnée.

Le dépistage

Le test de dépistage consiste à mesurer le taux de glucose dans du sang prélevé dans une veine (glycémie veineuse). Si la glycémie capillaire – ou hémoglucotest –, qui consiste à piquer le côté d'un doigt pour prélever une goutte de sang, est parfaitement adaptée à la surveillance de la glycémie au quotidien, elle n'est pas suffisamment fiable pour un test de dépistage. Le test peut être effectué à tout moment de la grossesse.

Chez les femmes dites « à risques » (ayant par exemple développé un diabète gestationnel lors d'une précédente grossesse), le test oral de tolérance au glucose a généralement lieu au cours du premier trimestre de la grossesse. Il est, par ailleurs, systématiquement proposé aux femmes enceintes entre la 24e et la 28e semaine d'aménorrhée. Un échantillon de sang est prélevé le matin à jeun, soit au minimum huit heures après le dernier repas (la tolérance glucidique se détériore au cours de l'après-midi, c'est pourquoi les prélèvements doivent être faits le matin). Être à jeun signifie ne rien manger et ne rien boire (hormis de l'eau) au cours des huit heures précédant la prise de sang. Ne serait-ce qu'une petite collation augmente la valeur de référence.

Certains laboratoires conseillent aux femmes de consommer des aliments riches en glucides durant les trois jours précédant la prise de sang. Si cette recommandation n'est pas nécessaire pour les femmes qui privilégient d'ordinaire une alimentation riche en glucides, ces laboratoires continuent de la faire par habitude.

L'interprétation des résultats de la glycémie diffère d'un pays à l'autre[1].

---

1. Les valeurs seuils adoptées par le Collège national des gynécologues et obstétriciens français (CNGOF) après une prise orale de 75 g de glucose faisant suite à au moins huit heures de jeûne sont les suivantes : glycémie à jeun : 5,1 mmol/l (0,92 g/l) ; glycémie à 1 heure : 10 mmol/l (1,80 g/l) ; glycémie à 2 heures : 8,5 mmol/l (1,53 g/l). Les chiffres définis par l'Organisation mondiale de la santé (OMS) sont ramenés à : glycémie à jeun : 7,0 mmol/l (1,26 g/l) ; glycémie à 2 heures après une prise orale de 75 g de glucose : 7,8 mmol/l (1,40 g/l). (*NdT*)

Récemment, des études basées sur l'observation ont défini, pour différents problèmes pouvant survenir durant la grossesse, des « niveaux de risque ». L'International Association of the Diabetes and Pregnancy Study Groups (IADPSG) s'est basée sur ces travaux afin de déterminer des seuils qui devraient prochainement être entérinés par nombre de pays. Ces seuils sont de 5,1 mmol/l pour la glycémie à jeun, de 10 mmol/l pour la glycémie à une heure et de 8,5 mmol/l pour la glycémie à deux heures.

Le nombre de femmes chez lesquelles un diabète gestationnel a été diagnostiqué varie selon les origines ethniques des populations testées, ainsi que selon d'autres facteurs de risque potentiels. Si l'on se base sur les seuils jusqu'alors utilisés comme référence en Australie, 9 % des femmes ayant fait un test oral de tolérance au glucose ont une glycémie supérieure à la normale, contre 14 % si on se réfère aux nouveaux seuils (en cours de validation). Autrement dit, un diabète gestationnel serait diagnostiqué chez une femme sur sept.

Chez la femme enceinte, la glycémie est un paramètre qui ne doit en aucune façon être négligé. Précisons, toutefois, qu'il n'y a pas un taux de glucose sanguin à partir duquel les risques encourus par le bébé et/ou par la mère sont multipliés.

FOIRE AUX QUESTIONS

« Ma glycémie est légèrement supérieure à la normale. Est-ce très important ? »

Chaque femme et chaque grossesse étant uniques, il est difficile d'en tirer des conclusions. Ce que l'on sait, c'est que d'une manière générale les femmes ayant une glycémie – ne serait-ce que légèrement – supérieure à la normale encourent plus de risques de rencontrer des complications (par exemple un gros bébé à la naissance).

« Ma glycémie est légèrement supérieure à la normale, un second test est-il nécessaire ? »

Il n'est pas logique d'effectuer un second test dans l'espoir qu'il soit négatif (il ne serait pas plus logique de faire subir un second test à une femme dont la glycémie se situe juste en deçà du seuil, dans l'éventualité d'une réponse positive). Nous savons qu'une augmentation de la glycémie n'est pas sans risques. Nous savons aussi que les femmes dont le taux de glucose sanguin est « juste au-dessus de la normale » et qui sont traitées ont moins de problèmes que celles dont la glycémie est juste au-dessous de la normale, mais qui ne sont pas traitées. Afin que tout se passe bien pour votre bébé, mais aussi pour vous, il est important que vous soyez prise en charge par un médecin qui vous prescrira le traitement adéquat.

« J'ai entendu parler du test de O'Sullivan qui, ne nécessitant pas d'être à jeun, peut être pratiqué à tout moment de la journée et m'éviter de faire un test oral de tolérance au glucose. »

Dans certains pays, le test de O'Sullivan est plus souvent prescrit que le test oral de tolérance au glucose, qui requiert que vous restiez près de trois heures au laboratoire. Toutefois, si le test de O'Sullivan révèle une glycémie supérieure à la normale, les femmes sont souvent obligées de faire un test oral de tolérance au glucose. Des études ont montré que certaines femmes pouvaient présenter un diabète gestationnel bien que le test de O'Sullivan ait révélé une glycémie normale, alors que nombre de femmes avec une glycémie anormale révélée par le test de O'Sullivan ne développaient pas de diabète gestationnel. C'est pourquoi nous vous recommandons d'opter pour un test oral de tolérance au glucose sans faire au préalable le test de O'Sullivan, moins fiable.

Les risques chez les femmes de plus de trente ans

Pour nombre de raisons, l'âge moyen des femmes enceintes a progressivement évolué au cours de ces cinquante dernières années. Or plus une femme est âgée, plus elle a de risques de développer un diabète gestationnel, dans la mesure où une relation a été établie entre la baisse de sensibilité à l'insuline et le vieillissement, chez les femmes mais aussi chez les hommes.

Par conséquent, les femmes de plus de trente-cinq ans qui envisagent d'avoir un enfant doivent être particulièrement vigilantes et se soumettre à un dépistage le plus vite possible après l'annonce de leur grossesse, afin de déceler toute anomalie éventuelle.

L'alimentation et le diabète gestationnel

Comme nous l'avons vu plus haut, les femmes chez qui on a diagnostiqué un diabète gestationnel devraient bénéficier des conseils d'un spécialiste, afin de mettre en place les changements qui s'imposent en termes d'alimentation et de mode de vie. En fait, dans la majorité des cas, modifier ses habitudes alimentaires est le seul traitement qui soit nécessaire. Qu'est-ce que cela signifie ? Il s'agit de consommer ni trop ni trop peu de glucides tout au long de la journée, en privilégiant si possible des aliments à faible index glycémique. Des injections d'insuline ou d'autres traitements médicamenteux ne seront prescrits que si les changements alimentaires, couplés à une activité physique modérée, ne suffisent pas à maintenir le taux de glucose sanguin à sa valeur cible.

Les conseils donnés dans la quatrième partie de cet ouvrage s'adressent à toutes les femmes enceintes, qu'elles aient ou non développé un diabète gestationnel, la seule différence étant que les femmes entrant dans la seconde catégorie doivent accorder une attention toute particulière à la quantité de nourriture consommée, notamment à la quantité d'aliments contenant des glucides. En effet, comme nous l'avons vu au chapitre 5, les glucides sont des macronutriments qui ont une répercussion immédiate sur le taux de glucose dans le sang.

L'apport quotidien en glucides à faible index glycémique doit être réparti sur les repas et les collations pris au cours de la journée.

Si vous mangez des glucides qui sont rapidement digérés et absorbés par l'organisme (soit des glucides présentant un index glycémique élevé) ou si vous en consommez beaucoup – quel que soit leur index glycémique – au cours d'un repas, votre taux de glucose dans le sang va considérablement augmenter. Pour éviter une hausse rapide et brutale – et une baisse tout aussi rapide et brutale – de la glycémie, deux règles s'imposent. Premièrement, l'apport en glucides doit être réparti sur l'ensemble des repas et des collations pris dans la journée et, deuxièmement, les glucides consommés doivent avoir un faible index glycémique.

Dans les chapitres précédents, nous vous avons présenté les nombreux bienfaits des glucides à faible index glycémique tout au long de la grossesse.

Or, ces bienfaits sont particulièrement importants pour les femmes ayant développé un diabète gestationnel. Les glucides possédant un index glycémique élevé font grimper de manière rapide et brutale votre glycémie. Le glucose, qui franchit tout aussi rapidement et brutalement la barrière placentaire, oblige l'organisme de votre bébé à sécréter de l'insuline en grande quantité. Le glucose non utilisé par le bébé est stocké sous forme de graisse. Or, donner naissance à un gros bébé présente toujours certains risques.

La quantité de glucides à consommer dépend de chaque femme et varie en fonction de son poids, de son activité physique et de son gain pondéral depuis la conception. Nous vous recommandons de prendre si possible rendez-vous avec un diététicien qui tiendra compte de ces différents paramètres et saura vous conseiller. Toutefois, nous pouvons d'ores et déjà vous engager à inclure dans votre régime alimentaire deux ou trois portions d'aliments contenant des glucides à chaque repas, plus une portion entre les repas principaux. On entend par portion, un aliment qui fournit environ 15 g de glucides à l'organisme (ces 15 g ne correspondent pas au poids de l'aliment, mais à la quantité de glucides que celui-ci contient). Vous trouverez dans le tableau page ci-contre quelques exemples d'aliments à privilégier et la quantité recommandée.

Au cours d'un repas, vous devez manger des glucides, mais aussi des légumes crus ou cuits à volonté (par exemple des légumes verts, des poivrons, des carottes, des tomates ou du mesclun), ainsi que des protéines maigres d'origine animale ou végétale en quantité modérée (par exemple de la viande blanche, du poulet, du poisson, des œufs ou du tofu).

On recommande souvent aux femmes ayant développé un diabète gestationnel de consommer deux portions de glucides au petit déjeuner, par exemple deux tranches de pain complet à faible index glycémique, auxquelles elles peuvent ajouter un œuf poché (une protéine), des tomates et des champignons grillés (tous deux à faible teneur en glucides). Pour le dîner, également des glucides et des protéines, par exemple 160 g de nouilles (deux portions de glucides), un sauté de légumes et du blanc de poulet ou du tofu (protéines animales ou végétales).

Les aliments à privilégier

Pain et biscuits	
Pain	1 tranche
Petit pain rond	½ ou 1 selon la grosseur
Pain scandinave	2
Galette de blé	4

Riz et pâtes	
Riz basmati	120 g (cuit)
Pâtes	80 g (cuites)
Nouilles	80 g (cuites)

Céréales pour le petit déjeuner	
All-Bran®	75 g
Flocons d'avoine	90 g (crus)

Féculents	
Pomme de terre	1 (grosseur moyenne)
Patate douce	100 g
Épi de maïs	1 (grosseur moyenne)
Haricots blancs en sauce tomate	110 g
Lentilles	100 g

Fruits	
Pomme	1 (grosseur moyenne)
Banane	1 (petite)
Kiwi	2
Mandarine	2 (grosseur moyenne)
Orange	1 (grosseur moyenne)
Pêche	1 (grosse)
Poire	1 (grosse)
Abricots secs	5

Produits laitiers	
Lait	300 ml
Yaourt nature	200 g
Crème glacée	2 cuillerées

Il est, par ailleurs, vivement conseillé à ces femmes de faire un hémoglucotest, afin de surveiller leur glycémie et de savoir comment les différents aliments sont digérés et absorbés par leur organisme. Vous noterez que certains aliments font grimper votre glycémie de manière brutale et rapide, alors que d'autres la font augmenter de manière lente et progressive. Ce sont les aliments qui entrent dans cette seconde catégorie que vous devez privilégier durant votre grossesse, mais également jusqu'à la fin de vos jours, afin de diminuer les risques de développer un diabète de type 2. Rappelez-vous, par ailleurs, que ce qui est bon pour vous l'est aussi pour les membres de votre famille.

Une alimentation à faible index glycémique vous aidera à maintenir votre glycémie dans les valeurs cibles, afin que vous ne soyez pas obligée d'avoir recours à des injections d'insuline. Une étude menée à Wollongong (Australie) sur des femmes souffrant de diabète gestationnel a montré que celles auxquelles on avait conseillé d'opter pour une alimentation à faible index glycémique présentaient deux fois moins de risques d'avoir des injections d'insuline.

➡ Pour savoir quelles valeurs cibles vous devez atteindre, parlez-en à votre médecin ou à votre diabétologue.

Néanmoins, faire attention à votre glycémie ne veut pas dire se restreindre sur le plan nutritionnel. En effet, pour bien se développer, votre bébé a besoin que vous lui fournissiez ce qui lui est nécessaire, par le biais de votre alimentation. Si votre glycémie est constamment élevée alors que vous privilégiez des aliments à faible index glycémique et pratiquez une activité physique, vous devez avoir recours à de l'insuline ou à d'autres traitements médicamenteux.

Ne culpabilisez pas. Vous n'êtes en rien responsable de ce dysfonctionnement. Ce sont vos cellules bêta qui n'arrivent pas à répondre aux besoins en insuline plus importants durant la grossesse, et ce que vous ayez ou non développé un diabète gestationnel.

Nombre de femmes atteintes de diabète gestationnel notent que leur glycémie est particulièrement élevée après le petit déjeuner, ce qui est normal dans la mesure où il s'agit pour une majorité d'entre nous du repas le plus riche en glucides (céréales et pain). Il est donc primordial d'opter au lever pour des aliments à faible index glycémique. De plus, pour nombre de femmes, le matin est un moment de la journée particulièrement soumis au stress. Or, le stress favorise la sécrétion par l'organisme d'hormones qui bloquent l'action de l'insuline. Chez les personnes pour lesquelles l'action de l'insuline est déjà compromise, il est normal que lors d'un stress le taux de glucose sanguin augmente. Il suffit parfois de changer un tant soit peu ses habitudes pour qu'une situation ne génère plus de stress, par exemple se lever un quart d'heure plus tôt, afin de ne pas devoir courir pour être à l'heure au travail et avoir le temps de s'asseoir pour prendre son petit déjeuner dans le calme. Pour d'autres femmes, la glycémie grimpe de manière brutale et rapide non pas après le petit déjeuner, mais après le dîner, notamment si elles ont mangé du riz ou des pâtes en grande quantité. Si elles peuvent continuer de consommer ces aliments, il leur est conseillé de diminuer les portions et de manger au cours du repas des légumes cuits ou crus et des protéines.

Autre recommandation pour que le taux de glucose augmente de manière lente et progressive : plutôt que de faire trois repas copieux par jour, réduisez les portions et prenez une collation au milieu de la matinée et une autre au milieu de l'après-midi. Au cours des dernières semaines de la grossesse, les femmes ont souvent tendance à se coucher plus tôt le soir et à dormir plus longtemps. Affamées au réveil, elles prennent un copieux petit déjeuner, d'où une augmentation rapide et brutale de leur glycémie. Faites en sorte qu'il n'y ait pas plus de dix heures entre le dernier repas de la journée et le petit déjeuner, quitte à prévoir une sieste dans la journée, afin de recharger vos batteries et de ne pas être obligée d'aller vous coucher avec les poules.

➽ Méfiez-vous des mentions « convient aux diabétiques », « sans sucres ajoutés » ou « pauvres en glucides » sur les emballages. En effet, les produits concernés sont généralement très riches en kilocalories et en graisses saturées qui favorisent les gaz, les ballonnements et les diarrhées. Méfiez-vous également des produits « allégés » ou « maigres », à forte teneur en glucides ou qui contiennent principalement des glucides à index glycémique élevé.

Suivre ces recommandations et pratiquer une activité physique modérée vous permet de contrôler votre glycémie sans avoir recours à de l'insuline ou à un autre médicament et diminue les risques pour votre enfant de disposer de plus de glucose qu'il ne lui en faut.

LA RÈGLE DES « SIX SUR SEPT »

Si on considère que vous prenez environ vingt et un repas principaux par semaine, vous en préparez probablement dix-huit (sept petits déjeuners, cinq déjeuners, six dîners ou autres combinaisons). Par la règle des « six fois sur sept », on entend que dès que vous avez à préparer un repas, vous devez opter pour une alimentation saine et équilibrée. Lorsque vous n'êtes pas en charge de la cuisine, asseyez-vous, détendez-vous et profitez !

Traiter un diabète gestationnel

Une alimentation à faible index glycémique diminue les risques d'avoir recours à un traitement, notamment à des injections d'insuline. Voyez avec votre médecin traitant ou votre gynécologue s'il est possible de modifier votre alimentation, afin de l'adapter à vos besoins avant de mettre en place une médication. Si malgré tout, vous n'arrivez pas à réguler votre glycémie, des injections d'insuline devront être envisagées.

Traitement à l'insuline

Le diabète gestationnel est dû à une augmentation de la résistance aux actions normales de l'insuline et à l'incapacité par les cellules bêta de sécréter plus d'hormone. Un apport en insuline aide donc l'organisme à surmonter ce problème. Or, l'insuline ne peut être administrée que sous forme d'injections (piqûres sous-cutanées). Pour des raisons évidentes, la majorité des femmes est réticente à l'idée d'avoir recours à ce type de traitement, même si on sait qu'au bout du compte les injections d'insuline ne causent pas plus, voire moins de désagréments que les hémoglucotests (obligatoires quel que soit le traitement mis en place).

Aujourd'hui, l'insuline est généralement administrée grâce à un stylo injecteur réutilisable, sur lequel on visse pour chaque dose une aiguille à usage unique[1].

Le type d'insuline et le dosage retenu dépendent de la patiente, les injections pouvant aller de deux à trois par jour, au moment des « gros » repas. L'insuline est généralement administrée grâce à une aiguille courte plantée dans le tissu sous-cutané, le plus souvent dans la cuisse ou le bras. Les injections d'insuline doivent être associées à un régime alimentaire adapté. Progressivement, la dose sera augmentée ou, au contraire, diminuée jusqu'à ce que la glycémie corresponde aux valeurs cibles. Hormis si l'apport en glucides est insuffisant, les risques d'hypoglycémie (baisse anormale et importante du taux de glucose dans le sang) sont minimes.

Comment et quand dois-je contrôler ma glycémie ?

Si vous avez développé un diabète gestationnel, vous devrez régulièrement contrôler votre glycémie. L'automesure de la glycémie consiste à prélever une goutte de sang au bout de son doigt. Si ce type de test n'est pas suffisamment fiable pour diagnostiquer un diabète gestationnel, il permet de surveiller au quotidien le taux de glucose dans le sang.

On comprend aisément que l'automesure, qui certes présente de nombreux avantages, soit parfois contraignante. Le contrôle de la glycémie varie d'une personne à l'autre. Les femmes qui, chaque jour, suivent le même régime alimentaire n'ont pas besoin de vérifier leur glycémie au quotidien. Quoi qu'il en soit, il est important de mesurer sa glycémie après un repas non seulement pour voir si le taux de glucose a augmenté progres-

1. Il existe aussi en France des stylos jetables préchargés. Voir le site de l'ANSM http://ansm.sante.fr/Dossiers-thematiques/Diabete/Les-systemes-d-administration-d-insuline/(offset)/3. (*NdE*)

sivement ou de manière rapide et brutale, mais également pour identifier les glucides qui le font le plus grimper. Chez les femmes enceintes, le taux de glucose dans le sang est à son maximum environ une heure après la fin du repas (contre environ trente minutes chez les femmes qui n'attendent pas de bébé). Plus ce pic glycémique est élevé, plus le bébé aura de graisse au niveau du ventre. Si nombre de femmes enceintes contrôlent leur glycémie une heure après les repas, rien ne vous empêche d'effectuer une mesure à d'autres moments de la journée.

Sachez néanmoins que le scénario le plus classique est de relever sa glycémie à jeun (le matin avant de manger), puis une heure après chacun des trois repas principaux.

Le travail et l'accouchement

Si vous êtes traitée pour un diabète gestationnel, l'obstétricien ou la sage-femme seront particulièrement vigilants au moment de l'accouchement. Si vous ne souffriez pas de diabète avant d'être enceinte, le traitement ne vous est pas tant administré pour soigner votre diabète gestationnel que pour favoriser le bon développement de votre bébé (pour les femmes ayant un diabète de type 1 ou de type 2, on cherche d'abord à traiter la maladie). C'est pourquoi, dès que le travail commence – accouchement spontané ou déclenché –, le traitement est interrompu sans qu'aucune précaution particulière ne soit prise.

Si tout se passe bien, il n'est pas nécessaire d'injecter de l'insuline une fois que le travail a débuté. Toutefois, si la dose administrée habituellement est élevée, il se peut que l'obstétricien prescrive une injection d'insuline à raison d'une demi-dose le soir précédant le déclenchement de l'accouchement ou d'une césarienne.

Après l'accouchement, le traitement est stoppé, mais vous devrez contrôler votre glycémie pendant encore un jour ou deux, afin de vérifier que le taux de glucose sanguin est redevenu normal.

Comment minimiser les risques de développer un diabète gestationnel lors d'une prochaine grossesse ?

Ce n'est pas parce que vous avez développé un diabète gestationnel que vous en aurez un à la grossesse suivante. En effet, les études montrent que le risque de récurrence est d'environ 50 %. Autrement dit, vous avez un risque sur deux que l'on diagnostique chez vous un diabète gestationnel lors d'une autre grossesse. Par précaution, nombreuses sont les femmes qui, après avoir développé un diabète gestationnel, optent pour une alimentation et un mode de vie qui augmentent l'action de l'insuline et, par-delà, diminuent les risques de diabète gestationnel lors d'une autre grossesse. Plusieurs études ont révélé que les femmes qui avaient développé un diabète gestationnel lors d'une première grossesse, mais pas au cours de la grossesse suivante, avaient considérablement limité leur consommation de graisses entre les deux grossesses. En effet, un faible apport en graisses, notamment en graisses saturées, rend l'organisme plus sensible à l'insuline ou, en d'autres termes, diminue la résistance à cette hormone.

D'autres stratégies se sont également avérées efficaces, comme une perte de poids progressive entre deux grossesses chez les femmes enrobées ou la pratique régulière d'une activité physique qui, d'une part, permet de contrôler son poids et, d'autre part, augmente la sensibilité à l'insuline.

Quel régime alimentaire dois-je suivre après avoir accouché ?

Exactement le même que le régime préconisé durant la grossesse, c'est-à-dire une alimentation à faible index glycémique qui favorise une sensation de satiété et augmente la sensibilité à l'insuline. Si certains écarts sont permis, nous vous encourageons toutefois vivement à consommer des glucides à faible index glycémique à chaque repas. Dans la quatrième partie, nous vous expliquerons comment privilégier une alimentation à faible index glycémique tout en vous faisant plaisir.

FOIRE AUX QUESTIONS

« Mon bébé naîtra-t-il avec un diabète ? »

Ce n'est pas parce que vous avez développé un diabète gestationnel que votre bébé présente plus de risques qu'un autre d'être un jour diabétique. Sachez, cependant, que si des membres de votre famille souffrent de diabète, votre enfant a plus de risques de développer un diabète de type 2. Idem si vous n'avez pas été prise en charge comme il se doit durant votre grossesse (voir les pages précédentes).

« Vais-je pouvoir allaiter mon enfant ? »

Le diabète gestationnel ne doit en aucun cas influer sur votre décision d'allaiter ou, au contraire, de ne pas allaiter. L'allaitement présente nombre de bienfaits pour le bébé, et ce que sa mère soit ou non diabétique (voir le chapitre 8). L'allaitement présente également nombre d'avantages pour la mère. En effet, selon plusieurs études, les risques de développer un diabète gestationnel lors d'une autre grossesse ou un diabète de type 2 sont moindres chez les femmes qui allaitent totalement leur enfant pendant quatre à six mois.

« Pourquoi ma glycémie à jeun est-elle élevée le matin alors que je n'ai rien avalé depuis la veille au soir ? »

La majorité du glucose présent dans le sang provient de l'alimentation. Par ailleurs, l'organisme produit constamment du glucose, notamment la nuit, c'est pourquoi la glycémie à jeun peut être très élevée, voire supérieure aux mesures effectuées à un autre moment de la journée. Rassurez-vous ! Vous n'êtes en rien responsable. Une glycémie à jeun élevée indique simplement que votre foie est particulièrement résistant à l'action de l'insuline. Des études cliniques ont montré que le fait de consommer des glucides à faible index glycémique – un verre de lait, un yaourt, un fruit ou une tranche de pain complet – le soir avant d'aller se coucher peut faire baisser la glycémie à jeun.

« Pourquoi ma glycémie augmente-t-elle alors que rien n'a changé dans mon alimentation ni dans mon mode de vie ? »

Une hausse de la glycémie peut être due à un stress. Le stress, quelle que soit son origine, favorise la sécrétion d'une hormone appelée cortisol. Le cortisol stimule les enzymes du foie qui produisent le glucose afin de répondre aux besoins de l'organisme, l'action de l'insuline étant de ce fait diminuée. Des contraintes professionnelles, des problèmes familiaux, une maladie – ne serait-ce qu'un rhume – sont autant de facteurs de stress. Si tous les matins réveiller et préparer vos enfants pour qu'ils aillent à l'école génère un stress, levez-les dix minutes plus tôt. Une infection ou un sommeil de mauvaise qualité peuvent également entraîner une hausse de la glycémie.

« Lorsque j'ai contrôlé ma glycémie, elle était très élevée et, cinq minutes plus tard, elle était normale. Comment expliquer cette différence ? »

Il est probable qu'une substance étrangère présente sur votre doigt – par exemple un minuscule morceau de fruit ou une goutte de jus de fruits – ait contaminé le sang testé. Si vous ne pouvez pas vous laver les mains avant de procéder à la mesure, prélevez une première goutte de sang, jetez-la, puis prélevez-en une seconde et faites le test.

Pour conclure

Le diabète gestationnel est un dysfonctionnement fréquent qui peut être lourd de conséquences, c'est pourquoi toutes les femmes doivent faire un test de dépistage. Un régime alimentaire adéquat et un traitement médicamenteux – insuline – minimisent les risques de donner naissance à un gros bébé et de voir votre enfant développer un diabète ou un autre trouble du métabolisme quand il sera plus âgé.

Les femmes chez lesquelles a été diagnostiqué un diabète gestationnel doivent :

- privilégier les repas légers et les collations réparties sur toute la journée ;
- essayer d'avoir chaque jour le même apport en glucides (demander conseil à un diététicien ou à un nutritionniste) ;
- privilégier les aliments à faible index glycémique ;

- consommer à chaque repas des glucides avec des légumes cuits ou crus, une protéine maigre et des graisses saines ;
- contrôler leur glycémie, afin de privilégier les aliments qui n'entraînent pas une hausse rapide et brutale du taux de glucose dans le sang, en veillant toutefois à manger à leur faim.

EN RÉSUMÉ

Treize règles d'or pour avoir un bébé en bonne santé

Adopter un mode de vie sain et équilibré et prendre des mesures, afin de ne courir aucun risque et d'assurer à votre bébé le meilleur départ qui soit dans la vie. À toujours avoir en tête :

- Si vous fumez, arrêtez.
- Ne buvez plus de boissons alcoolisées.
- Diminuez votre consommation de caféine.
- Privilégiez une alimentation riche en nutriments – vous avez deux personnes à nourrir, ce qui ne veut pas dire que vous devez manger deux fois plus.
- Ne consommez ni aliments susceptibles d'être contaminés (*Listeria monocytogenes*, salmonelle ou toxoplasmose), ni foie, ni poissons riches en méthylmercure.
- Pratiquez régulièrement une activité physique d'intensité modérée et à faible impact.
- Visez une prise de poids contrôlée.
- Ayez recours à une supplémentation en folates (vitamine B9) et en iode (si vous êtes réellement carencée dans ce dernier cas) ou prenez des compléments multivitaminiques destinés aux femmes enceintes. Ne faites jamais usage de compléments alimentaires sans en parler à votre médecin traitant ou à votre gynécologue, notamment si vous avez des problèmes de thyroïde.
- Si vous ne mangez ni poisson ni autres aliments riches en acides gras oméga-3, optez pour une supplémentation (huile de poisson ou acide docosahexaénoïque/DHA) [convient aux végétariennes et aux végétaliennes].
- Exposez-vous au soleil en prenant les précautions d'usage en fonction de la région dans laquelle vous vivez. Vérifiez votre taux de vitamine D et, si besoin, ayez recours à des compléments alimentaires.

- Ne prenez aucun médicament (sur ordonnance ou en vente libre) ou complément alimentaire sans avoir vérifié qu'il ne présentait pas de contre-indication durant la grossesse.
- Exposez-vous le moins possible aux substances chimiques potentiellement dangereuses, y compris les produits ménagers.
- Entre la 24e et la 28e semaine d'aménorrhée, voire plus tôt si vous présentez des facteurs de risque, faites un test de dépistage afin de savoir si vous avez développé un diabète gestationnel. Si la pathologie est diagnostiquée, contrôlez régulièrement votre glycémie.

III

Après le jour J : vous et votre bébé

Ce n'est pas parce que votre bébé vient de naître que vous pouvez vous permettre de manger n'importe quoi – qui plus est si vous allaitez. En effet, une femme qui allaite a besoin de plus de calories et de micronutriments qu'une femme qui ne donne pas le sein. Une fois l'allaitement terminé, vous devez montrer l'exemple à votre enfant en privilégiant une alimentation saine et équilibrée.

Dans cette partie, nous nous pencherons sur les besoins nutritionnels après la naissance de votre bébé et sur les bienfaits – pour vous et votre enfant – de l'allaitement, nous répondrons aux questions que se posent nombre de mamans (par exemple « ai-je suffisamment de lait pour bien nourrir mon bébé ? ») et nous ferons le point sur les aliments à privilégier au moment du sevrage. Pour finir, nous vous apprendrons à discerner les premiers signes d'un mal-être relativement fréquent dans les semaines, voire les mois qui suivent la naissance du bébé, à savoir la dépression du post-partum.

8

Allaiter son bébé et prendre soin de soi

S'occuper d'un nouveau-né est un travail à plein temps et vous n'avez plus une minute pour vous. Or, pour jouer votre rôle de mère et relever tous les défis qui accompagnent ce nouveau statut, il est impératif que vous preniez soin de vous. Dans ce chapitre, nous ferons le point sur les bienfaits – pour votre bébé, mais aussi pour vous – de l'allaitement et nous rassurerons toutes les femmes qui, pour une raison ou pour une autre, optent pour le lait maternisé. Nous répondrons aux questions les plus fréquentes que se posent les mamans, par exemple « mon enfant mange-t-il à sa faim ? », « comment faire pour retrouver la ligne ? » ou « quand pourrai-je reprendre une activité physique ? ». Enfin, nous aborderons un point qui touche une multitude de femmes qui viennent d'avoir un bébé : la dépression du post-partum.

Bien manger après la naissance de son bébé

Depuis que votre bébé est né, vous passez vos journées à le nourrir, à le changer, à lui donner le bain et, souvent, vous attendez qu'il s'endorme pour vous restaurer. Dans la mesure où vous êtes en congé de maternité, toute la famille s'attend et même trouve normal qu'en plus vous assumiez seule le ménage, les courses et la cuisine.

S'il est une période dans votre vie où vous pouvez vous permettre de manger plus qu'à l'accoutumée, c'est bien durant les semaines, voire les mois qui suivent la naissance de votre bébé ! En effet, si en général les femmes ne brûlent pas plus de calories au cours de leur grossesse, tout change durant l'allaitement.

Si vous décidez d'allaiter totalement votre enfant (ce que nous vous recommandons vivement), sachez que durant quatre à six mois, c'est vous et uniquement vous qui allez fournir à votre bébé toutes les kilocalories dont il a besoin. Mis à part la vitamine D, le lait maternel apporte à votre enfant toutes les composantes essentielles des protéines, les lipides, les féculents et autres éléments qui lui sont nécessaires pour bien se développer. Or, pendant les premiers mois qui suivent sa naissance, votre enfant grandit et grossit à toute vitesse. Jamais plus, même à l'adolescence, il ne grandira et ne grossira aussi vite.

À l'âge d'un mois, seul un nourrisson sur deux est allaité par sa mère et un sur trois l'est de façon exclusive, selon les résultats de l'enquête épidémiologique Épifane (Épidémiologie en France de l'alimentation et de l'état nutritionnel des enfants pendant leur première année de vie), coordonnée en 2012 par l'Institut de veille sanitaire (InVS). Il s'agit d'un des taux les plus faibles d'Europe, largement en deçà des recommandations de l'OMS d'allaitement exclusif pendant six mois). Il est pourtant prouvé que plus les femmes allaitent longtemps, plus grands sont les bienfaits pour l'enfant, mais aussi pour elles.

À plus d'un égard, les glandes mammaires sont des organes à part. Elles grandissent et grossissent tout au long de la grossesse. Les seins d'une femme qui allaite peuvent fournir jusqu'à un litre de lait par jour. Si, par nature, vous êtes dotée de petits seins, vous serez probablement ravie d'avoir une poitrine généreuse durant votre grossesse et pendant toute la période où vous allaitez. Chez la femme enceinte, les glandes mammaires se développent rapidement sous l'influence des hormones de la grossesse, notamment des œstrogènes, de la progestérone et de la prolactine. Un taux élevé d'œstrogènes et de progestérone durant la grossesse inhibe la production de lait ; or au moment de la naissance, et plus précisément de la délivrance, ce taux chute brutalement et la prolactine prend le relais, afin de stimuler la montée de lait.

Au moment de la tétée, la succion déclenche également des réponses hormonales. Lorsque les lèvres du bébé entrent en contact avec le mamelon, de la prolactine est sécrétée par l'hypophyse, une glande située dans le cerveau, ce qui stimule la production d'une autre hormone, l'ocytocine, qui, elle, favorise l'éjection du lait. Le lait stocké dans les seins passe par les canaux galactophores qui débouchent sur le mamelon. Chaque fois que votre bébé tète, des impulsions nerveuses qui vont du mamelon jusqu'à l'hypothalamus (le poste de commande), situé à la base du cerveau, stimulent la production de prolactine, la multipliant alors par dix. Ce phénomène, qui dure environ une heure, se produit à chaque tétée. La sécrétion d'ocytocine augmente elle aussi, mais dans des proportions moindres.

Votre organisme est conçu de manière à ce que vous puissiez donner le sein aussi longtemps que vous et votre enfant le souhaitez. Tout est parfaitement contrôlé et vous ne synthétisez que la quantité de lait que votre bébé tire. Si les tétées sont rapprochées ou si votre bébé reste longtemps au sein, rassurez-vous, il aura toujours de quoi téter.

Pour allaiter comme pour tout, il y a une façon de faire qui n'est pas innée, mais qui doit être enseignée aux mamans par des personnes plus expérimentées, par exemple leur propre mère, une sage-femme ou une puéricultrice. Le fait de « ne pas avoir suffisamment de lait » est généralement dû à deux raisons principales : la mère veut aller trop vite et ne prend pas le temps de donner le sein dans de bonnes conditions ou le bébé refuse de prendre le sein soit parce qu'il ne se sent pas bien, soit parce qu'il n'a qu'une envie, dormir.

Les premiers jours

Durant les dernières semaines de la grossesse et les deux jours qui suivent la naissance, les glandes mammaires sécrètent un liquide jaunâtre appelé « colostrum ». Du fait de sa faible teneur en eau, le colostrum est plus épais que le lait. Très riche en protéines, il stimule le système immunitaire du nouveau-né et le protège contre les infections au cours des premiers mois de sa vie. Dans les jours qui suivent la naissance, la quantité de lactose et de graisses augmente progressivement pour donner au bout d'une semaine un liquide qui ressemble à s'y méprendre à du lait. Il faut, néanmoins, que la mère allaite encore pendant deux semaines pour que le lait produit renferme tous les constituants qui caractérisent le lait humain à maturité ou lait mature.

Le colostrum protège votre bébé durant les premiers mois qui suivent sa naissance.

COMPOSITION NUTRITIONNELLE DU LAIT MATERNEL À MATURITÉ

Constituants	Pour 100 ml
Énergie (kcal)	67
Protéines (g)	1,3
Lipides (g)	4,2
Glucides (g)	7
Sodium (mg)	15
Calcium (mg)	35
Fer (mg)	76
Vitamine A (µg)	60
Vitamine C (µg)	3,8
Vitamine D (µg)	0,01

Le lait maternel contient également différentes substances que l'on ne retrouve dans aucun autre lait, mais qui sont essentielles pour les bébés. Nombre d'entre elles résistent relativement bien aux enzymes digestives et, de fait, protègent le système digestif sur toute sa longueur, ainsi que les voies respiratoires supérieures. Un bébé uniquement nourri avec du lait maternel est, par conséquent, moins sujet aux gastro-entérites, aux problèmes respiratoires (rhumes) et aux otites.

Ce qui fait du lait maternel un protecteur inégalable

- Les glucides, qui empêchent les agents pathogènes[1] de se fixer sur les tissus de l'organisme.
- Les sucres, qui favorisent la croissance des « bonnes » bactéries dans la partie inférieure de l'appareil digestif.

---

1. Un agent pathogène est une bactérie ou un virus susceptibles d'engendrer une maladie.

- Les anticorps connus sous le nom d'« immunoglobulines » (IgA et IgG), qui empêchent les agents pathogènes de se fixer et de se multiplier.
- Les agents anti-inflammatoires.
- Les antioxydants.
- Les globules blancs.
- La lactoferrine, une protéine qui se lie au fer et inhibe les virus qui ont besoin de fer pour se développer.
- Le lysozyme, une enzyme qui attaque les agents pathogènes.
- Les antiviraux et autres facteurs qui luttent contre les infections.

Les bienfaits de l'allaitement

Allaiter est à la fois économique, pratique – rien à préparer, rien à chauffer, « à portée de la main » à tout moment – et bénéfique pour vous comme pour votre bébé, à condition, bien entendu, que vous puissiez l'assumer physiquement et psychologiquement. Certains traitements (par exemple la chimiothérapie) ou médicaments rendent l'allaitement impossible. Pour nombre de raisons, les spécialistes de la santé recommandent aux mères d'allaiter totalement leur enfant (par opposition à un allaitement mixte) jusqu'à ce qu'il ait entre quatre et six mois (voir encadré page suivante).

En effet, des études tendraient à prouver que les bébés nourris au sein ont moins de risques d'être en surpoids ou de devenir obèses. Des hypothèses que devraient confirmer des recherches complémentaires. L'allaitement maternel diminuerait également les risques de développer des allergies, notamment la maladie cœliaque – intolérance au gluten, une protéine présente dans le blé, le seigle et l'orge –, ou un diabète (de type 1 ou de type 2).

Si vous avez souffert d'un diabète gestationnel, allaiter votre enfant réduirait, par ailleurs, les risques que vous développiez un diabète de type 2 à plus ou moins long terme.

L'ALLAITEMENT MATERNEL

- Protège votre bébé contre nombre de maladies et d'infections.
- Est le meilleur aliment qui soit pour votre bébé.
- Diminue les risques de syndrome de mort subite du nourrisson (MSN).
- Diminue les risques pour votre enfant de développer un diabète (de type 1 ou de type 2) quand il sera plus âgé.
- Diminue les risques d'allergies et d'asthme.
- Est moins cher et moins contraignant que le lait maternisé – pas de lait, de biberons ni de tétines à acheter, pas de nettoyage ni de stérilisation et aucune préparation.
- Diminue les risques pour la mère de développer un cancer du sein ou des ovaires.
- Diminue les risques de souffrir d'une dépression du post-partum.
- Diminue les risques de développer un diabète de type 2 si vous avez eu un diabète gestationnel.

Si vous ne pouvez pas allaiter très longtemps votre enfant soit parce que vous devez reprendre votre activité professionnelle, soit par choix, inutile de culpabiliser. En effet, les laits maternisés contiennent tous les éléments indispensables pour que votre enfant soit en bonne santé et se développe comme il se doit. Le lait de vache ne peut pas être administré aux nouveau-nés, car il est trop riche en protéines et autres substances (un veau voit son poids doubler en un mois contre trois mois, voire plus, pour un bébé). Autrefois, des milliers de nourrissons exclusivement alimentés au lait de vache mouraient de déshydratation ou de dysfonctionnement rénal. Aujourd'hui, les bébés nourris au lait maternisé grandissent et grossissent généralement un peu plus vite que les enfants nourris au sein, mais ils sont aussi davantage sujets aux infections durant les premiers mois qui suivent leur naissance, ce qui n'est pas très grave dès lors qu'ils vivent dans un pays développé.

Les macronutriments et les micronutriments contenus dans le lait maternel

Chez les femmes qui mangent à leur faim, il n'y a pas véritablement de lien entre l'alimentation et le fait qu'elles puissent produire la quantité de lait nécessaire à leur enfant. La plupart d'entre elles puisent dans les réserves qu'elles ont constituées tout au long de leur grossesse, afin d'offrir à leur bébé un lait doté de toutes les composantes essentielles.

Hormis si elles souffrent de la faim, les femmes – y compris les femmes qui vivent dans les pays les plus pauvres – produisent en moyenne 700 millilitres (ml) de lait par jour. Dès qu'elles passent à l'allaitement mixte ou qu'elles commencent à donner des aliments solides à leur bébé, la production de lait tombe entre 300 et 600 ml par jour (selon la loi de l'offre et de la demande).

Jour après jour, et ce quelle que soit votre alimentation, les principaux macronutriments – protéines, lipides et glucides – contenus dans le lait restent stables, alors que le rendement énergétique est de 60 à 72 kcal pour 100 ml[1]. *A contrario*, la teneur en nutriments (vitamines et minéraux) dépend de votre alimentation.

Les protéines

Si on le compare au lait d'autres mammifères, le lait maternel est beaucoup moins riche en protéines avec seulement 1 g de protéines pour 100 ml (voir encadré page 158). Six mois après la naissance, la teneur en protéines est plus faible encore. Environ 40 % des protéines contenues dans le lait maternel sont des caséines, contre 60 % de lactosérum, ce qui est très différent du ratio dans le lait de vache, beaucoup plus riche en caséines. Les protéines du lait maternel fournissent tous les acides aminés nécessaires à la fabrication des nouveaux tissus, des hormones et des enzymes de votre bébé. Elles le protègent également contre les infections, contribuent à la

---

1. Valeur moyenne retenue en France de 67 kcal pour 100 ml – sources ministère de la Santé et Société française de pédiatrie. (*NdE*)

synthèse du lactose (un sucre contenu dans le lait) et véhiculent certains minéraux dont votre enfant a besoin.

Les lipides

Principaux constituants du lait maternel, les lipides fournissent de l'énergie et transportent les vitamines liposolubles et les hormones. Chez les femmes ayant une alimentation correcte, la teneur en lipides du lait produit est d'environ 4 g pour 100 ml. Plus l'adiposité chez la mère est importante, plus le taux de lipides dans son lait est élevé. Plus étonnant encore, la nature des graisses contenues dans le lait est le reflet des graisses présentes dans l'alimentation de la mère. Autrement dit, si vous consommez des poissons riches en acides gras oméga-3 à longue chaîne, votre lait sera riche en acides gras oméga-3 à longue chaîne, qui jouent un rôle essentiel dans le développement cérébral et l'acuité visuelle de l'enfant. Pour les chercheurs évolutionnistes, notre cerveau, qui est un organe à la fois volumineux et complexe (le cerveau humain est trois fois plus lourd que celui des chimpanzés), ne se serait pas développé sans un apport important en oméga-3 à longue chaîne. Aujourd'hui, nous consommons moins de poissons que nos ancêtres ; or, compenser cette perte en acides gras oméga-3 par d'autres aliments n'est pas toujours facile.

C'est pourquoi certaines instances recommandent aux mères qui allaitent de prendre chaque jour des compléments alimentaires à base d'huile de poisson, tandis que d'autres les encouragent à adopter une alimentation de qualité et à consommer des aliments riches en oméga-3, notamment du poisson frais ou en conserve et des œufs enrichis en oméga-3 (voir encadré page 244).

Les glucides

Le principal glucide contenu dans le lait maternel est un sucre appelé « lactose », dont la structure est similaire à celle du sucre de table (saccharose), mais qui est moins sucré. Si on le compare au lait des autres mammifères, le lait maternel est le plus riche en lactose avec environ 7 g pour 100 ml, soit près de deux fois plus que le lait de vache (4 g pour 100 ml). Cette forte concentration pourrait être due aux besoins en glucose de notre cerveau. Le lactose est assimilé par une enzyme, la lactase, présente dans les cellules qui tapissent l'appareil digestif. Jusqu'à leur troisième ou leur cinquième année, tous les enfants disposent de suffisamment de lactase pour décomposer le lactose en glucose et en galactose. Passé cet âge, la quantité de lactase diminue plus ou moins du fait d'un processus génétiquement déterminé observé chez tous les mammifères (y compris les chiens, les chats, les rats, les souris, etc.). Cette baisse du taux de lactase explique pourquoi nombre d'adultes souffrent d'une intolérance au lactose, qui se manifeste par des ballonnements, voire des diarrhées si trop de lactose est consommé en une seule fois. Les populations d'Europe du Nord tolèrent particulièrement bien le lactose, une caractéristique qui semble liée à la consommation importante de lait frais par leurs ancêtres.

On a souvent tendance à négliger une autre forme de glucides présente dans le lait maternel, à savoir les oligosaccharides. Ces sucres complexes, qui ne sont pas digérés et restent dans l'intestin grêle, empêchent les agents pathogènes d'y pénétrer et favorisent la croissance de bonnes bactéries dans le gros intestin du bébé. La présence d'oligosaccharides dans le lait maternel expliquerait en partie pourquoi les enfants nourris au sein souffrent moins de problèmes gastro-intestinaux. Aujourd'hui, certains fabricants de laits maternisés vont même jusqu'à ajouter ces glucides complexes dans leurs produits.

Les vitamines et les minéraux

La teneur en vitamines hydrosolubles (vitamines C, B1, B2, B6, etc.) dans le lait maternel est directement liée à la quantité de vitamines apportées par l'alimentation de la mère. C'est pourquoi vous devez impérativement veiller à avoir une alimentation saine et équilibrée les dernières semaines de votre grossesse, mais aussi après la naissance de votre bébé si vous décidez de l'allaiter. La teneur en vitamines liposolubles (vitamines A, D, E et K) est plus constante. En effet, ces vitamines sont stockées par l'organisme (généralement dans le foie). Autrement dit, si durant une période donnée votre alimentation est pauvre en vitamines liposolubles, il y en aura toujours suffisamment dans votre lait pour répondre aux besoins de votre enfant. Il semblerait qu'il en soit de même pour la teneur en minéraux. Toutefois, si vous ne bénéficiez pas d'une alimentation saine et équilibrée sur une longue période, vos réserves vont peu à peu s'épuiser. Il est donc primordial, pour le bon développement de votre enfant, que vous consommiez des aliments riches en vitamines hydrosolubles et liposolubles.

L'allaitement maternel et les recommandations nutritionnelles

L'énergie dépensée par une femme allaitante dépend en grande partie de la quantité de lait que boit son bébé. Si nous considérons que le lait maternel fournit environ 0,72 kcal/ml et que votre bébé tète près d'un litre de lait par jour, nous arrivons à un total de 720 kcal dépensées au quotidien[1]. Mais produire tout le lait dont a besoin votre enfant consomme également de l'énergie, c'est pourquoi vous devez absorber 880 kcal supplémentaires par jour[2]. Précisons toutefois que la plupart des femmes stockent de la graisse durant leur grossesse, graisse dont elles cherchent à se débarrasser dès que leur bébé est né. En tenant compte de ce facteur, les professionnels de la santé s'accordent à dire que les femmes qui allaitent doivent avoir un apport calorique additionnel de 455 à 480 kcal par jour – soit environ 20 % de plus que l'apport calorique normal. Or, si presque toutes les femmes allaitantes mangent plus, certaines se dépensent moins qu'à leur habitude.

Si vous avez débuté votre grossesse avec quelques kilos en trop, c'est le moment idéal pour vous en débarrasser, à condition d'y aller progressivement, c'est-à-dire de ne pas perdre plus de 500 g par semaine sous peine de produire un lait de moins bonne qualité et de ralentir le développement de votre enfant. Si, *a contrario*, vous étiez trop maigre au moment de la conception, prenez trois repas par jour et mangez suffisamment, afin de ne pas maigrir. Si vous avez un appétit d'oiseau, prenez une collation entre

1. En France, on retient généralement la valeur moyenne de 0,67 kcal/ml pour une production de 750 ml par jour, ce qui correspond à une dépense énergétique de 502 kcal – sources ministère de la Santé et Société française de pédiatrie. (*NdE*)
2. Augmentation des besoins de près de 630 kcal par jour, selon les mêmes sources. (*NdE*)

deux repas (par exemple des noix et des fruits secs), qui vous apportera les calories dont vous avez besoin.

Durant toute la période où vous allaitez, vous devez consommer 15 à 20 g de protéines en plus par jour – un besoin supplémentaire qui peut sans problème être couvert par l'alimentation. Idéalement, votre apport quotidien en folates doit être augmenté d'environ 100 µg par rapport à l'apport avant la conception (comme indiqué au chapitre 3, nombre de femmes enceintes doivent avoir recours à une supplémentation en

BESOINS NUTRITIONNELS SUPPLÉMENTAIRES LIÉS À L'ALLAITEMENT (SURPLUS QUOTIDIEN PAR RAPPORT AUX BESOINS AVANT LA CONCEPTION)

Énergie (kcal)	478
Protéines (g)	15-20
Fibres (g)	5
Eau (ml)	500
Vitamine A (µg)	400
Vitamine B1 (mg)	0,3
Vitamine B2 (mg)	0,5
Niacine (mg)	3
Acides gras oméga-3 : acide alpha-linolénique (ALA) (mg)	400
Vitamine B6 (mg)	0,7
Vitamine B12 (µg)	0,4
Folates (vitamine B9) (µg)	100
Vitamine C (mg)	40
Calcium (mg)	250-300
Iode (µg)	120
Fer (mg)	9
Zinc (mg)	4
Acides gras oméga-3 : acide eicosapentaénoïque (EPA) + acide docosahexaénoïque (DHA) (mg)	55

folates). Si durant l'allaitement vous pouvez vous passer de compléments alimentaires, veillez toutefois à consommer des aliments riches en folates, notamment des légumes verts à feuilles.

Un litre de lait maternel contient entre 250 et 300 mg de calcium, soit l'équivalent d'une portion supplémentaire d'un produit laitier ou de tout autre aliment riche en calcium par jour.

Le lait maternel a une teneur relativement faible en vitamine D, soit environ 0,1-1 µg/l. La vitamine D est stockée dans le foie ; or, ces réserves sont épuisées dans les deux mois qui suivent la naissance du bébé. Comme nous l'avons souligné au chapitre 3, l'alimentation (même la plus saine et la plus équilibrée qui soit) n'arrive quasi jamais à répondre à nos besoins en vitamine D, et il est important que vous exposiez votre peau aux rayons du soleil en prenant toutes les précautions d'usage (voir page 65).

Les collations

Comme indiqué ci-dessus, vos besoins en calories et en nutriments sont plus importants si vous allaitez. Si ces besoins additionnels peuvent être parfaitement couverts par une alimentation adéquate, il n'est pas toujours facile avec un nouveau-né de s'asseoir à une table pour prendre son repas. Dans la quatrième partie, nous vous donnons nombre de conseils pratiques pour que vous ne souffriez d'aucune carence nutritionnelle. Vous trouverez, dans la cinquième partie, des recettes saines et rapides à concocter, qui sauront ravir vos papilles gustatives.

Si vous n'arrivez pas à vous poser et à mettre les pieds sous la table, faites en sorte de toujours avoir à portée de la main une collation et une boisson (un verre d'eau) lorsque vous donnez le sein à votre bébé. En effet, il est important que vous fassiez le plein d'énergie et que vous vous hydratiez alors que votre bébé puise en vous tout ce dont il a besoin.

DES COLLATIONS À TOUJOURS AVOIR À PORTÉE DE LA MAIN

- Une tartine grillée de pain complet avec ou sans raisins secs.
- Un sandwich à base de pain complet.

• Un verre de lait ou de lait de soja.

• Un smoothie aux fruits.

• Un yaourt.

• Des fruits secs et des noix.

• Des petits pains scandinaves à la farine complète avec du fromage ou un avocat et une tomate.

• De l'houmous ou du tzatziki avec des crudités.

• Du muesli ou des flocons d'avoine avec du lait demi-écrémé ou du lait de soja.

• Une petite boîte de haricots à la sauce tomate.

• Des pois chiches cuits au four.

ATTENTION !

Certaines femmes ont du mal à respecter l'apport nutritionnel recommandé aux mères qui allaitent :

• Les femmes qui suivent un régime alimentaire très strict.

• Les femmes végétariennes.

• Les femmes qui suivent un régime pour perdre du poids.

• Les femmes qui évitent de consommer des produits laitiers.

• Les femmes qui ont des petits revenus.

Si vous êtes strictement végétalienne (sans apport de protéines animales) et que vous allaitez, votre enfant risque de souffrir d'une carence en vitamine B12 pouvant avoir des effets délétères sur le développement de son système neurologique. Vous devez, de ce fait, veiller à consommer des aliments enrichis en vitamine B12 ou prendre des compléments alimentaires. Par ailleurs, si vos taux de vitamine D et de calcium sont relativement bas, exposez-vous aux rayons du soleil – tout en observant les précautions d'usage –, afin de stimuler la synthèse de vitamine D. Si vous souffrez de diabète de type 1 et que vous allaitez, consultez un diététicien ou un nutritionniste qui sauront vous conseiller.

Les aliments à consommer avec modération ou à éviter durant l'allaitement

Vous trouverez ci-dessous les aliments et les boissons à consommer avec modération, voire à éliminer si vous allaitez votre bébé.

- **La caféine :** nous conseillons aux femmes qui allaitent de ne pas consommer plus de 300 mg de caféine par jour (ce qui équivaut à peu près à la quantité de caféine dans trois tasses de café). La caféine passe dans le lait avec une concentration maximale environ soixante minutes après l'ingestion. Les nouveau-nés la métabolisent très lentement et, de ce fait, son taux augmente au fur et à mesure que la mère en absorbe. Souvenez-vous que la caféine n'est pas présente uniquement dans le café, mais également dans le thé, les boissons au cola, les boissons énergisantes et le chocolat. (Pour plus d'informations sur la teneur en caféine de certains aliments et boissons, reportez-vous à l'encadré page 70.)
- **Les boissons alcoolisées :** si vous allaitez, mieux vaut faire preuve d'abstinence. En effet, l'alcool passe dans le lait. Si vous vous autorisez un verre, buvez-le lorsque votre enfant vient juste de prendre le sein, afin que le taux d'alcool dans votre lait soit au plus bas lors de la tétée suivante. Gardez à l'esprit qu'il faut à peu près deux heures à votre organisme pour métaboliser l'alcool contenu dans un verre. Si vous avez une soirée et que vous envisagez de boire plus d'un verre d'alcool, pensez à tirer votre lait.
- **Les aliments contenant du méthylmercure et autres métaux lourds :** si nous recommandons aux femmes enceintes d'être particulièrement vigilantes quant à leur consommation de poisson, elles peuvent baisser un peu la garde lorsqu'elles allaitent leur enfant (mais la vigilance reste de mise). De fait, le fœtus a plus de risques d'être exposé à des taux de métaux lourds très élevés que le bébé nourri au sein. Néanmoins, tous les métaux – quels qu'ils soient – qui contaminent l'eau potable se retrouvent dans le lait maternel. Ne culpabilisez pas et ne vous dites pas que vous allez cesser d'allaiter pour passer au lait maternisé. En effet, il semblerait que la teneur en cadmium (un métal lourd extrêmement toxique) soit six fois plus élevée dans le lait maternisé que dans le lait maternel. Mais ce n'est pas tout, le lait de soja contiendrait vingt fois plus de cadmium que le lait maternel.

- **Les compléments alimentaires à base de plantes :** si vous allaitez, n'ayez jamais recours à une supplémentation, quelle qu'elle soit, sans en parler à votre médecin traitant, à une sage-femme ou à une puéricultrice.

Les allergènes potentiels

Aucune étude scientifique ne permet d'affirmer que le fait de ne pas consommer certains aliments durant la période d'allaitement diminue les risques pour l'enfant de développer une allergie. Toutefois, plusieurs rapports montrent que, lorsque la mère qui allaite n'absorbe pas certains allergènes (lait, œufs et poisson), son enfant présente moins de risques de développer une dermatite atopique (ou eczéma atopique) dans les premières années de sa vie, une hypothèse que réfutent d'autres études. Conclusion : mieux vaut opter pour la prudence en attendant des résultats complémentaires.

Des femmes qui allaitaient n'ont pas hésité à sevrer leur bébé pour lui donner un lait maternisé « hypoallergénique » (lait dont la composition minimise les risques d'allergie), convaincues que leur enfant aurait moins de risques d'être allergique, ce qui a été totalement démenti par une étude à grande échelle menée à Melbourne (Australie). En effet, les chercheurs ont travaillé avec des enfants nés dans des familles à haut risque d'allergie, jusque-là nourris au sein. Un groupe d'enfants, une fois sevré, a été nourri avec du lait en poudre hypoallergénique, tandis que l'autre l'a été avec du lait maternisé à base de lait de vache. Sept ans plus tard, les résultats ont montré qu'il n'y avait pas plus de cas d'eczéma, d'asthme ou de rhume des foins chez les enfants entrant dans la seconde catégorie. Si des membres de votre famille et/ou de votre belle-famille sont allergiques, nous vous conseillons vivement de donner le sein à votre enfant, afin qu'il bénéficie de tous les bienfaits de l'allaitement.

Le tabagisme

Si la nocivité du tabac lors de la grossesse est prouvée, on sait encore peu de chose sur ses effets sur les enfants nourris au sein. Toutefois, nous ne pouvons que conseiller aux femmes qui ont arrêté de fumer lorsqu'elles étaient enceintes de ne pas reprendre la cigarette après la naissance de leur bébé. En effet, des études ont montré que les enfants dont la maman fume sont plus sujets aux rhumes, aux otites, à l'asthme et aux coliques dans les premiers mois qui suivent leur naissance. Le taux de mort subite du nourrisson (MSN) est également plus élevé chez les enfants dont un des parents (ou les deux) fume. Si malgré tous vos efforts vous n'arrivez pas à vous passer de la cigarette, ne renoncez pas pour autant à l'allaitement. En effet, le lait maternel protège le bébé de certains effets délétères causés par les toxines présentes dans la fumée. Veillez à ce que votre enfant ne soit pas exposé au tabagisme passif et demandez toujours aux personnes de votre entourage de fumer dehors.

Gérer les problèmes liés à l'allaitement

L'allaitement n'est malheureusement pas toujours une partie de plaisir. Si, pour une raison ou pour une autre, vous avez du mal à allaiter, sachez que vous n'êtes pas la seule dans ce cas et qu'avec de l'aide tout rentrera dans l'ordre. Voici quelques petits conseils pour régler les problèmes les plus fréquents.

Trop de lait

Certaines femmes ont énormément de lait et leur bébé est très rapidement repu. Il est normal que, dans les jours qui suivent la naissance de votre enfant, vos seins gonflent et durcissent. Cet engorgement est généralement temporaire et tout rentre rapidement dans l'ordre. En fait, il vous faut compter à peu près six semaines pour que vos seins produisent la quantité correspondant aux besoins de votre bébé. Si, passé ce délai, vous avez encore trop de lait, demandez conseil à votre médecin traitant, à une sage-femme ou à une puéricultrice. N'hésitez pas à contacter La Leche League France/la Ligue La Leche, une organisation qui soutient et vient en aide aux femmes rencontrant des difficultés au moment de l'allaitement (www.lllfrance.org).

Pas assez de lait

Si votre bébé pleure après la tétée, ce qui vous vient immédiatement à l'esprit c'est que vous n'avez pas suffisamment de lait et qu'il a encore faim. Or, si votre organisme a été capable de lui fournir tout ce dont il avait besoin *in utero*, il est plus que capable de lui fournir tout ce dont il a besoin après sa naissance. Il y a fort à parier que votre bébé s'agite et pleure pour d'autres raisons, et le mieux est de prendre rendez-vous avec votre médecin traitant ou votre pédiatre, ou encore de consulter le site de la Ligue La Leche.

➽ Si vous observez au minimum deux des six points ci-après, vous n'avez pas d'inquiétude à avoir, vous disposez de suffisamment de lait pour répondre aux besoins de votre bébé :

- Au moins cinq couches jetables mouillées (ou entre six et huit couches en tissu) par jour (vingt-quatre heures). Des urines foncées et malodorantes indiquent que votre enfant n'a pas eu assez à boire.
- Au cours des semaines qui suivent sa naissance, un bébé produit deux selles par jour, voire plus, pour passer ensuite à une émission une fois par jour.
- Une peau colorée et une bonne tonicité musculaire.
- Votre bébé est éveillé, le plus souvent satisfait et ne réclame pas sans arrêt à manger.
- La nuit, votre bébé se réveille et réclame à manger. Il est rare que les nouveau-nés fassent leur nuit. En règle générale, ils se réveillent une fois, voire plus.
- Votre enfant grandit et grossit, et son tour de tête augmente.

Une mastite

Cette inflammation est due à un canal galactophore bouché. Le lait, qui ne peut plus s'écouler, appuie sur le tissu du sein et crée une inflammation avec ou sans infection. Les symptômes, qui sont identiques à ceux de la grippe, surviennent tout d'un coup. Le sein est enflé, douloureux et rouge. Une mastite peut donner de la fièvre. Il faut immédiatement consulter, afin qu'un traitement soit mis en place dans les délais les plus brefs.

Si vous souffrez d'une mastite, ne sevrez pas votre enfant. En effet, il est important que votre bébé tète le plus possible de manière à vider vos seins. N'ayez pas d'inquiétude, le lait qu'il boit est sain. Pour plus d'informations sur le sujet, consultez le site de la Ligue La Leche.

Depuis sa création aux États-Unis en 1956, la Ligue La Leche (LLL) promeut l'allaitement maternel. Présente dans plus de soixante-dix pays, l'association s'est implantée en France en 1979 et compte aujourd'hui cent quatre-vingt-dix antennes sur notre territoire. Par le biais de réunions, de standards téléphoniques et de la Journée internationale de l'allaitement, la Ligue La Leche conseille et soutient les femmes allaitantes, et répond à toutes leurs interrogations. N'hésitez pas à contacter la Ligue La Leche de votre région ou consultez le site Internet : www.lllfrance.org.

PRENDRE SOIN DE SES SEINS PENDANT L'ALLAITEMENT

Lorsqu'elles commencent à allaiter, nombre de femmes ont mal aux seins. Si possible, achetez un soutien-gorge d'allaitement qui maintient parfaitement la poitrine (mesdames, les soutiens-gorge sexy seront pour plus tard !). N'utilisez aucun produit susceptible d'assécher votre peau, tel qu'un gel à base d'alcool, et évitez de vous frotter avec une brosse ou une serviette de toilette rugueuse.

Installez-vous confortablement pour donner la tétée à votre enfant. Comme nous l'avons vu précédemment, il y a véritablement une façon de faire et, une fois encore, lors de la première mise au sein, n'hésitez pas à demander conseil à une sage-femme ou à une puéricultrice. Conseil d'amie : serrez les dents !

Lorsque votre bébé est rassasié, retirez le mamelon de sa bouche et extrayez quelques gouttes de lait. Vous pouvez garder votre soutien-gorge ouvert quelques minutes jusqu'à ce que vos mamelons soient parfaitement secs. Si vous utilisez des coussinets d'allaitement, changez-les fréquemment, afin que vos mamelons ne soient jamais humides. Si vos mamelons sont sensibles, mettez des coquilles d'allaitement ou des protège-mamelons pour empêcher vos vêtements de frotter sur la peau et laisser l'air circuler.

Lorsque l'allaitement n'est pas possible

Il arrive parfois qu'une mère ne puisse pas allaiter son enfant qui vient de naître : l'enfant est un grand prématuré et devra rester en couveuse durant plusieurs semaines, voire plusieurs mois ; vous suivez une chimiothérapie ou vous prenez des médicaments qui sont bons pour vous, mais pas pour votre bébé. Pas de panique ! Dans le monde, des milliers d'enfants sont nourris avec des laits maternisés, y compris des laits spécialement conçus pour les prématurés. Dans certains cas, la mère peut tirer son lait et le donner à son enfant *via* une sonde. Une fois que son bébé n'est plus en couveuse, elle peut sans problème l'allaiter.

Les bébés de très petit poids à la naissance ou nés prématurément

Les enfants nés à terme peuvent sans difficulté prendre le sein ou boire au biberon, ce qui n'est pas le cas des bébés nés prématurément, qui n'ont pas la force de téter et ont du mal à avaler. Ils doivent alors être intubés et nourris par sonde jusqu'à ce qu'ils soient stables sur le plan médical et capables de s'alimenter normalement, même s'ils sont encore faibles et présentent un problème de coordination – le fait de téter, respirer et avaler est, en effet, plus difficile qu'il y paraît.

Si votre bébé est né prématurément, il est important que vous bénéficiiez des conseils d'un professionnel de la santé, afin que votre enfant prenne du poids et se développe le mieux possible. En effet, les risques de rencontrer des problèmes physiques et moteurs sont plus grands chez les enfants qui, dès leur naissance, ont du mal à se nourrir.

Retrouver votre silhouette d'« avant »

Vous venez de donner naissance à un enfant et il est normal que vous n'ayez pas perdu tous les kilos pris au cours des neuf mois de grossesse. Votre utérus n'a pas encore retrouvé sa taille naturelle (il va peu à peu rétrécir), votre volume sanguin est encore élevé et dame Nature vous a dotée de 3 ou 4 kg de graisse en prévision de l'allaitement. Si vous avez des kilos en trop, vous serez peut-être tentée de retrouver votre ligne le plus vite possible. Or, suivre un régime draconien et perdre rapidement du poids n'est pas du tout recommandé si vous venez d'avoir un bébé, surtout si vous allaitez. Il vous faut des calories et des nutriments, et un régime alimentaire risque d'avoir des effets négatifs sur la quantité de lait produite, sans parler de votre état physique et psychique, vous qui devez jour et nuit répondre aux besoins de votre bébé. Même si vous n'allaitez pas, ne faites pas n'importe quoi. Comme toujours, bouleverser ses habitudes du jour au lendemain est voué à l'échec. Par conséquent, si vous voulez modifier votre mode de vie – nouvelles habitudes alimentaires et pratique d'une activité physique –, ne mettez pas en place des changements trop radicaux que vous serez tentée d'abandonner au bout de deux semaines. Ce conseil est d'autant plus important que, maintenant que vous êtes maman, vous avez certainement à cœur d'être un exemple à suivre pour votre enfant.

FOIRE AUX QUESTIONS

« Est-il raisonnable de perdre du poids alors que j'allaite ? »

Une partie des kilos de la grossesse sont des réserves de graisse dans lesquelles votre organisme va puiser pour produire le lait avec lequel vous nourrirez votre bébé. Il est donc normal que vous maigrissiez un peu pendant la période d'allaitement. Comme toujours, les exceptions confirment la règle, et si certaines femmes maigrissent immédiatement après l'accouchement, d'autres perdent leurs kilos superflus une fois leur bébé sevré. Il est important que vous perdiez vos kilos en trop, notamment si vous avez eu plusieurs grossesses successives. Si vous gardez chaque fois ne serait-ce que quelques kilos, vous aurez du mal à vous en débarrasser plus tard. La perte de poids doit être progressive, soit environ 500 g par semaine, ce qui est réalisable si vous optez pour une alimentation saine et équilibrée et si vous pratiquez une activité physique. Les régimes draconiens qui garantissent une perte de poids fulgurante sont à bannir, car vous – et par extension votre bébé – risquez d'être privée des nutriments dont vous avez besoin. De plus, une carence peut avoir une répercussion négative sur la quantité et la qualité du lait produit. N'hésitez pas à consulter votre médecin traitant, un diététicien ou un nutritionniste, qui sauront vous conseiller pour perdre du poids en toute sécurité.

« Je maigris de jour en jour, que faire ? »

Si certaines femmes ont du mal à se débarrasser de quelques grammes, d'autres voient leurs kilos fondre comme neige au soleil. Si vous êtes naturellement mince, voire maigre, ou si vous perdez facilement du poids, l'allaitement peut favoriser une perte pondérale brutale et rapide. Essayez dans ce cas de faire des repas plus copieux et, entre deux repas, de prendre une collation. Évitez, toutefois, les produits de fabrication industrielle riches en graisses saturées et en sucres (gâteaux secs, biscuits, etc.), et optez pour des aliments qui sauront vous apporter les nutriments dont vous et votre bébé avez besoin, ainsi que le nombre de calories nécessaires pour ne pas maigrir. Parmi les options à privilégier : les fruits secs et les noix, le pain ou les gâteaux salés à la farine complète, le beurre de cacahuètes, les avocats, les smoothies aux fruits et les yaourts. Remplacez l'eau par du lait, du lait de soja ou des jus de fruits.

Pratiquer une activité physique après une grossesse

Les professionnels de la santé publique encouragent les femmes à reprendre peu à peu une activité physique après la naissance de leur bébé, même s'il est généralement recommandé d'attendre le feu vert de votre médecin ou de votre gynécologue lors de la visite postnatale, soit environ six semaines après l'arrivée de bébé. Si vous avez pratiqué une activité physique durant votre grossesse et si vous avez accouché par voie basse, vous pouvez sans problème vous reporter au chapitre 6 ou tout au moins effectuer des exercices relativement doux, comme la marche, les pompes modifiées ou le stretching, dans les jours qui suivent. Idem pour ce qui est des rapports sexuels. En fonction de la manière dont votre accouchement s'est passé, votre obstétricien ou votre sage-femme souligneront certaines précautions à prendre. Quoi qu'il en soit, soyez à l'écoute de votre corps.

Dans la semaine qui suit votre accouchement, vous pouvez envisager de marcher à une allure modérée trente minutes par jour, trois fois par semaine. Peu à peu, il vous sera possible de vous promener plus longtemps et/ou plus souvent. Si vous avez subi une césarienne, attendez six à huit semaines avant de reprendre une activité physique, exception faite de la marche qui vous aide à récupérer plus vite et évite certaines complications, comme la formation de caillots de sang.

Si vous n'avez pas pratiqué d'activité physique durant votre grossesse ou tout au moins lors des dernières semaines, consultez votre médecin traitant, votre gynécologue ou une sage-femme avant de vous y remettre. Gardez à l'esprit que la laxité articulaire et ligamentaire provoquée par la grossesse ne disparaît qu'au bout de trois à cinq mois après la naissance de votre bébé. Si vous vous inscrivez dans un club de sport, l'idéal est de trouver un professeur ayant l'habitude de travailler avec des femmes venant d'accoucher. Si ce n'est pas possible, privilégiez le renforcement musculaire et les étirements, et restez toujours à l'écoute de votre corps.

Il n'est pas toujours facile, avec un nouveau-né, de se bloquer un ou plusieurs créneaux dans la semaine pour pratiquer une activité physique. Si tel est votre cas, saisissez toutes les occasions pour faire une promenade avec votre bébé (en général, dès que le landau ou la poussette roulent, bébé s'endort !), une solution pour vous oxygéner, passer du temps avec votre enfant (et les autres membres de la famille) et vous maintenir en forme. Alors plutôt que de rester dans le canapé à regarder la télé, bougez !

Vous l'aurez compris, faire des exercices physiques, c'est bien, à condition de ne pas aller trop vite. Votre corps a besoin de se remettre de la grossesse et de l'accouchement, tandis que vous devez apprendre à vivre avec un petit être qui vous accapare. Soyez patiente et tout ira bien.

La dépression du post-partum : vous n'êtes pas la seule à en souffrir

Vous voilà maman, et assumer ce nouveau rôle n'est pas aussi facile qu'il y paraît. En fait, pour nombre de femmes, la maternité est l'événement qui va le plus bouleverser leur vie. Devoir, jour après jour, répondre aux besoins d'un nouveau-né peut générer un état dépressif ou de l'angoisse, notamment chez les femmes qui, lors d'une précédente grossesse, ont connu une période de dépression du post-partum. La dépression postnatale n'est pas une simple baisse de moral. C'est une maladie qui doit être prise au sérieux.

En France, 10 à 15 % des femmes en souffriraient, soit une sur sept à une sur dix selon l'Inpes (Institut national d'éducation et de prévention pour la santé). Elle survient généralement dans les trois mois qui suivent la naissance du bébé. C'est également à cette même période qu'une angoisse peut apparaître, même si les premiers symptômes se manifestent parfois au cours de la seconde moitié de la grossesse. Si nous avons toutes, un jour ou l'autre, eu le moral en berne, été de mauvaise humeur ou tristes, chez certaines femmes, ces états durent dans le temps, et ce *a priori* sans raison. Les femmes qui souffrent de dépression du post-partum ont du mal à faire face au quotidien et même ce qui les passionnait jusqu'alors peut perdre de son attrait. Tout prend de l'ampleur, et le moindre petit souci devient un problème insurmontable. Si c'est ce que vous ressentez, ne cherchez pas à dissimuler votre mal-être, mais faites-vous aider. En effet, plus la dépression est rapidement prise en charge, plus vite vous remonterez la pente.

Si vous souffrez d'une dépression postnatale :

- Consultez votre médecin traitant ou un psychologue.
- Faites appel à vos amis, à votre famille, à des professionnels et/ou à des mamans dans la même situation que vous.
- Accordez-vous du temps pour vous détendre et faire des choses que vous aimez.
- Demandez à des amis ou à des membres de votre famille de garder votre enfant, afin que vous puissiez vous octroyer un peu de temps libre.
- Sachez refuser que l'on vous rende visite si vous vous sentez fatiguée, submergée ou si vous n'avez pas envie que l'on vous dérange.
- Ne dissimulez pas votre mal-être, mais parlez-en à votre conjoint et à vos amis.
- Privilégiez une alimentation saine et équilibrée.
- Pratiquez régulièrement une activité physique (mettez votre bébé dans une poussette ou un porte-bébé et partez en balade). Faire une promenade le matin est bon pour le moral.

- Lorsque vous êtes tendue, inspirez et expirez profondément et effectuez quelques exercices de visualisation et de relaxation.
- Veillez à dormir suffisamment. Couchez-vous et levez-vous toujours à la même heure et, le soir, détendez-vous une demi-heure avant d'aller au lit.
- Rejoignez un groupe de paroles auquel participent des femmes souffrant elles aussi de dépression postnatale.

Êtes-vous déprimée ?

L'échelle de dépression postnatale d'Édimbourg (ou EPDS, de l'anglais *Edinburgh Postnatal Depression Scale*) est un questionnaire de dépistage de la dépression du post-partum. Les réponses *ne posent pas un diagnostic*, qui doit être fait par un professionnel, mais indiquent si vous présentez les symptômes de la dépression du post-partum.

L'ÉCHELLE DE DÉPRESSION POSTNATALE D'ÉDIMBOURG[1]

Entourez le chiffre à côté de la réponse qui correspond le plus précisément à ce que vous ressentez depuis les sept derniers jours.

J'ai pu rire et prendre les choses du bon côté :

0 Aussi souvent que d'habitude.
1 Pas tout à fait autant.
2 Beaucoup moins souvent.
3 Pas du tout.

Je me suis sentie confiante et joyeuse en pensant à l'avenir :

0 Autant que d'habitude.
1 Plutôt moins que d'habitude.
2 Nettement moins que d'habitude.
3 Pas du tout.

1. J. L. Cox, J. M. Holden et R. Sagovsky, *The British Journal of Psychiatry*, 1987.

Je me suis reproché d'être responsable de ce que les choses aillent mal :

3 Oui, la plupart du temps.
2 Oui, assez souvent.
1 Pas souvent.
0 Jamais.

J'ai été angoissée ou inquiète sans véritable raison :

0 Non, jamais.
1 Non, pas souvent.
2 Oui, parfois.
3 Oui, très souvent.

Je me suis sentie effrayée ou paniquée sans véritable raison :

3 Oui, assez souvent.
2 Oui, parfois.
1 Pas souvent.
0 Non, jamais.

Je me suis sentie dépassée par les événements :

3 Oui, la plupart du temps je me suis sentie incapable de faire face à la situation.
2 Oui, parfois j'ai eu plus de mal que d'habitude à gérer la situation.
1 Non, le plus souvent je fais face à la situation.
0 Non, j'ai réussi à gérer.

Je me suis sentie si malheureuse que j'ai eu du mal à dormir :

3 Oui, la plupart du temps.
2 Oui, parfois.
1 Pas très souvent.
0 Non, jamais.

Je me suis sentie triste ou malheureuse :

3 Oui, la plupart du temps.
2 Oui, très souvent.
1 Pas très souvent.
0 Non, jamais.

Je me suis sentie si malheureuse que j'en ai pleuré :

3 Oui, la plupart du temps.

2 Oui, assez souvent.

1 Seulement de temps en temps.

0 Non, jamais.

L'idée de me faire du mal m'a effleurée :

3 Oui, assez souvent.

2 Parfois.

1 Presque jamais.

0 Non, jamais.

Additionnez les chiffres entourés. Plus le nombre correspondant au total est élevé, plus la personne qui a rempli le questionnaire est affligée, voire déprimée.

Remarque : le résultat obtenu donne une idée de l'état psychologique dans lequel se trouve la femme qui a répondu au questionnaire, mais ne permet pas de poser un diagnostic, qui doit impérativement être établi par un professionnel.

9

Sevrer son bébé

Chacun a sa propre définition du sevrage. Pour certaines personnes, le sevrage est la période durant laquelle la mère diminue progressivement le nombre de tétées jusqu'à ce que le lait maternel soit entièrement remplacé par d'autres aliments et boissons. Lorsque le bébé ne prend plus du tout le sein, il est considéré comme sevré. Pour d'autres, le sevrage consiste simplement à introduire des aliments autres que le lait dans le régime alimentaire du bébé. Pour d'autres encore, le sevrage est la période durant laquelle le bébé, jusqu'alors exclusivement nourri au sein, découvre le lait maternisé et apprend à boire au biberon ou dans un gobelet muni d'un bec. Quelle que soit votre propre définition, le sevrage doit commencer lorsque vous et/ou votre bébé le décidez, en tenant compte, bien entendu, des besoins de votre enfant, de ce que vous vivez et ressentez, mais aussi de votre situation familiale et de ce qui se passe sous votre toit. Autrement dit, la décision vous appartient, à vous et à votre bébé, et à personne d'autre. Les amis et les parents bien intentionnés ne doivent en aucun cas vous influencer. Si vous êtes indécise, n'hésitez pas à aborder la question du sevrage avec votre médecin traitant, votre pédiatre ou une puéricultrice.

Le lait maternel contient tout ce dont votre enfant a besoin pour grandir et se développer comme il se doit durant les six premiers mois de sa vie, et même si, à partir du 4e mois, il commence à manger et à boire autre chose, le lait maternel est toujours la base de son alimentation. Votre lait apporte à votre bébé tous les nutriments qui lui sont indispensables pour bien se développer, et ce même si vous l'allaitez sur une longue période.

En réduisant progressivement le nombre de tétées, vous continuez de protéger votre bébé qui, même si vous avez de moins en moins de lait, bénéficie de tous les bienfaits liés à l'allaitement. En effet, le lait maternel contient des anticorps qui le protègent contre les bactéries et les virus auxquels il est exposé alors qu'il découvre de nouveaux aliments et explore de nouveaux horizons.

Quel que soit le moment auquel vous décidez de sevrer votre bébé, faites-le de manière progressive et, si possible, évitez de vous fixer une limite dans le temps.

Introduire des aliments solides

Franchir cette nouvelle étape donne souvent lieu à nombre de questions : « À quel âge mon bébé doit-il commencer à manger des aliments solides ? Quels aliments faut-il lui donner en premier ? Dans quelle quantité ? Dois-je arrêter de l'allaiter ? » En fait, tout dépend du bébé et de la famille dans laquelle il vit.

Avant toute chose, précisons que proposer des aliments solides à un bébé avant quatre ou six mois ne lui est en rien bénéfique. Jusqu'à cet âge, bébé repousse avec sa langue tout élément dur qui entre dans sa bouche (on parle de « réflexe d'extrusion »). Par ailleurs, il n'a nullement besoin des calories fournies par les aliments solides. Autre point important : ses reins ne sont pas capables d'excréter la quantité de sel contenue dans la plupart des aliments de fabrication industrielle. Plusieurs études ont également montré que les bébés dorment moins lorsqu'ils commencent à absorber des aliments solides. Ils se réveillent pour moult raisons, dont la faim.

Entre quatre et six mois, votre bébé vous fera comprendre qu'il est prêt à expérimenter les aliments solides. Par exemple, il essaiera de prendre la nourriture qui se trouve dans votre assiette et, lorsque vous mangerez, il manifestera lui aussi son envie de manger. Présentez-lui différents aliments lui convenant et observez sa réaction.

Si vous craignez que votre enfant ne manque de fer, sachez que plusieurs études ont montré que les risques d'une carence en fer sont faibles chez les bébés nés à terme et en bonne santé, et nourris exclusivement au sein entre six et douze mois. Lorsque votre enfant commence à manger des aliments solides, proposez-lui des céréales – quinoa et amarante –, puis vers l'âge de huit mois, de la viande, des légumineuses et du tofu, riches en fer.

C'est à votre bébé de donner le ton. Surtout ne le forcez pas à manger et n'essayez pas non plus de l'amadouer pour qu'il avale une dernière cuillerée. Dès que vous voyez qu'il ne veut plus de nourriture, retirez son assiette. S'il n'a plus faim, c'est que ses besoins sont comblés. Lorsqu'il commence à manger des aliments solides, les quantités sont minimes – parfois le quart d'une cuillère à café –, quantités qui augmenteront progressivement, notamment si les aliments sont à son goût.

Dans un premier temps, manger des aliments solides permet à votre enfant de découvrir de nouvelles saveurs et de nouvelles textures, ses besoins nutritionnels étant toujours couverts par le lait maternel. Pas de panique s'il n'aime pas certains aliments. Aucun aliment n'étant indispensable, proposez-lui autre chose.

Restez toujours à côté de votre bébé lorsqu'il mange, juste au cas où un aliment ferait fausse route. Soumettez-lui un aliment et attendez quelques jours qu'il s'habitue au goût et à la texture avant de lui présenter un autre aliment. Manger des aliments solides peut entraîner différentes réactions : plaques d'urticaire ou eczéma, diarrhée ou constipation, douleurs abdominales et, par voie de conséquence, crises de larmes. Si une réaction allergique se produit généralement immédiatement après que l'aliment a été ingéré ou en contact avec la peau, d'autres réactions peuvent se manifester deux à trois jours plus tard. Donnez un aliment à votre enfant et attendez quelques jours, afin de voir comment il réagit.

Pendant longtemps, on a dit que certains aliments devaient être proposés uniquement entre neuf et douze mois, de manière à diminuer les risques d'allergie. Or, des études récentes ont montré qu'il n'en était rien, même pour les bébés nés dans des familles à fort terrain allergique. Il est même recommandé de donner aux enfants de plus de six mois le plus d'aliments différents possible, y compris des œufs, du blé, du lait de vache et du poisson. En effet, il semblerait que, lorsque les aliments sont présentés en petite quantité à un enfant qui, par ailleurs, prend le sein, les risques d'allergie soient moindres. Si l'un des membres de votre famille est allergique aux noix ou à d'autres fruits à écale, consultez votre médecin traitant ou un pédiatre. Les risques de fausse route, voire d'étouffement avec des cacahuètes étant très élevés, n'en donnez pas à votre enfant avant qu'il soit capable de bien mâcher ses aliments, soit à partir de dix-huit mois.

Les premiers aliments solides

- **Les céréales de riz pour bébés** (à partir de six mois) – à mélanger avec du lait maternel, du lait maternisé ou de l'eau bouillie. Après six mois, à mélanger avec des fruits ou des légumes.
- **Les fruits** (à partir de six mois) – des bananes ou des poires bien mûres écrasées, de la purée d'avocats, de la compote de pommes ou tout autre fruit sans sucre ajouté, des fruits écrasés et mélangés avec des céréales. En général, les bébés aiment bien les fruits d'été, notamment les pêches, les mangues, les pastèques et les melons.
- **Les légumes** (à partir de six mois) – des courgettes, du chou-fleur, des patates douces, des pommes de terre à chair blanche, de la citrouille ou des carottes cuites au four ou à la vapeur ; des pois ou des haricots secs cuits à l'eau, des haricots blancs à la sauce tomate en conserve (sans sel ajouté), en purée. Toute autre purée de légumes.
- **La viande, y compris le poulet** (vers sept ou huit mois) – cuisinée comme pour les autres membres de la famille, mais hachée. Retirez la peau et faites cuire la viande au four, en papillote, à la vapeur ou au gril. Coupez-la en tout petits morceaux ou hachez-la.
- **La soupe** – faite maison avec du bouillon sans matières grasses. Dans un premier temps, les légumes sont mixés, puis, lorsque bébé est capable de mâcher, coupés en tout petits morceaux.
- **Le poisson** (à partir de sept ou huit mois) – tous les poissons sans les arêtes. Pas de poisson cru.
- **Les céréales au blé** (à partir de sept ou huit mois).
- **Les produits laitiers** (à partir de neuf ou dix mois) – des yaourts, du fromage blanc ou de la crème anglaise faite maison.
- **Les œufs** (à partir de sept ou huit mois) – mollets et mélangés avec de la chapelure fraîchement moulue, pochés ou brouillés.
- **Les pâtes** – coquillettes ou grosses nouilles.

Des aliments qui se mangent avec les doigts

- **Les fruits** – un morceau de banane, une pomme ou une poire pelées et épépinées ; une pomme ou tout autre fruit râpés ; des petits morceaux de melon ou de papaye (sans les pépins) ; un quartier d'orange épluché et épépiné ; des fruits avec un noyau (retirez le noyau).
- **La viande ou tout substitut végétal** – un petit morceau de viande sur un os, à condition qu'il ne risque pas de se briser et de blesser bébé, par exemple une côtelette d'agneau ; des petits morceaux de foie ou de rognon grillés ou cuits au four ; un pain de viande fait maison ; du tofu cuit et coupé en fines tranches.
- **Le poisson** – des bâtonnets de poisson ou des pains de poisson faits maison ; des miettes de poisson cuit sans les arêtes.
- **Les légumes, dès que bébé a des dents** – un morceau de céleri, de carotte ou tout autre légume cru de ce type coupé en julienne, des haricots verts frais cuits, des carottes crues râpées, des pommes de terre, des carottes et autres légumes cuits et coupés en julienne.
- **Le pain** – de préférence du pain complet à faible index glycémique si bébé a plus de neuf mois ; des petits morceaux de pain ou des croûtes de pain passés au four (jusqu'à ce que le pain soit craquant) ; une tartine grillée avec ou sans beurre ; un petit sandwich.
- **Les pâtes** – cuites à l'eau et mangées froides.
- **Le fromage** – en petits morceaux ou râpé.
- **Les œufs** – durs (le jaune seulement ou le blanc et le jaune) ; des petits morceaux d'omelette.

De bonnes habitudes alimentaires dès le plus jeune âge

Les enfants imitent le comportement de leurs parents, dont ils observent les moindres faits et gestes. Lorsque votre bébé vous voit manger un aliment, il en veut aussi. Si votre alimentation est saine et équilibrée, plus tard, il aura lui aussi une alimentation saine et équilibrée. Votre enfant prend exemple sur vous, que ce soit sur la question de l'alimentation, de la pratique d'une activité physique ou du comportement. Il est difficile de changer une habitude alimentaire bien ancrée. Par exemple, si vous salez tous vos plats, votre enfant aura une préférence pour les mets salés. Si vous avez tendance à ajouter du sucre, il aura un faible pour les aliments sucrés. Si vous tenez à ce qu'il finisse son assiette, il ne saura pas tenir compte des signaux de satiété envoyés par son cerveau et il aura tendance à manger plus que nécessaire. Or, un tel comportement favorise le surpoids.

Il est vrai que, dans le monde dans lequel nous vivons aujourd'hui, vouloir que nos enfants ne consomment que des aliments sains n'est pas toujours évident. Les goûters d'anniversaire ou les fêtes de famille sont autant d'occasions pour faire des écarts. Ne privez pas votre enfant, mais expliquez-lui que certains aliments se mangent uniquement pour une occasion « spéciale » et que les glaces, les boissons gazeuses, les gâteaux, les biscuits et les chips ne doivent pas faire partie de son alimentation quotidienne. Faites-lui comprendre que les cornets de glace se dégustent sur la plage après une partie de ballon et qu'un paquet de chips se grignote lors d'une balade dans un jardin public. S'autoriser des petits écarts et se faire plaisir, oui, mais de manière occasionnelle.

Pour que votre enfant apprécie la nourriture saine et équilibrée, impliquez-le dans la préparation des repas et, si cela est possible, faites pousser quelques légumes dans votre jardin. Dès son plus jeune âge, votre enfant peut arracher les légumes pour préparer une salade composée. Lorsqu'il sera plus grand, laissez-le représenter le visage d'un bonhomme dans son assiette avec des carottes, des raisins secs et quelques lamelles de pommes. Inspirez-vous des livres de recettes destinés aux enfants. Cuisiner avec son fils ou sa fille permet de partager un moment convivial. Lorsque votre enfant sera suffisamment grand, proposez-lui de jouer les chefs cuistots et de préparer tout seul le repas une fois par semaine (ça vaut le coup d'essayer !).

Le temps passé devant un écran

Nous savons que regarder la télévision des heures durant favorise la prise de poids. En fait, plus nous passons d'heures affalés sur le canapé, plus nous sommes gros. Des études ont même montré que, lorsque nous passons plusieurs heures devant la télévision, notre métabolisme de base –

la quantité d'énergie dépensée par notre organisme au repos – est inférieur à notre métabolisme de base lorsque nous dormons. De plus, quand nous regardons un film ou toute autre émission, nous avons tendance à grignoter tout ce qui nous tombe sous la main, et les kilos s'amoncellent. Voici donc quelques règles à mettre en place au sein de la famille :

- Ne jamais regarder la télévision en mangeant.
- Ne pas installer de téléviseur dans les chambres.
- Ne pas passer plus de deux heures par jour devant la télévision, l'écran de son ordinateur ou une console de jeux.

Pratiquer des activités en famille

Faire des exercices physiques est bon pour les grands comme pour les petits, et nous ne pouvons que vous conseiller d'encourager votre enfant à se dépenser dès son plus jeune âge. Si, comme la plupart des mamans, vous avez du mal à vous libérer du temps pour faire du sport, trouvez une activité à pratiquer en famille, qui permettra à chacun de garder la forme. Nous vous suggérons ci-après quelques idées :

- Promenez-vous dans un jardin public ou allez faire une partie de ballon au stade.
- Dès que cela vous est possible, emmenez vos enfants à pied à l'école ou prenez la voiture, mais garez-vous suffisamment loin pour faire une petite marche.
- Faites votre jogging pendant que votre enfant fait du vélo à vos côtés.
- Si vous avez une console, investissez dans un jeu Wii. Une excellente idée pour bouger et s'amuser en famille.
- En général, les enfants aiment la musique et adorent se trémousser en rythme. Organisez une soirée danse à la maison ou achetez un DVD de zumba et entraînez-vous en famille.
- Le week-end, faites des balades en forêt, dans la montagne ou au bord de la mer. Si vous aimez nager, allez à la piscine ou à la plage.
- Pendant les vacances, visitez un zoo, un parc naturel ou un site touristique à pied.

EN RÉSUMÉ

Dix règles d'or à suivre après la naissance de votre bébé

- Si possible, allaitez votre bébé.
- Quand votre bébé a entre quatre et six mois, proposez-lui des aliments solides.
- Donnez le bon exemple – les enfants imitent toujours leurs parents.
- Privilégiez une alimentation saine et équilibrée et pratiquez une activité physique pour votre bien-être, pas pour perdre des kilos.
- Ayez toujours des aliments sains et équilibrés dans vos placards et dans votre réfrigérateur.
- Autorisez les écarts et concédez à votre enfant de manger des aliments caloriques et pauvres en nutriments lors de certaines occasions, à condition que, parallèlement, il se dépense.
- Pratiquez des activités physiques en famille.
- Instaurez un temps à ne pas dépasser devant la télévision, l'ordinateur ou la console (ce conseil vaut aussi pour les bébés !).
- Prenez soin de vous non seulement sur le plan physique, mais aussi sur le plan mental.
- La dépression postnatale est fréquente, apprenez à identifier les symptômes de cette maladie.

IV

Mettre tout ça dans son assiette

Nous vous l'accordons, arriver à cette partie (quels aliments manger) a pris un peu de temps, mais nous ne pouvions pas faire autrement. Nous sommes en effet convaincus que nous nous devions de vous expliquer ce que dit la science et de vous présenter toutes les preuves sur lesquelles s'appuient les recommandations destinées aux femmes enceintes en termes d'alimentation. Cette étape nous a semblé indispensable pour vous encourager à passer de la théorie à la pratique.

Dans cette quatrième partie, nous vous montrerons précisément comment vous pouvez disposer de tous les nutriments dont vous avez besoin sans prendre de kilos superflus, en suivant les principes de base d'une alimentation à faible index glycémique. Nous vous expliquerons, pas à pas, comment choisir les ingrédients qui vous permettront de préparer des repas et des collations bons pour la santé, qui sauront ravir vos papilles gustatives. Nous sélectionnerons pour vous les aliments dont les nutriments répondent à vos besoins avant la conception, mais aussi durant la grossesse et pendant la période d'allaitement. Et pour vous faciliter la vie, nous ferons le point sur les produits à stocker dans vos placards.

10

Après la théorie, la pratique : l'alimentation avant et pendant la grossesse, puis durant la période d'allaitement

Que vous soyez enceinte ou que vous essayiez d'avoir un bébé, adopter une alimentation saine et équilibrée est un facteur essentiel pour protéger votre capital santé, mais aussi celui de l'enfant à naître. Bien vous nourrir avant la conception est primordial afin que votre corps puisse assumer une grossesse. Bien vous nourrir durant votre grossesse permet à votre bébé de disposer de tous les nutriments dont il a besoin pour se développer et vous aide à rester en bonne santé jusqu'à sa naissance.

Si les bienfaits d'une alimentation correcte sont clairs, nous comprenons que, parfois, vous ayez du mal à vous y retrouver et à savoir précisément ce que vous devez ou ne devez pas manger. C'est pourquoi nous avons décidé de mettre l'accent sur huit règles qui vous expliquent ce qu'il vous faut consommer avant d'être enceinte et tout au long de la grossesse, afin de répondre à vos besoins nutritionnels, mais aussi à ceux de votre bébé, tout en contrôlant votre prise de poids.

Les huit règles à suivre

1. Surveiller son poids.
2. Garder un œil sur la densité nutritive.
3. Manger régulièrement.
4. Privilégier les protéines maigres.
5. Bien choisir les graisses à consommer.
6. Manger des glucides, mais pas n'importe lesquels.
7. Bien s'hydrater.
8. Bannir les aliments délétères.

Règle n° 1 : surveiller son poids

Ce point a été traité en long et en large au chapitre 4. Inutile donc de reprendre tout ce que nous vous avons déjà dit. Toutefois, il nous a paru important d'insister sur le fait qu'essayer – quand cela est nécessaire – de perdre du poids avant d'être enceinte, de ne pas accumuler trop de kilos durant la grossesse et de retrouver la ligne après la naissance de bébé est essentiel, à la fois pour vous et pour votre enfant. Atteindre ces objectifs est possible grâce à une alimentation saine et équilibrée (nous reviendrons sur ce point tout au long de ce chapitre) et à la pratique régulière d'une activité physique. On vous le dit et on vous le répète : ce n'est pas maintenant que vous voulez avoir un bébé ou que vous êtes enceinte que vous devez suivre un régime draconien pour perdre un maximum de kilos en un minimum de temps. Tenez-vous-en à une simple consigne : mettre en place de bonnes habitudes alimentaires et bouger.

Trouvez le bon équilibre entre une alimentation saine et la pratique régulière d'une activité physique.

Règle n° 2 : garder un œil sur la densité nutritive

Dès lors que l'on parle de « densité nutritive », la qualité des aliments l'emporte sur la quantité. Les aliments denses sur le plan nutritif sont des aliments qui possèdent une concentration élevée en nutriments pour une portion ou une quantité d'énergie données. Privilégier ces aliments vous garantit l'apport en nutriments dont vous avez besoin sans un apport excessif en calories. Opter pour des aliments denses en nutriments est donc un choix judicieux qui assure de combler les besoins nutritionnels sans pour autant avoir à faire face à une prise de poids trop importante – un équilibre à préserver tout au long de la grossesse, à une période où les besoins nutritionnels augmentent plus que les besoins énergétiques.

Parmi les aliments à forte densité nutritive, on compte les fruits, les légumes, les légumineuses, les aliments complets, les noix, les graines, le poisson, la viande maigre et la volaille, ainsi que les produits laitiers pauvres en graisses. Inutile d'avoir fait des études de nutritionniste pour deviner que sur la liste des aliments à faible densité nutritive figurent les biscuits, les gâteaux, les viennoiseries, les sucreries, les chips et les jus de fruits, qui doivent être consommés avec modération pour des occasions exceptionnelles.

Les aliments à forte densité nutritive

Les aliments ayant la plus forte densité nutritive sont des produits peu ou pas transformés et, pour la plupart, d'origine végétale. Si leur teneur en glucides est élevée, leur index glycémique doit être faible.

- **Les légumes et les fruits** – si possible, consommez chaque jour des légumes et des fruits de différentes couleurs, qui seront les ingrédients de base de vos repas et collations. On parle en France de « cinq fruits et légumes par jour » ! On entend par portion un fruit de grosseur moyenne, 150 g de légumes cuits ou 200 g de salade composée. À chaque repas, veillez à ce que la moitié de votre assiette corresponde à des légumes.
- **Les céréales à faible index glycémique** (si possible des produits complets) – plus riches en nutriments et en fibres que leurs équivalents transformés. Parmi les aliments à privilégier : les flocons d'avoine, certains pains complets, les pâtes à la farine blanche ou à la farine complète, les céréales pour le petit déjeuner riches en fibres et à faible index glycémique et les petits pains scandinaves, plus denses sur le plan nutritif que leurs équivalents raffinés et transformés. Autres options souvent moins connues : l'orge, le quinoa, le blé concassé et le sarrasin, à raison d'au moins une portion plusieurs fois par semaine – par exemple pour le petit déjeuner du porridge ou du muesli, pour le déjeuner un sandwich avec du pain complet à faible index glycémique, une salade composée à base de quinoa et, pour le dîner, de l'orge ou des nouilles asiatiques.
- **Les légumineuses** – les lentilles, les pois chiches, les haricots rouges, les haricots cannellini, les haricots borlotti, les haricots beurre, les pois indiens, les haricots navy à faible index glycémique sont nutritifs, économiques et peuvent être cuisinés de multiples façons. Consommez ces aliments plusieurs fois par semaine. Régalez-vous avec des haricots rouges en hachis, des lentilles dans un curry, une purée de pommes de terre avec des haricots cannellini ou des pois chiches dans un sauté de légumes. Si

vous êtes végétarienne, consommez ces aliments au quotidien. Laissez-vous tenter par du hachis parmentier avec des lentilles, un curry aux pois chiches et aux légumes ou des burritos aux haricots.

- **Les noix et les graines** – bien que riches en lipides et en calories, les noix et les graines contiennent des graisses indispensables tout au long de la grossesse, mais aussi des vitamines, des minéraux et des oligoéléments, notamment du fer, du zinc et du magnésium. Remplacez le beurre par des pâtes à tartiner aux noix et aux graines (ainsi que par du tahini).
- **Les aliments à base de protéines maigres** – les viandes maigres, la volaille, le poisson, les crustacés, le tofu (attention tout de même au soja, voir première partie) et les œufs. En plus des protéines, ces aliments fournissent les vitamines, les minéraux et les oligoéléments indispensables tout au long de la grossesse, y compris du fer, du zinc, de la vitamine B12 (les produits d'origine animale seulement) et des acides gras essentiels oméga-3 (poissons et crustacés). Consommez une petite portion de protéines (le quart d'une assiette) si possible à tous les repas. Au petit déjeuner, les protéines peuvent être fournies par le lait, le lait de soja et le yaourt.
- **Les produits laitiers ou à base de soja et les produits de substitution** – le lait, le lait de soja et les yaourts fournissent les protéines et tout le calcium indispensables à l'organisme. Si vous optez pour des laits de soja, de riz ou d'avoine, choisissez des marques enrichies en calcium et, si vous êtes végétalienne, en vitamine B12.

Essayez de manger chaque jour environ trois portions d'aliments enrichis en calcium. Si vous ne consommez pas de produits laitiers ou de produits de substitution enrichis en calcium, reportez-vous sur d'autres aliments à forte teneur en calcium, comme le tofu, les amandes, les figues séchées, le tahini (pâte de sésame décortiqué), les légumes asiatiques, le chou frisé et les brocolis.

Les aliments à éviter : options à faible densité nutritive

Si les aliments listés ci-après figurent sur la liste de vos produits préférés, vous allez devoir faire des concessions, ce qui ne veut pas dire vous en passer totalement. Vous pouvez en consommer à côté d'autres aliments riches en nutriments. Faire attention à son alimentation et pratiquer régulièrement une activité physique mérite bien que l'on se fasse plaisir de temps à autre !

- **Les gâteaux, les biscuits et les pâtisseries** – généralement riches en sucre, en graisses saturées et en acides gras trans, ces aliments sont peu nutritifs. Remplacez-les dès que possible par une tranche de cake à la farine complète ou une tartine de pain complet grillée avec de la confiture ou du miel. Bien entendu, n'hésitez pas à préparer vous-même cakes et muffins avec de la farine complète, des flocons d'avoine, des fruits frais ou secs, des noix, des graines et des huiles bonnes pour la santé. (Pour des idées de recettes, reportez-vous à la cinquième partie.)
- **Les confiseries** – les sucettes, mélange de sucres, de colorants et d'arômes, n'ont rien de nutritif. Lorsque vous avez envie de manger du sucré, optez plutôt pour des fruits secs, certes riches en sucres naturels, mais également en nutriments. Ayez toujours à portée de la main quelques dattes, une poignée de noix ou des figues sèches et des amandes.
- **Le chocolat** – riche en graisses et en sucre, le chocolat apporte nombre de kilocalories. Choisissez si possible du chocolat noir pour ses antioxydants dont les bienfaits sont reconnus. Si le chocolat est votre péché mignon, achetez une ou deux tablettes et mangez quelques carrés de temps à autre pour vous faire plaisir.
- **Les chips et autres collations** – riches en sel, en graisses saturées, voire en acides gras trans, ces produits doivent être consommés de manière occasionnelle. Remplacez-les dès que possible par des pois chiches ou des germes de soja grillés, du pop-corn nature ou des biscuits salés à la farine complète. Les biscuits à la farine de riz ont une plus faible teneur en graisses, mais un index glycémique très élevé, ainsi qu'une forte teneur en sel.
- **Les jus de fruits et autres boissons sucrées** – très riches en glucides (environ dix cuillères à café de sucre dans une cannette) et pauvres en nutriments. Si vous n'aimez pas l'eau plate, essayez l'eau gazeuse avec une rondelle de citron ou de citron vert ou quelques feuilles de menthe. Autre option : mélangez à parts égales du jus de fruits et de l'eau plate ou gazeuse. Bien que riches en sucres naturels, les jus de fruits contiennent des vitamines que l'on ne trouve pas dans les autres boissons sucrées.

Règle n° 3 : manger régulièrement

Manger régulièrement tout au long de la journée est bénéfique à tous, et tout particulièrement aux femmes enceintes. Prendre plusieurs petits repas et collations par jour garantit au bébé *in utero* un apport régulier tant en calories qu'en nutriments. Autres avantages : vous mangez quand vous avez faim, votre taux de sucre dans le sang est stable, vous avez moins de nausées matinales et de brûlures d'estomac.

Ne pas sauter le petit déjeuner

Le matin, nous devrions tous prendre un petit déjeuner. Ce conseil vaut tout particulièrement pour les femmes enceintes. Si vous attendez un heureux événement, le petit déjeuner fournit à votre bébé, après une nuit à jeun, tous les nutriments dont il a besoin pour se développer. Le petit déjeuner est également important pour vous, car il vous permet de refaire le plein d'énergie. Si vous le sautez, la faim se fera sentir dans la matinée et vous aurez peut-être tendance à grignoter ce qui vous tombe sous la main, y compris des aliments pas nécessairement sains ni équilibrés. Nombre d'études montrent que l'apport nutritionnel est meilleur chez les personnes qui prennent régulièrement un petit déjeuner. Une étude a, de plus, mis en évidence que les femmes enceintes qui mangent des céréales au petit déjeuner bénéficient d'un apport en vitamines, en minéraux et en oligoéléments essentiels pour le bébé, tels que des folates, du fer, du zinc, du calcium, des vitamines A, C, D et E, mais aussi des fibres.

Il est également prouvé que les personnes qui prennent un petit déjeuner ont moins de risques d'être en surpoids. Par ailleurs, sauter le petit déjeuner favorise une hausse du taux d'insuline et des lipides dans le sang, ainsi qu'une prise de poids. Des chercheurs ont récemment montré que les personnes qui font l'impasse sur leur petit déjeuner ont 34 % de risques en plus d'être obèses ou de rencontrer des problèmes de santé que celles qui en prennent un tous les jours. Il est également prouvé que les personnes – enfants et adultes – qui dédaignent de prendre un petit déjeuner ont un tour de taille plus important, un taux d'insuline à jeun et de LDL (le « mauvais » cholestérol) plus élevé que celles qui ont toujours pris un petit déjeuner.

En tant que mère ou future mère, vous avez certainement à cœur de donner le bon exemple à vos enfants, y compris en matière d'alimentation. Alors prenez un petit déjeuner, d'autant que plusieurs études ont montré que les enfants qui s'alimentent le matin se concentrent mieux et ont une meilleure mémoire.

Ils ont, par ailleurs, moins de problèmes de surpoids. Une étude a révélé que les enfants dont la mère ne prenait jamais de petit déjeuner avant la conception et au tout début de la grossesse ont deux fois plus de risques d'être en surpoids et trois fois plus de risques d'être obèses à cinq ans.

Conclusion : ne sautez pas le petit déjeuner, même si cela implique que vous vous leviez dix minutes plus tôt le matin !

FOIRE AUX QUESTIONS

« Le matin, lorsque je me réveille, j'ai toujours la nausée et je ne peux rien avaler : qu'avez-vous à me proposer ? »

Tout d'abord, prenez votre temps pour sortir du lit. Asseyez-vous, grignotez un biscuit salé – prévoyez des réserves sur votre table de nuit. Essayez de vous détendre au maximum. Si l'odeur du pain grillé ou autre vous incommode, optez pour des aliments froids ou demandez à votre conjoint ou à toute autre personne de préparer votre petit déjeuner. Les aliments salés « passent » en général mieux que les aliments sucrés. Essayez de manger ne serait-ce qu'une tartine beurrée. Si vous n'arrivez pas à garder les aliments solides, buvez un jus de fruits ou un smoothie.

Les bienfaits d'une collation

Les collations ne servent pas uniquement à calmer une petite faim entre le petit déjeuner et le déjeuner, à refaire le plein d'énergie au milieu de l'après-midi ou à satisfaire une envie après le dîner. Une collation doit faire partie de votre hygiène alimentaire, garantir un apport en nutriments indispensables pour vous et votre bébé et vous aider à contrôler votre poids. Parmi les collations à privilégier : les fruits, les yaourts, les noix ou un mélange noix/fruits secs, les biscuits salés et les tartines de pain grillées à faible index glycémique ou une tranche de cake également à faible index glycémique.

Faire attention à ce qui est dans son assiette

Pour avoir un bon apport nutritionnel sans prendre trop de poids, il suffit de faire attention à ce que vous mettez dans votre assiette, l'idéal étant des légumes crus ou cuits (la moitié de l'assiette), des céréales ou des féculents (le quart de l'assiette) et des protéines maigres (le quart restant), avec pour agrémenter le tout, des graisses de bonne qualité en petite quantité et des herbes aromatiques. Si ces préconisations ne relèvent pas d'une science exacte, elles constituent la base d'une alimentation saine et équilibrée à privilégier tout au long de la grossesse.

FOIRE AUX QUESTIONS

« Certains jours, tout ce que je mange déclenche des brûlures d'estomac. Que puis-je faire ? »

Mangez plusieurs fois par jour, mais en petite quantité et sans vous presser. Asseyez-vous, mâchez bien vos aliments et, à la fin du repas, accordez-vous quelques minutes de repos. Les plats gras et épicés, le chocolat, la caféine et l'alcool favorisent les brûlures d'estomac. Si vos brûlures d'estomac persistent, demandez à votre pharmacien un antiacide sans contre-indications pour la femme enceinte.

« Jeûner alors que je suis enceinte présente-t-il un risque ? »

Certaines religions imposent des périodes de jeûne. Si les femmes enceintes sont parfois dispensées ou peuvent remettre leur période de jeûne après la naissance de leur bébé, certaines – par convictions personnelles ou religieuses – respectent les périodes de jeûne alors qu'elles sont enceintes. S'il est vivement recommandé d'éviter les longues périodes de jeûne durant la grossesse, le choix vous appartient, l'essentiel étant que vous ne vous mettiez pas en danger, vous et/ou votre bébé. Si vous décidez de jeûner, mieux vaut au préalable en parler à votre médecin traitant ou à votre gynécologue. Si, pour une raison ou pour une autre, jeûner n'est pas compatible avec votre état, trouvez une alternative, ne serait-ce que vous priver de certains aliments ou de certaines activités, ou encore jeûner non pas une journée entière, mais seulement quelques heures. Si vous jeûnez, vous devez impérativement veiller à être hydratée, à ne pas faire d'efforts physiques et à vous reposer le plus possible. Consultez immédiatement si vous souffrez de maux de tête, de nausées ou de douleurs abdominales, si vous éprouvez des vertiges, si vous vous évanouissez ou si vous sentez que vous êtes épuisée.

Règle n° 4 : privilégier les protéines maigres

Les protéines jouent un rôle capital dans la croissance et la réparation des muscles et des cellules. Si les besoins en protéines augmentent durant la grossesse (d'environ 30 %) et la période d'allaitement (d'environ 45 %), la majorité d'entre nous consomme plus de protéines qu'il n'en faut. C'est pourquoi, vous n'aurez *a priori* aucun mal à répondre à ce besoin supplémentaire. Les besoins en protéines dépendent de votre poids. Toutefois, l'apport minimum pour une femme de corpulence moyenne est d'environ 60 g par jour au cours des deuxième et troisième trimestres de grossesse, puis d'environ 70 g par jour pendant la période d'allaitement.

En pratique, 60 g de protéines correspondent à un bol de flocons d'avoine avec du lait ou du lait de soja au petit déjeuner, un sandwich (pain complet) au fromage et aux crudités à faible index glycémique au déjeuner, 100 g de viande maigre, de poisson ou de poulet avec des légumes au dîner et 200 g de yaourt plus une poignée d'amandes en collation. Les végétariennes substitueront à la viande 150 g de tofu ou 200 g de lentilles, alors que les végétaliennes remplaceront, au déjeuner, le fromage par un falafel et le yaourt par un yaourt au lait de soja.

Les aliments les plus riches en protéines

Figurent sur la liste des meilleures sources de protéines la viande, la volaille, le poisson, les crustacés, les œufs, le tofu, le soja et ses produits dérivés, les produits laitiers, les noix et les céréales. Viennent ensuite les légumes, certes moins riches en protéines.

- **Les viandes maigres** – les pièces de viande rouge (viande hachée ou steaks) fournissent plus de protéines que les viandes rouges grasses et transformées. Elles sont aussi plus riches en fer, en zinc et en vitamine B12. Toutefois, une étude a montré que les femmes qui consomment beaucoup de viande rouge avant d'être enceintes ont plus de risques de développer un diabète gestationnel. D'autres études ont révélé une relation de cause à effet entre une forte consommation de viande rouge et des risques élevés de développer un diabète de type 2. C'est pourquoi, nous vous invitons à ne pas consommer plus de 100 g de viande rouge par repas (ce qui correspond à un morceau de viande de la taille de votre paume) et à alterner viande rouge et autres sources de protéines.
- **La volaille maigre** – comme la viande rouge, les morceaux de volaille fournissent une quantité importante de protéines, de minéraux et d'oligoéléments essentiels tout en limitant l'apport en graisses. Les blancs, les cuisses et les pilons sans la peau sont à privilégier.
- **Le poisson et les crustacés** – ces aliments fournissent des protéines, mais aussi du zinc, de l'iode, de la vitamine B12 et des acides gras essentiels oméga-3. Parmi les poissons ayant un faible taux de méthylmercure, mais une teneur élevée en oméga-3 : le maquereau, le saumon pêché dans l'Atlantique, le saumon et le thon en boîte conservés dans de l'huile, les harengs et les sardines.
- **Les œufs** – riches en protéines, en fer, en zinc et en vitamine B12. Les œufs enrichis en acides gras oméga-3 apportent à l'organisme des graisses essentielles et sont à privilégier chez les personnes qui ne mangent ni poissons ni crustacés. Attention toutefois : manger trop d'œufs avant ou pendant la grossesse augmente les risques de développer un diabète gestationnel. L'idéal est de ne pas consommer plus d'un œuf par jour.
- **Le tofu et le tempeh** (rappelez-vous tout de même de limiter le soja) – de bonnes options pour les végétariennes ou les femmes qui veulent faire un repas sans viande. Riches en protéines, le tofu et le tempeh ont également une teneur élevée en fer et en zinc tout en étant pauvres en graisses et sans cholestérol.

- **Les légumineuses** (y compris les lentilles, les pois chiches et les haricots secs ou en boîte) – riches en protéines, les légumineuses sont à privilégier par les végétariennes, mais aussi par les femmes qui mangent de la viande. Bon marché, elles entrent dans la préparation de nombreux plats. Si votre budget ne vous permet pas de manger de bonnes pièces de viande rouge, mélangez viande et légumineuses, afin d'avoir la quantité de protéines requise sans vous ruiner. Si, par contre, vous êtes végétarienne, les légumineuses doivent faire partie de votre alimentation quotidienne.
- **Les noix et les graines** – idéales pour une collation riche en protéines ou en accompagnement. Les noix et les graines ont également une forte teneur en vitamines, en minéraux et en oligoéléments.
- **Les produits complets** – plus riches en protéines, en vitamines, en minéraux et en oligoéléments que les produits transformés. Le quinoa et l'amarante sont particulièrement riches en protéines.
- **Les produits laitiers, le soja et ses produits dérivés** – le lait, les yaourts, le fromage, le lait et les yaourts de soja fournissent à l'organisme des protéines, du calcium, du zinc et de la vitamine B12 (uniquement dans les produits laitiers et les produits à base de soja enrichis). Les laits de riz et d'avoine contiennent des protéines, mais en quantité moindre.

FOIRE AUX QUESTIONS

« Et si je suis végétarienne ? »

Une alimentation végétarienne peut couvrir tous les besoins nutritionnels, y compris durant la grossesse. Si vous mangez suffisamment pour compenser vos besoins énergétiques, vous êtes sûre de disposer de l'apport en protéines nécessaire. L'idéal est que vous choisissiez des aliments riches en protéines, mais aussi en vitamines, en minéraux et en oligoéléments – fer, zinc, calcium et vitamine B12 –, qui parfois font défaut dans les régimes végétariens ou végétaliens. Parmi les aliments à privilégier : les légumineuses (fer et zinc), le tofu (fer, zinc et calcium), les noix et les graines (fer, zinc et calcium), les produits laitiers (zinc, calcium et vitamine B12), les œufs (fer, zinc et vitamine B12) et les laits de soja enrichis (calcium et vitamine B12). Les céréales complètes, l'amarante et le quinoa sont également de bonnes sources de protéines. Si les spécialistes ont longtemps recommandé aux végétariens de « mélanger » différentes protéines à chaque repas, on sait aujourd'hui que ce n'est pas nécessaire dès lors qu'ils ne mangent pas toujours les mêmes aliments.

Les aliments riches en protéines à éviter ou à consommer avec modération durant la grossesse

- **Les viandes grasses et transformées** – ces aliments, d'une part, ont une densité nutritive faible et, d'autre part, présentent des risques pour les femmes enceintes. Les viandes transformées augmenteraient les risques de développer un diabète de type 2, une maladie cardiaque ou un cancer et doivent, par conséquent, être consommées avec modération, que vous soyez ou non enceinte.
- **La viande, la volaille et les crustacés crus ou très peu cuits.**
- **Les poissons à forte teneur en méthylmercure** – voir partie I.
- **Les œufs crus ou mi-cuits** – les femmes enceintes doivent consommer des œufs bien cuits, afin de limiter les risques de contamination par salmonellose. Si vous attendez un bébé, mangez des œufs durs, brouillés ou en omelette.

FOIRE AUX QUESTIONS

« Et si je suis intolérante au lactose ? »

Si vous êtes intolérante au lactose, cela signifie que vous avez un taux peu élevé de lactase, l'enzyme qui désagrège le lactose (un sucre naturellement présent dans le lait), afin qu'il soit absorbé par l'organisme. Si vous manquez de lactase et que vous buvez beaucoup de lait ou mangez beaucoup de produits laitiers, vous risquez de souffrir de douleurs abdominales, de ballonnements, de diarrhées et de flatulence. Toutefois, ce n'est pas parce que vous êtes intolérante au lactose que vous devez vous priver de tous les produits laitiers. En effet, si le lait, les yaourts et la crème anglaise sont riches en lactose, les glaces et le fromage blanc en contiennent de petites quantités, alors que les fromages à pâte dure en sont dépourvus. Certaines personnes arrivent même à boire du lait et à manger des yaourts sans ressentir le moindre symptôme, le yaourt étant souvent mieux toléré, car renfermant des « bonnes » bactéries qui favorisent la digestion du lactose. On trouve également dans le commerce du lait et des yaourts sans lactose (dont le lactose a été désagrégé). Il existe également nombre de substituts aux produits laitiers – laits de riz, de soja ou d'avoine. Si vous optez pour ces produits, choisissez de préférence des marques enrichies en calcium et consommez parallèlement du poisson en conserve (avec les arêtes) – par exemple, du saumon et des sardines –, du tofu préparé avec du sel de calcium, du tahini, des amandes, des figues séchées et des légumes à feuilles vertes, notamment du chou frisé, du chou cavalier et des brocolis chinois (kai lan).

Règle n° 5 : bien choisir les graisses à consommer

Consommer des graisses est important pour deux raisons : premièrement, l'organisme a besoin d'acides gras essentiels (qu'il ne synthétise pas naturellement) et, deuxièmement, les graisses favorisent l'absorption des vitamines liposolubles, notamment tout au long de la grossesse, période durant laquelle les besoins en lipides sont particulièrement indispensables. Toutefois, consommer trop de graisses, et surtout des « mauvaises » graisses, peut poser problème.

Ce qu'il faut savoir au sujet des graisses

Les graisses présentes dans l'alimentation peuvent être classées en trois catégories : les graisses saturées, les graisses mono-insaturées et les graisses polyinsaturées qui, elles-mêmes, peuvent être subdivisées comme indiqué ci-dessous.

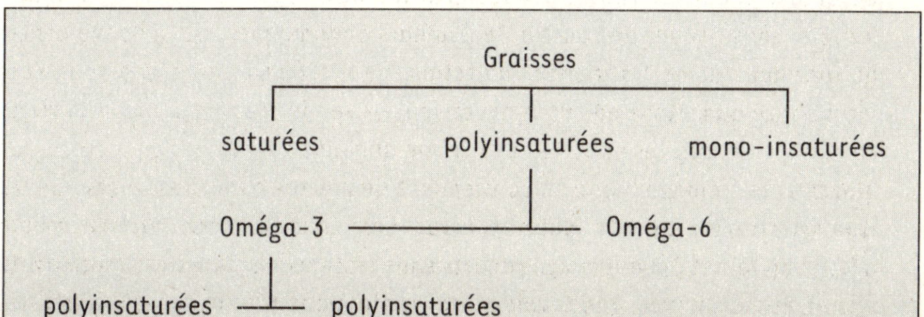

Les aliments qui contiennent une forte proportion d'acides gras saturés sont solides à température ambiante. Les « graisses saturées », comme on les appelle communément, sont présentes dans les aliments d'origine animale, ainsi que dans les huiles de palme et de noix de coco. On les trouve également dans les aliments transformés qui renferment de l'huile végétale hydrogénée. Toutes les autres graisses d'origine végétale – y compris les graisses présentes dans les noix, les graines, les avocats et les olives, ainsi que la majorité des huiles végétales, huiles de noix ou autres – ont une teneur élevée en graisses polyinsaturées ou mono-insaturées.

Il n'est pas indispensable de consommer des aliments riches en graisses saturées et mono-insaturées, dans la mesure où ces acides gras sont synthétisés par l'organisme. Précisons, toutefois, que les graisses mono-insaturées présentent nombre d'autres bienfaits pour la santé.

Les graisses polyinsaturées se divisent en deux catégories : les acides gras oméga-6 et les acides gras oméga-3 qui eux-mêmes se répartissent en acides gras oméga-3 à chaîne courte (d'origine végétale) ou à chaîne longue (poissons et crustacés). Certaines graisses polyinsaturées sont ce que nous appelons des « acides gras essentiels », à savoir des graisses indispensables pour qu'une personne grandisse et se développe comme il se doit, mais qui ne sont pas synthétisées par l'organisme et doivent, de ce fait, être fournies par l'alimentation.

Nous ne pouvons pas nous passer de l'acide linoléique (AL) ni de l'acide alpha-linolénique (ALA). Après la digestion, ces acides gras sont transformés par des enzymes en acide arachidonique (ARA ou AA), en acide eicosapentaénoïque (EPA) et en acide docosahexaénoïque (DHA), qui sont utilisés pour réguler le métabolisme en agissant comme des signaux et en modifiant les membranes cellulaires. Les acides gras essentiels sont indispensables tout au long de la grossesse, car ils jouent un rôle majeur dans le développement cérébral et l'acuité visuelle. Par ailleurs, ils diminuent l'inflammation et protègent contre les maladies cardiaques.

Des études montrent que le DHA et l'ARA sont nécessaires à la fois pour la formation du cerveau et des yeux. Il semblerait que les nouveau-nés aient une capacité limitée pour synthétiser ces deux acides gras. Par conséquent, l'alimentation de la femme enceinte est primordiale, car elle permet ainsi au bébé de stocker les acides gras dans lesquels il puisera après sa naissance. Les réserves se font principalement au cours du dernier trimestre de la grossesse. Le DHA est également fourni par le lait maternel, sa teneur variant en fonction de l'alimentation de la mère. Autrement dit, vous devez veiller à consommer des aliments riches en ARA et en DHA durant la grossesse et la période d'allaitement.

Les graisses à éviter

Les graisses saturées et les acides gras trans ont tendance à faire grimper le taux de « mauvais » cholestérol. Mais ce n'est pas tout ! Les acides gras trans font, parallèlement, baisser le taux de « bon » cholestérol. Vous l'aurez compris : consommer des graisses saturées et des acides gras trans n'est pas ce qu'il y a de mieux !

- **Les graisses saturées** se trouvent principalement dans les viandes grasses et les produits au lait entier, ainsi que dans les huiles de palme et de noix de coco, très couramment utilisées dans les biscuits, les pâtisseries et les plats prêts à emporter.
- **Les acides gras trans** se trouvent principalement dans les produits contenant des huiles hydrogénées, comme les biscuits, les gâteaux, les produits frits prêts à emporter. On les retrouve également en petite quantité dans la viande et les produits laitiers. Certaines margarines en contiennent aussi.

Les graisses à privilégier

Les graisses mono-insaturées et polyinsaturées ont tendance à faire baisser le taux de « mauvais » cholestérol. Les graisses mono-insaturées font, par ailleurs, grimper le « bon » cholestérol et sont par conséquent à privilégier.

- **Les graisses mono-insaturées** se trouvent dans les olives et l'huile d'olive, les cacahuètes et l'huile d'arachide, les avocats, les noix de macadamia et les huiles d'avocat et de noix de macadamia, ainsi que l'huile de colza.
- **Les graisses polyinsaturées** se trouvent dans les huiles de tournesol, de carthame et de fèves de soja, sans oublier les margarines fabriquées à partir de ces huiles, mais aussi nombre de noix et de graines.

- **Les acides gras oméga-3** sont des graisses polyinsaturées essentielles présentes dans le poisson, les crustacés, les noix, les graines de lin et les fèves de soja. Ils sont très importants tout au long de la grossesse, car ils contribuent au bon développement du cerveau et des yeux du bébé.

Comment optimiser l'apport en graisses

- Choisissez exclusivement des pièces de viande maigre et de la volaille sans la peau. Plusieurs fois par semaine, consommez du poisson (ou des substituts d'origine végétale pour les végétariens).
- Consommez de préférence des produits laitiers pauvres en graisses ou des produits à base de soja ; attention tout de même à limiter le soja dans l'alimentation (voir partie I).
- Cuisinez avec des huiles végétales mono et polyinsaturées.
- Assaisonnez vos salades composées avec de l'huile de graines de lin, notamment si vous ne mangez pas de poisson.
- Remplacez le beurre et la mayonnaise par de l'avocat, de l'houmous, du tahini et des pâtes à tartiner à base de noix (par exemple du beurre d'amandes).
- Évitez de manger des plats prêts à consommer et des sauces à base de crème.
- Remplacez les collations de type chips (pommes de terre et maïs) par des noix et des graines sans sel ajouté.
- Consommez avec modération biscuits, gâteaux, pâtisseries et chocolat… juste pour vous faire plaisir.

FOIRE AUX QUESTIONS

« Comment avoir un apport en oméga-3 couvrant mes besoins si je ne mange pas de poisson ? »

Si le poisson et les crustacés sont la principale source d'oméga-3, d'autres aliments contiennent également ces graisses très importantes pour l'organisme. Parmi eux : les huiles de graines de lin, de colza et de noix, ainsi que les produits à base de soja. Mettez une poignée de graines de lin dans vos céréales, assaisonnez vos salades composées avec de l'huile de graines de lin (huile qui ne peut pas être chauffée), calmez les petites faims avec une poignée de noix et ajoutez des fèves de soja ou du tofu dans vos sautés de légumes. Achetez des œufs enrichis en oméga-3 (pondus par des poules nourries avec des céréales enrichies en oméga-3, par exemple des graines de lin). Aujourd'hui, certains pains, yaourts, laits, laits de soja et jus de fruits sont enrichis en oméga-3. Les compléments alimentaires à base d'huile de poisson ou les compléments avec du DHA extrait d'algues marines sont recommandés, ainsi que nombre de compléments alimentaires (vitamines, minéraux et oligoéléments) contenant de l'huile de poisson.

« Est-ce que manger des noix présente un risque durant la grossesse ? »

Il arrive qu'un médecin recommande à une patiente de ne pas consommer de noix durant sa grossesse ni pendant la période d'allaitement, afin de diminuer les risques d'allergie pour son bébé – ce qui, scientifiquement n'est pas prouvé. En fait, selon l'Anses, qui s'est penchée sur l'alimentation de la femme enceinte et allaitante, rien ne prouve que ce que mange une femme durant sa grossesse ou pendant la période d'allaitement favorise le développement d'une allergie chez son bébé. Même constatation pour la Société australe-asiatique d'immunologie clinique et d'allergie, qui va toutefois plus loin en émettant l'hypothèse que le fait de ne pas consommer certains aliments durant la grossesse ou la période d'allaitement peut, au contraire, avoir une influence délétère sur l'alimentation de la mère et de l'enfant.

« Avec quelle huile faut-il cuisiner ? »

En fonction de la cuisson, du type de cuisine et des ingrédients, vous n'utiliserez pas la même huile. L'huile d'olive compte parmi les huiles à privilégier. En effet, ses bienfaits sur la santé sont prouvés. L'huile d'olive vierge extra est obtenue à partir de la première pression des olives (elle n'est pas extraite de manière chimique). Plus foncée, elle dégage également une odeur plus forte et est plus riche en antioxydants que l'huile d'olive raffinée. Assaisonnez vos salades avec de l'huile d'olive que vous utiliserez également pour les marinades et les sautés de viande ou de légumes. L'huile d'olive raffinée présente un point de fumée plus élevé et est, de ce fait, recommandée pour les cuissons à forte température. Les huiles de colza, de son de riz, d'avocat, d'arachide et de macadamia possèdent également un point de fumée plus élevé que l'huile d'olive vierge extra. Les huiles de graines de lin et de noix, à la fois goûteuses et riches en oméga-3, ne peuvent pas être chauffées. Évitez, si possible, les huiles « mélangées », susceptibles de contenir des graisses saturées (comme les huiles de palme et de noix de coco). Choisissez de préférence des huiles portant la mention « huile mono-insaturée » ou « huile polyinsaturée » sur l'étiquette et vérifiez qu'elles ne contiennent pas d'acides gras trans (précisons toutefois que les industries agroalimentaires ne sont pas tenues d'indiquer la présence d'acides gras trans sur les étiquettes).

Règle n° 6 : des glucides, mais pas n'importe lesquels

Même si, depuis ces dernières années, les glucides semblent avoir mauvaise réputation, ces macronutriments sont la principale source d'énergie pour nos muscles lors d'un effort physique et le principal carburant pour notre cerveau. Idéalement, les glucides doivent couvrir à peu près la moitié (entre 40 et 60 %) de nos besoins énergétiques, notamment durant la grossesse. Si nous pouvons nous passer de certains glucides (gâteaux, bonbons, biscuits salés et sucrés, céréales de fabrication industrielle et pain blanc), tous ne sont pas à jeter. Plusieurs d'entre eux sont même à privilégier.

Si vous avez déjà essayé de perdre du poids, vous avez peut-être été tentée de suivre un régime pauvre en glucides et riche en protéines. Or maintenant que vous êtes enceinte, vous devez absolument reconsidérer la chose. En effet, si des études permettent de dire que les régimes riches en protéines peuvent favoriser une perte de poids à court terme, sur le long terme rien n'est prouvé. Il semblerait même que, dans ce dernier cas, se priver de certains glucides – céréales complètes, fruits et légumes riches en féculents – pourrait avoir des effets délétères sur la santé. Parce que ces aliments jouent un rôle important dans la prévention des maladies cardiaques, du diabète et de certaines formes de cancer, alors que les régimes et les compléments alimentaires hyperprotéinés semblent favoriser un petit poids et certaines maladies à la naissance. Il semblerait même qu'une grande consommation de viande, notamment de viandes transformées, favorise le développement de ces pathologies. Une étude a montré que le fait de manger beaucoup de viande rouge avant d'être enceinte pouvait augmenter les risques de développer un diabète gestationnel, alors que deux autres études ont fait la même constatation chez les femmes qui consomment un œuf, voire plus, tous les jours. Dans la mesure où, premièrement, il est difficile de suivre un régime pauvre en féculents et riche en protéines sans augmenter parallèlement sa consommation d'œufs et de viande rouge et, deuxièmement, où on ne peut nier que les céréales complètes, les fruits et les légumes sont des nutriments essentiels avant et pendant la grossesse, les régimes pauvres en glucides et riches en protéines sont vivement déconseillés dès lors que vous envisagez d'avoir un enfant.

FOIRE AUX QUESTIONS

« Je suis un peu perdue. Quelle est la différence entre des céréales complètes et des céréales à faible index glycémique ? »

Les produits à base de céréales complètes – pain, céréales pour le petit déjeuner, riz brun, orge et flocons d'avoine – présentent nombre de bienfaits pour l'organisme du fait de leur teneur élevée en fibres, en vitamines, en minéraux et en oligoéléments. Mais attention, ce n'est pas parce qu'un aliment est dit « complet » qu'il a un faible index glycémique.

Les aliments complets sont ceux qui contiennent tous les composés des céréales (milieu, couches interne et externe). Selon que les céréales sont entières, concassées, cuites, effilées, soufflées ou broyées, la teneur en micronutriments et l'index glycémique varient. Par exemple, les farines et les pains sont complets s'ils sont faits à partir de la céréale entière. Dans certains pains, les céréales sont intactes, d'où un faible index glycémique. Lorsque les céréales ont été broyées pour donner une farine de fine texture, les pains sont toujours complets, mais avec un index glycémique élevé. Certaines céréales pour le petit déjeuner portant sur l'étiquette la mention « céréales complètes » ont un index glycémique élevé et ne sont pas enrichies, ce qui fait d'elles un mauvais choix.

Pour protéger votre capital santé, choisissez toujours des céréales complètes à faible index glycémique : pains complets aux céréales (meilleur choix que les pains à base de farine complète), porridge et muesli traditionnels (plutôt que des céréales soufflées et broyées), orge, blé concassé et quinoa.

Les céréales complètes – les glucides à privilégier

En règle générale, les céréales et les pains complets ont une valeur nutritive supérieure aux céréales et aux farines transformées. Ils sont, en effet, plus riches en fibres, en vitamines, en minéraux, en oligoéléments et en substances phytochimiques. Plus important encore, il suffit de consommer deux à trois portions d'aliments complets par jour pour diminuer de 20 à 30 % le risque de développer une maladie chronique – pathologie cardiaque, accident vasculaire cérébral, diabète et certains types de cancers. Or, nous savons que nous n'en mangeons en moyenne qu'une portion et demie par jour – soit à peu près la moitié de la quantité préconisée pour bénéficier d'un maximum de bienfaits.

Si vous ne consommez pas de céréales du fait de leur teneur élevée en glucides, changez vos habitudes. En effet, consommer des céréales complètes diminue les risques de surpoids et, plus simplement, de prise de poids.

Des glucides qui se digèrent et sont absorbés lentement par l'organisme

Comme nous l'avons vu au fil des pages, ne vous dites pas « je ne vais plus manger de glucides », mais apprenez à choisir les bons. Les glucides à faible index glycémique, c'est-à-dire qui se digèrent et sont absorbés lentement par l'organisme, non seulement fournissent plus d'énergie à l'organisme, mais ont un pouvoir de satiété plus long, ce qui permet de mieux contrôler le taux de sucre dans le sang. Si vous avez développé un diabète gestationnel, consommer des aliments à faible index glycémique vous aide à maintenir votre glycémie postprandiale (après un repas) dans les valeurs cibles et vous évite d'avoir recours à des injections d'insuline.

Parmi les glucides à faible index glycémique, on compte certains types de pains complets, les flocons d'avoine, l'orge, les légumineuses, le quinoa, le blé concassé, les pâtes, le maïs, la plupart des fruits et les produits laitiers (notamment le lait, les yaourts, mais aussi les laits de soja).

Remplacer les aliments à index glycémique élevé par des aliments à faible index glycémique

Aliments à index glycémique élevé	Aliments de substitution à faible index glycémique
Le pain – blanc ou complet	Les pains multicéréales, les pains au levain et les pains noirs.
Les céréales pour le petit déjeuner transformées	Les céréales non raffinées, comme les flocons d'avoine, le muesli ou les céréales raffinées à faible index glycémique fabriquées par certaines marques (par exemple All-Bran®).
Les biscuits salés et sucrés	Les biscuits confectionnés avec des fruits secs, des flocons d'avoine et des céréales complètes.
Les gâteaux et les muffins	Les gâteaux et les muffins préparés avec des fruits, des flocons d'avoine et des céréales complètes.
Les pommes de terre	Les pommes de terre charisma, nicola, almera et les pommes de terre nouvelles, les patates douces et le maïs. La purée de pommes de terre/haricots cannellini.
Le riz	Le riz basmati ou doongara, l'orge perlé, le quinoa, le blé concassé ou les nouilles asiatiques.

La qualité avant la quantité

Consommez de préférence des glucides à forte densité nutritive, riches en fibres, à faible index glycémique et offrant un grand pouvoir de satiété. Parmi les aliments à faible index glycémique à privilégier :

- Le pain aux céréales complètes à faible index glycémique à la place du pain à la farine blanche ou du pain complet à index glycémique élevé.
- Les flocons d'avoine traditionnels por remplacer les céréales pour le petit déjeuner prêtes à consommer ou les flocons d'avoine à « cuisson rapide ».
- Le muesli naturel au lieu des céréales raffinées soufflées ou broyées.

- Les céréales à faible index glycémique qui ont été officiellement testées et couvrent les besoins nutritionnels : marques All-Bran® ou Special K® pour ne nommer qu'elles.
- L'orge, le quinoa et le blé concassé à la place du riz, des pâtes et des pommes de terre.
- Les pâtes à la farine complète à substituer aux pâtes à la farine blanche – si toutes les pâtes ont un faible index glycémique, les pâtes à la farine complète sont plus riches en nutriments et offrent un plus grand pouvoir de satiété.
- Les légumineuses à tous les repas pour un apport en protéines, en fer et en zinc, mais aussi en glucides et en fibres, qui se digèrent et sont absorbés lentement par l'organisme.
- Pour les collations : des fruits, des yaourts, du cake aux fruits et à la farine complète, des pois chiches grillés et des noix sans sel ajouté à la place des en-cas de fabrication industrielle.

FOIRE AUX QUESTIONS

« Et si je ne peux pas manger de gluten ? »

Consommer les « bons » glucides (produits complets à faible index glycémique) peut être relativement compliqué pour les personnes qui ne sont pas en mesure de manger du gluten (maladie cœliaque ou intolérance au gluten). Le gluten est une protéine présente dans le blé, le seigle, l'orge et les flocons d'avoine. Un régime alimentaire sans gluten vous prive de nombre d'aliments complets. Or malheureusement, les produits de substitution sans gluten, y compris le pain, les céréales, les biscuits salés et les pâtes, ont un index glycémique élevé. La bonne nouvelle : nombre de glucides complets et à faible index glycémique sont naturellement sans gluten. Parmi les aliments concernés : le riz basmati à faible index glycémique, le quinoa, le sarrasin et les légumineuses, à consommer à chaque repas et collations, en complément d'autres glucides. Certains aliments à index glycémique élevé, comme les pommes de terre, les pâtes ou le riz sans gluten, sont riches en nutriments et sont à consommer avec des protéines maigres ou des glucides à faible index glycémique – haricots, pois chiches ou lentilles – qui contribuent à faire baisser la réponse glycémique à la suite d'un repas.

Règle n° 7 : bien s'hydrater

Si vous êtes nombreuses à faire un réel effort pour privilégier les « bons » aliments, vous oubliez souvent de vous préoccuper de ce que vous buvez. Or, rester hydratée est important, notamment durant la grossesse et la période d'allaitement. La quantité de liquide dont vous avez besoin au quotidien varie en fonction de vos activités, de votre sudation et des aliments que vous mangez (certains contribuant à l'apport en eau). En moyenne, une femme doit boire environ 2,1 l par jour, quantité qui passe à 2,5 l durant la grossesse et tout au long de la période d'allaitement (selon l'Anses : 1 l fourni par l'alimentation ; 1,5 l par les boissons). Laissez-vous guider par votre soif, mais essayez de boire régulièrement. Ayez toujours de l'eau à portée de la main, car il est facile d'oublier de boire, voire d'ignorer sa soif lorsqu'on est occupé ou que l'on ne dispose pas d'eau à proximité. Veillez à bien vous hydrater lors d'une activité physique – surtout si vous êtes enceinte –, afin de diminuer les risques d'hyperthermie.

Si l'eau est la meilleure option pour étancher sa soif, rares sont les personnes qui ne boivent que cela. Voici quelques conseils à l'attention des futures mamans.

- **Le thé** – vert ou noir, le thé est riche en antioxydants, notamment en catéchines qui joueraient un rôle dans la protection contre certaines maladies cardiaques et certains types de cancers. En effet, le thé protégerait la paroi des vaisseaux sanguins et diminuerait le taux de lipides dans le sang. Récemment, des chercheurs ont découvert un composé, la théanine, qui favoriserait la relaxation, mais aussi la concentration et la lucidité. Non calorique, le thé ne favorise pas la prise de poids, à la différence du café au lait ou du chocolat chaud – hormis, bien sûr, si vous mettez du lait entier et du sucre dans votre thé. Cependant, comme le café, le thé contient une quantité assez importante de caféine. C'est pourquoi, si vous êtes enceinte, il est conseillé de limiter votre consommation de thé à quatre tasses au maximum par jour - pas au-delà de 1 l selon l'Anses (voire moins si vous consommez d'autres aliments et/ou boissons contenant de la caféine).
- **Le café** – plusieurs études tendent à prouver que le café consommé avec modération (soit trois à quatre tasses par jour) ne présente aucun danger pour la santé et, au contraire, offre certains bienfaits. Par exemple, le risque

de développer un diabète de type 2 est moindre chez les personnes buvant régulièrement du café et il semblerait que le café diminue les risques de calculs biliaires, de cancer du côlon et d'apparition de la maladie de Parkinson. Le café rendrait plus endurant lors d'un exercice physique et vous aiderait à avoir l'esprit vif. Mais boire du café peut également présenter des risques. La caféine contenue dans le café (et dans le thé) est un stimulant qui peut augmenter le rythme cardiaque, faire grimper la tension artérielle et perturber le sommeil. Chez la femme enceinte, trop de caféine peut accroître les risques de fausse couche et de naissance prématurée. C'est pourquoi, si vous attendez un heureux événement, nous vous conseillons de limiter votre consommation quotidienne à pas plus de trois tasses de café léger selon l'Anses (voire moins si vous consommez d'autres aliments et/ou boissons riches en caféine). La caféine passe dans le lait maternel et, de ce fait, peut expliquer que votre bébé soit agité. Boire trop de café peut, par ailleurs, diminuer la production de lait et augmenter les risques de mastite. C'est pourquoi l'Australian Breastfeeding Association (ABA), une association australienne qui promeut l'allaitement maternel, recommande aux femmes allaitantes de limiter leur consommation à 300 mg de caféine par jour (ce qui correspond à environ trois tasses de café). Comme les jus de fruits et les smoothies, le café est aujourd'hui servi dans de grandes tasses et, si vous ajoutez du lait entier, la teneur en calories et en graisses saturées est importante. Comptez par exemple 240 kcal et 11,5 g de lipides pour le Grande Latte de Starbucks, un apport en énergie et en graisses qui correspond, vous en conviendrez, plus à un repas qu'à une simple collation.

- **Les infusions** – préparées à partir des racines, des baies, des fleurs, des graines ou des feuilles de certaines plantes, les infusions ne contiennent pas de caféine, mais des alcaloïdes. Tant qu'il ne sera pas prouvé scientifiquement que les infusions et les plantes à partir desquelles elles sont faites ne présentent aucun risque pour les femmes enceintes et leur bébé, la Food and Drug Administration (Agence américaine des produits alimentaires et médicamenteux) leur recommande vivement de ne pas boire d'infusions. Si la plupart des infusions commercialisées sont supposées ne présenter aucun risque à condition d'être consommées dans des quantités raisonnables, vous devez éviter les infusions très concentrées ou faites à partir de plantes comportant un certain degré de toxicité.

Pour écarter tout risque, demandez toujours l'avis de votre médecin traitant, de votre gynécologue ou d'une sage-femme. Les compléments alimentaires ou les ampoules à base de plantes sont déconseillés aux femmes enceintes.

- **Les jus de fruits** – les jus à 100 % de fruits fraîchement pressés présentent nombre de bienfaits, ce qui leur confère un certain avantage par rapport aux autres boissons non alcoolisées. Ils sont notamment riches en vitamines, en minéraux et en oligoéléments : vitamine C, bêta-carotène, folates (vitamine B9), vitamine K et potassium. Si vous peinez à manger le nombre préconisé de portions de fruits et de légumes, si vous avez du mal à prendre du poids ou si vous avez un petit appétit, les jus frais sont à privilégier, même s'ils sont moins riches en fibres que les fruits. Comme pour les salades de fruits ou les fruits crus, pensez toujours à laver vos fruits avant de les presser.

  Un petit conseil : dans la mesure du possible, préparez toujours vous-même vos jus de fruits. Les jus de fruits sont caloriques et, si vous avez du mal à contrôler votre poids, attention à ne pas trop en consommer. Comptez environ trois ou quatre fruits (voire plus selon la grosseur) pour faire un jus. Si on peut comprendre que vous ayez du mal à manger quatre fruits d'un coup, il suffit d'une minute ou deux pour boire un jus de fruits. Nous recommandons aux femmes qui se battent contre les kilos superflus de boire de l'eau, de consommer des fruits et de laisser de côté les jus de fruits.

- **Le lait et le lait de soja** – le lait entier est riche en protéines, en calcium, en zinc et en vitamine B12, mais aussi en graisses saturées. Les laits de soja ont à peu près la même teneur en protéines et en graisses que le lait de vache, toutefois ils contiennent plus de graisses polyinsaturées que de graisses saturées. Les laits de soja ne contiennent pas naturellement de calcium ou de vitamine B12. C'est pourquoi, nombre de marques enrichissent leurs laits de soja en calcium et, parfois, en vitamine B12. Les femmes qui ont tendance à prendre rapidement des kilos doivent de préférence consommer des laits demi-écrémés ou écrémés. Les laits de riz, d'avoine ou d'amandes contiennent moins de calcium et de protéines que les laits de vache ou de soja. Par conséquent, choisissez toujours les marques enrichies en calcium.

Si vous n'aimez pas le lait nature, mettez une cuillère à café de chocolat en poudre, quelques gouttes de vanille ou une pincée de cannelle dans du lait chaud pour obtenir des boissons moins riches en sucre que les laits aromatisés commercialisés.

- **Les smoothies et les milk-shakes** – faites avec du lait de vache ou de soja pauvres en graisses et des fruits, ces boissons sont l'option idéale pour une collation saine ou un petit déjeuner léger. Elles permettent également de consommer sans même s'en apercevoir des fruits et des aliments riches en calcium. Attention ! Ces boissons doivent être considérées comme une collation à part entière et ne doivent pas être bues au cours d'un repas. En effet, les smoothies sont très caloriques. Par exemple, un smoothie à la mangue, pauvre en graisses, compte tout de même 7 g de lipides et 400 kcal, soit environ un quart des besoins énergétiques d'une femme pesant 70 kg. Comme les jus de fruits, les smoothies et les milk-shakes peuvent être à l'origine d'une infection à *Listeria monocytogenes*. Pour diminuer les risques, préparez vous-même vos smoothies et vos milk-shakes en prenant soin de bien laver les fruits à l'eau claire.
- **Les eaux aromatisées** – même si les fabricants vantent les bienfaits de ces eaux pour la santé, sachez que ce ne sont que des eaux auxquelles on a ajouté du sucre, un arôme et une sélection de vitamines, de minéraux et d'oligoéléments. La plupart d'entre elles renferment entre 5 et 7 % de sucres ajoutés, soit environ deux fois moins qu'une boisson non alcoolisée. Mais attention, une bouteille de 500 ml contient environ 25 g de sucre (soit l'équivalent de six cuillères à café). Si les eaux aromatisées peuvent sembler être des options plus saines que les boissons sucrées, sachez qu'il vaut toutefois mieux boire de l'eau nature, quitte à manger des fruits et des légumes frais, de couleurs et de saveurs différentes, mais sans sucres ajoutés, qui garantiront l'apport en vitamines nécessaire à votre organisme.
- **Les boissons alcoolisées** – comme nous l'avons vu précédemment, si vous êtes enceinte ou si vous allaitez votre bébé, mieux vaut ne pas boire une seule goutte d'alcool. Dans la mesure où il peut se passer quelques semaines avant que vous sachiez que vous êtes enceinte, nous vous conseillons vivement de limiter votre consommation d'alcool, voire de ne plus en boire du tout, dès que vous aurez décidé de faire un bébé. Il va sans dire que le *binge drinking* est à proscrire. Si vous ne voulez pas vous arrêter du jour au

lendemain, essayez de ne pas boire plus de sept verres d'alcool par semaine ou pas plus de deux verres par jour. Si vous allaitez, efforcez-vous de ne pas consommer plus d'un ou deux verres d'alcool. L'idéal étant de boire lorsque votre enfant vient juste de prendre le sein, afin que le taux d'alcool dans votre lait soit au plus bas lors de la tétée suivante. Si vous venez de boire de l'alcool, attendez au minimum deux heures avant d'allaiter votre enfant.

PETITS TRUCS POUR BIEN S'HYDRATER

- L'eau est la meilleure boisson pour se désaltérer. Non calorique et facilement à portée de la main, elle a tout pour que vous la placiez en tête de liste. Remplissez un pichet d'eau avec quelques rondelles de citron ou de citron vert, que vous conserverez au réfrigérateur. Autre option : mettez une rondelle de citron ou de citron vert dans un verre d'eau chaude.
- Remplacez les boissons sucrées et/ou alcoolisées par de l'eau minérale plate ou gazeuse additionnée d'une rondelle de citron ou de citron vert.
- Si vous aimez les jus de fruits, diluez-les avec de l'eau plate ou gazeuse.
- Privilégiez les smoothies, les milk-shakes et les laits aromatisés à base de lait demi-écrémé ou écrémé ou de lait de soja. Idem pour les glaces et les yaourts. Veillez à ne pas consommer de trop grosses portions.
- Évitez de boire des jus de fruits ou de légumes (hormis si vous les pressez vous-même), qui peuvent présenter des risques pour votre santé et celle de votre bébé si les aliments ont été au préalable mal lavés.
- Ne partez jamais de chez vous sans une bouteille d'eau !
- Le soir, ayez toujours un pichet d'eau sur la table.
- Si vous trouvez que chez vous ou au travail l'eau a un goût « bizarre », investissez dans un filtre.
- Si vous êtes une grande buveuse de café, remplacez le café par du thé (mais veillez à ce que l'apport en caféine ne soit pas trop élevé) ou essayez de boire du lait ou du lait de soja chauds.

Règle n° 8 – bannir les aliments délétères

Après avoir passé en revue ce que vous devez manger, faisons le point sur les aliments et les boissons que vous devez consommer avec modération ou éviter lorsque vous essayez d'avoir un enfant, que vous êtes enceinte ou que vous allaitez.

Ayant traité ce sujet précédemment, nous vous proposons le récapitulatif ci-dessous :

Avant de concevoir	Grossesse	Allaitement
Évitez ou consommez avec modération tous les alcools : pas plus de sept verres par semaine et pas plus de deux verres par jour. Fini, le *binge drinking* !	Évitez de boire de l'alcool – même en petite quantité. Le *binge drinking* est à bannir.	Évitez les boissons alcoolisées ou consommez de l'alcool en quantité limitée au minimum deux heures avant de donner le sein.
Ne buvez pas plus de trois ou quatre tasses de café par jour.	Évitez ou consommez avec modération de la caféine (pas plus de 200 mg par jour, soit environ trois tasses de café léger ou quatre tasses de thé – pas plus d'un litre).	Évitez le café ou consommez de la caféine en quantité limitée au minimum deux heures avant de donner le sein.
Faites-vous aider par votre famille et un médecin pour arrêter de fumer.	Ne fumez pas.	Ne fumez pas.
Consommez avec modération les poissons à forte teneur en méthylmercure (hoplostèthe rouge – une perche pêchée dans les eaux profondes –, poisson-chat, thon, raie…).	Évitez ou consommez avec modération les poissons à forte teneur en méthylmercure (voir partie I).	Même remarque que ci-contre.

Évitez les compléments alimentaires contenant de la vitamine A et les soins cutanés à base de rétinoïdes.	Même remarque que ci-contre.	Même remarque que ci-contre.
Si vous prenez des vitamines, des minéraux, des oligoéléments ou des compléments alimentaires à base de plantes, assurez-vous qu'ils ne présentent aucun danger durant la grossesse et privilégiez les compléments à base de multivitamines et de folates (vitamine B9).	Ne prenez pas de vitamines, minéraux, oligoéléments ou compléments alimentaires à base de plantes, hormis s'il est scientifiquement prouvé qu'ils ne présentent aucun risque pour la femme enceinte. Choisissez les compléments multivitaminiques pour la grossesse.	Même remarque que ci-contre. Les compléments multivitaminiques spécialement destinés aux femmes enceintes ou qui allaitent sont, généralement, le meilleur choix qui soit.
Évitez les aliments susceptibles d'être contaminés par la bactérie *Listeria monocytogenes*, la salmonelle ou le toxoplasme.	Évitez les aliments pouvant être contaminés par la bactérie *Listeria monocytogenes* (fromages à pâte molle, viandes froides, crustacés crus, pâté, produits laitiers non pasteurisés, salades et salades de fruits prêtes à consommer, crèmes glacées), par la salmonelle (œufs crus ou mi-cuits et germes de soja) ou le toxoplasme (viandes crues ou saignantes). Cuisinez en respectant les règles d'hygiène usuelles. Lavez-vous les mains après avoir touché un animal, mettez des gants pour jardiner ou changer la litière de votre chat.	Respectez toutes les règles d'hygiène qui s'imposent pour vous protéger, vous et votre bébé.

11

Compiler le tout

À ce stade de votre lecture, vous avez normalement une bonne idée de ce que vous devez manger (ou ne pas manger) si vous essayez d'avoir un bébé ou si vous êtes enceinte, et vous savez comment privilégier les aliments à faible index glycémique. Pour vous simplifier un peu plus la vie, nous vous proposons de suivre les conseils ci-après pour préparer repas et collations.

1. Passer au crible tout ce que vous consommez et faire les changements qui s'imposent – substituer tel aliment à tel autre.
2. Prévoir tous les repas et toutes les collations pour la semaine à venir.
3. Préparer sa liste de courses pour faire le plein de son frigo et de ses placards.
4. Bien commencer la journée avec un petit déjeuner à faible index glycémique.
5. Bien manger – déjeuner et collations – hors de chez soi.
6. Garder en tête le repas idéal (nous vous expliquerons comment faire).
7. Préparer des plats à l'avance pour les soirs où vous n'avez pas envie de cuisiner.
8. Découvrir une ou deux nouvelles recettes chaque semaine.
9. Goûter des aliments que vous n'avez jamais consommés (légumineuses, quinoa, orge, etc.).
10. Respecter les règles d'hygiène qui s'imposent.

Le petit déjeuner

Ce repas est incontestablement le plus important de la journée. Si vous sautez le petit déjeuner sous prétexte que vous n'avez pas le temps de manger le matin, levez-vous un peu plus tôt !

1. Privilégiez les céréales pour le petit déjeuner riches en fibres (flocons d'avoine et orge) ou le pain complet à faible index glycémique.
2. Consommez des protéines pour leur pouvoir de satiété – lait ou yaourt demi-écrémés, poisson en boîte, haricots blancs à la sauce tomate, œufs, fromage à pâte dure au lait demi-écrémé, fromage blanc, noix ou pâte à tartiner aux noix.
3. Mangez des fruits ou des légumes riches en fibres, en vitamines et en antioxydants. Mettez des fruits rouges dans votre muesli et dans votre yaourt, ajoutez une pomme cuite à vos flocons d'avoine, mangez des tomates et des champignons grillés avec vos œufs ou régalez-vous avec quelques asperges et une tartine de pain grillée, puis une orange.

Voici quelques idées pour un petit déjeuner bon, sain et nourrissant :

- Des flocons d'avoine avec du lait de soja et une banane coupée en rondelles.
- Du muesli avec un yaourt et des fruits rouges.

LE PETIT DÉJEUNER

1. Des glucides à faible index glycémique : par exemple, des céréales pour le petit déjeuner, du riz, des flocons d'avoine, du pain complet, du muesli, etc.

2. Des protéines : par exemple du lait ou un yaourt demi-écrémés, des œufs ou du fromage.

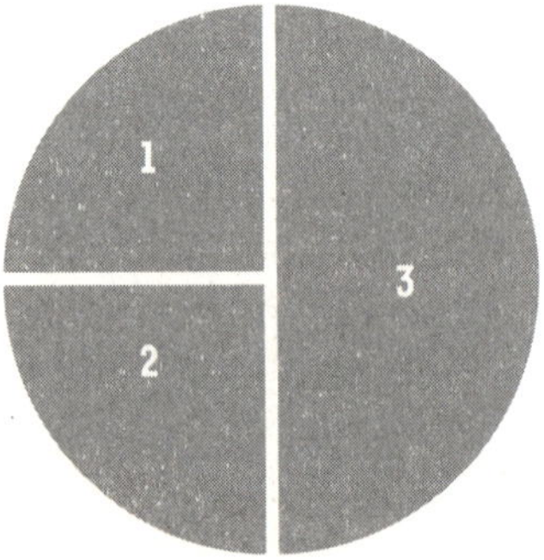

3. Des fruits et/ou des légumes : par exemple une tomate, des champignons, des fruits secs, du raisin, des fraises, une banane, etc.

- Du pain complet à faible index glycémique grillé avec du beurre de cacahuètes ou de la pâte à tartiner aux amandes.
- Des sardines et des rondelles de tomate sur une tartine de pain complet à faible index glycémique grillée.
- De la salade de fruits avec un yaourt et une petite poignée de muesli (si vous optez pour du muesli grillé, attention à utiliser de bonnes graisses).
- Une tartine de pain au levain avec du fromage et une tomate, passée sous le gril.
- Un smoothie au lait demi-écrémé ou au lait de soja avec des fruits rouges, des flocons d'avoine et des graines de chia.
- Des haricots blancs à la sauce tomate avec un muffin multicéréale.
- Des œufs brouillés avec une tomate grillée, des petites feuilles d'épinard sur une tartine de pain complet grillée.

Le déjeuner

Le midi, faites une pause et prenez le temps de déjeuner pour recharger vos batteries et pouvoir rester concentrée l'après-midi, ne pas mourir de faim jusqu'au dîner et diminuer les risques d'avoir la nausée. Que vous déjeuniez chez vous, que vous emportiez à manger sur votre lieu de travail

LE DÉJEUNER

1. Des glucides à faible index glycémique : pain complet, riz, pâtes, nouilles, épis de maïs, un mélange de haricots secs, etc.

2. Des protéines : poisson frais ou en boîte, œufs, tofu, viande maigre, poulet, fromage.

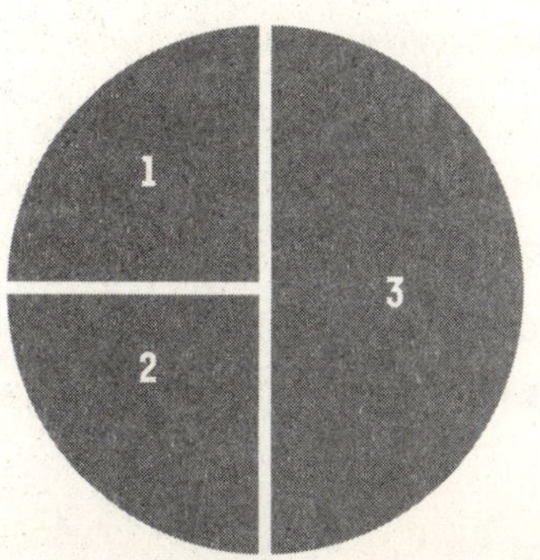

3. Des légumes cuits, des salades composées et des fruits : par exemple une grosse salade composée, de la soupe de légumes et, pour finir, un fruit.

ou que vous achetiez des plats prêts à consommer, choisissez toujours des aliments sains et équilibrés.

1. Des glucides à faible index glycémique : du pain ou des petits pains ronds complets, des nouilles, des pâtes, du riz, du quinoa, de l'orge, des légumineuses ou du blé concassé – le tout à faible index glycémique.
2. Une petite portion de protéines : poissons en boîte, œufs durs, viande ou volaille cuisinées par vos soins, tofu mariné, fromage à pâte dure et légumineuses. Évitez de consommer des viandes transformées, de la charcuterie, du saumon fumé et des fromages à pâte molle.
3. Une grosse portion de légumes cuits ou crus (salades composées).

Les idées ne manquent pas. Toutefois, si vous n'avez pas d'inspiration, ayez recours aux grands classiques :

- Un sandwich au pain complet avec du saumon en boîte et une salade composée.
- De la salade du jardin avec du poulet, un avocat et des croûtons à base de pain multicéréale passés au four. Pour l'assaisonnement : de l'huile d'olive, du vinaigre, du jus de citron et une cuillère à café de miel.
- Frittata de légumes : patate douce, poivron, petits pois et maïs.
- Un bol de minestrone ou une soupe de lentilles et de légumes.
- Des petites quiches aux asperges et aux poivrons : remplacez la pâte traditionnelle par des petits pains ronds complets placés dans des moules à muffins.
- Des petits pains scandinaves avec du thon, de la tomate et du concombre.
- De la salade de pâtes au thon : des pâtes froides avec du thon en boîte, des pois mange-tout et des tomates cerises. Pour l'assaisonnement : un yaourt nature, du jus de citron et des herbes aromatiques fraîches.
- Des minipizzas : muffins à la farine complète avec sur le dessus de la tomate, des morceaux de poivrons rouges et verts, des champignons et une pincée de mozzarella râpée.
- Une salade composée avec des légumes crus ou cuits au four (poivron, courgette, citrouille ou patate douce, aubergine avec un filet d'huile d'olive)

avec des pois chiches, des petites feuilles d'épinard et quelques gouttes de vinaigre balsamique.

Les collations

Il n'y a aucun mal à manger entre les repas si vous avez faim. Si vous êtes enceinte, faire trois repas par jour et prendre deux ou trois collations vous garantit l'apport en nutriments dont vous et votre bébé avez besoin et permet de calmer les nausées et les brûlures d'estomac. Attention ! Ne consommez pas les en-cas commercialisés dans les magasins et les supermarchés, qui, généralement, présentent une teneur élevée en graisses, en sucre ou en sel. Choisissez de préférence des aliments à forte densité nutritive et laissez de côté les « calories vides » apportées par certains aliments qui, par ailleurs, n'ont pas de valeur nutritive. Si vous n'avez d'autre solution que de vous tourner vers des produits prêts à consommer, lisez attentivement les étiquettes figurant sur les emballages.

Voici quelques exemples de collations à privilégier :

- Un fruit frais.
- Une petite poignée de noix ou de graines sans sel ajouté, des fruits secs.
- Un petit bol de fruits rouges avec une grosse cuillerée de yaourt nature.
- Deux ou trois petits pains scandinaves avec du fromage blanc et une tomate.
- Du tzatziki ou de l'houmous (pauvres en graisses et en sel si vous optez pour des produits commercialisés, l'idéal étant de les préparer vous-même) avec des carottes et du céleri crus.
- Une tranche de cake à la farine complète avec du fromage frais.
- Une poignée de pois chiches grillés.
- Un yaourt demi-écrémé.
- Une petite boîte de pois chiches ou de haricots secs mélangés.
- Des muffins faits maison à base de farine complète meulée à la pierre, de flocons d'avoine, de son d'avoine, de noix, de fruits frais ou secs et d'huile (plutôt que du beurre) [voir recette page 306].

Le dîner

Après une longue et harassante journée de travail, nous comprenons qu'il soit parfois difficile de trouver la motivation pour se mettre derrière les fourneaux. Pour manger sainement sans que cela vous demande trop d'efforts, veillez à toujours avoir les bons ingrédients à portée de la main (voir le chapitre 12).

1. Remplissez la moitié de votre assiette avec des légumes cuits ou crus non féculents – mélangez les couleurs.
2. Les protéines pauvres en graisses doivent représenter le quart de votre assiette – poisson, crustacés, viande maigre, volaille sans la peau, œufs, tofu ou légumineuses.
3. Remplissez le dernier quart avec des glucides à faible index glycémique et riches en fibres – pâtes ou nouilles à la farine complète, riz basmati, orge, quinoa, blé concassé, maïs, patate douce orange, pommes de terre charisma ou légumineuses.

Pour plus de saveur, ajoutez des herbes aromatiques fraîches ou séchées, des épices, de l'ail, du gingembre, des piments, du jus de citron ou de citron

LE DÎNER

1. Des légumes cuits ou crus et un fruit : remplissez la moitié de votre assiette avec des légumes cuits ou mangez de la viande accompagnée d'une grosse salade composée. En dessert, prenez un fruit.

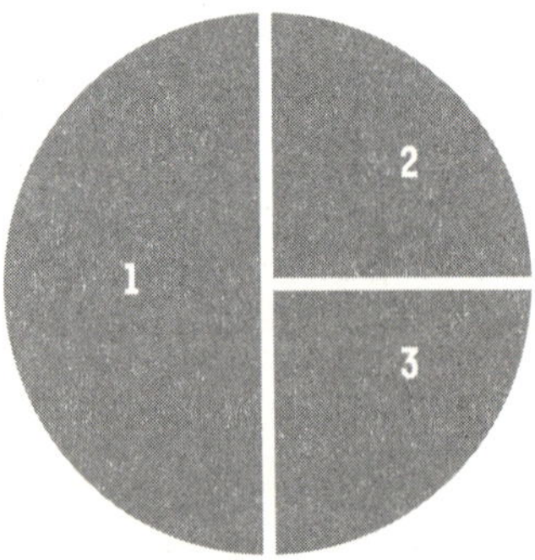

2. Des protéines : poisson, crustacés, viande (bœuf, porc ou veau) maigre, agneau sans la peau et sans graisse, poulet sans la peau.

3. Des glucides à faible index glycémique : riz basmati ou doongara, pâtes ou nouilles, épis de maïs, pois chiches, lentilles, pommes de terre charisma, orge, quinoa, un mélange de haricots secs, etc.

vert, un peu de miel, du vinaigre, de l'huile d'olive, des tomates concassées en boîte sans sel ajouté ou du concentré de tomates. Évitez si possible les sauces prêtes à consommer, le plus souvent riches en lipides, en sucre ou en sel.

Voici quelques idées à garder à l'esprit :

- Un petit steak (viande maigre) grillé avec un épi de maïs et de la salade du jardin.
- Un filet de saumon cuit au four avec des chips au four maison (rondelles de pommes de terre charisma avec un filet d'huile d'olive), des carottes, des brocolis et des haricots cuits à la vapeur.
- Du quinoa avec des légumes (poivron, aubergine, courgette et citrouille) cuits au four, accompagné de pois chiches.
- De la viande maigre avec de la purée de pommes de terre/haricots cannellini, des haricots verts, des petits pois et des carottes.
- Des nouilles asiatiques sautées avec du tofu et des légumes.
- Un kebab d'agneau avec de l'houmous et une salade composée.
- Un risotto à l'orge avec des champignons, du poivron, des épinards, des petits pois et du blanc de poulet émincé.
- Un curry de poulet aux lentilles avec du riz basmati et des légumes verts cuits à la vapeur.
- Des tortillas (farine de maïs) avec de la viande hachée, des haricots rouges (cuisinés avec de l'oignon, de l'ail, du piment et des tomates concassées en boîte), des morceaux de tomate, de la salade verte, du concombre et de la purée d'avocats.
- Un hachis de lentilles : lentilles, légumes et tomates en conserve avec par-dessus une couche de purée de pommes de terre/haricots cannellini.
- Un curry de pois chiches et de légumes avec une petite portion de riz basmati.
- Un bol de minestrone ou de soupe de légumes et de lentilles faits maison (préparez une grande quantité et congelez le surplus, afin d'avoir de quoi manger lorsque vous n'avez pas le courage de cuisiner).

- Une pizza faite maison avec un wrap à la farine complète à la place de la pâte traditionnelle et, sur le dessus, du concentré de tomates, des légumes grillés (par exemple, de la citrouille, de l'aubergine, de la courgette et du poivron), de l'avocat, une pincée de mozzarella râpée et quelques pignons.

12

Bien remplir ses placards

Impossible de préparer et de manger des plats sains et équilibrés si vous n'avez pas les bons ingrédients. Veillez à toujours avoir à portée de la main les produits dont vous avez besoin pour bien vous nourrir sans passer trop de temps en cuisine, sans vous fatiguer et sans dépenser une fortune.

Les céréales et les légumineuses

Ces aliments doivent être présents le plus souvent possible sur votre table, dans la mesure où ils garantissent un apport en glucides indispensable pour votre santé. Privilégiez toujours les produits complets.

- **L'orge** donne du goût aux soupes et aux ragoûts. Riche en fibres et en nutriments, elle se substitue au riz dans nombre de plats, notamment le risotto et le pilaf. Parmi toutes les céréales, l'orge est celle qui possède l'index glycémique le plus bas, soit un IG de 25. Conservez-la dans un récipient en verre fermé hermétiquement, à l'abri de l'humidité, de la chaleur et de la lumière ou au réfrigérateur durant les mois d'été.
- **Le son d'orge** est une autre option à privilégier. Le plus souvent en vente soit dans le rayon des céréales, soit dans celui des produits diététiques de votre supermarché.
- **Le boulgour** (blé concassé) est principalement utilisé dans la préparation du taboulé. Son index glycémique est de 48. Le boulgour se conserve jusqu'à six mois dans un récipient fermé hermétiquement placé au réfrigérateur.
- **Le couscous** est une céréale à cuisson rapide qui peut être utilisée à la place du riz ou des pâtes dans nombre de ragoûts. Il se conserve jusqu'à une année dans des sacs ou des récipients fermés hermétiquement. Le

couscous perlé a des grains plus gros que le couscous traditionnel, ainsi qu'un index glycémique plus faible.

- **Les légumineuses sèches** sont pauvres en graisses, riches en fibres, en protéines, en glucides à faible index glycémique (la majorité a une valeur comprise entre 20 et 40), en vitamines B (notamment en folates ou vitamine B9), en minéraux et en oligoéléments, notamment en fer et en zinc. Peu onéreuses, les légumineuses offrent un grand pouvoir de satiété et se cuisinent de multiples manières. Souvent considérées – à tort – comme des aliments pour végétariens, les légumineuses devraient, pour leurs bienfaits, être consommées par tous. Si vous ne savez pas comment les cuisiner, lancez-vous avec un curry aux lentilles, mettez des pois chiches dans vos sautés de viande ou de légumes, faites une purée de haricots rouges ou de haricots cannellini et incorporez des haricots borlotti dans vos ragoûts. Les haricots secs se conservent jusqu'à deux ans dans un récipient fermé hermétiquement placé à l'abri de la chaleur et de l'humidité.
- **Les nouilles et les pâtes sèches** ont pratiquement toutes un faible index glycémique. Toutefois, choisissez de préférence des pâtes et des nouilles à la farine complète, plus riches en fibres et en nutriments. Conservez-les dans un récipient fermé hermétiquement, à l'abri de l'humidité. Consommez-les dans un délai de deux ans, afin de bénéficier de tous leurs nutriments, dont la qualité est altérée au fil du temps.
- **Le quinoa** est une céréale à cuisson rapide riche en nutriments. Présentant de grandes similitudes avec le couscous, le quinoa est sans gluten, riche en protéines, en fer et en fibres. Son index glycémique, qui est de 53, est inférieur à celui du couscous. Il peut être utilisé dans nombre de desserts, dans du porridge ou avec des viandes, à la place du couscous ou du riz. Le quinoa se conserve une année dans un récipient fermé hermétiquement, à l'abri de la chaleur, de la lumière et de l'humidité.
- **Le riz.** Les riz basmati et doongara sont les variétés possédant l'index glycémique le plus bas. Le riz brun présente, quant à lui, une forte teneur en fibres et en fer. Le riz brun basmati est, parmi tous les riz bruns, celui dont l'index glycémique est le plus bas. L'inconvénient est qu'il n'est pas commercialisé partout. Le riz blanc se conserve une année dans un récipient fermé hermétiquement, à l'abri de la chaleur et de l'humidité.

Le riz brun se conserve jusqu'à six mois dans un récipient fermé hermétiquement placé au réfrigérateur.

- **Les flocons d'avoine** sont des céréales idéales pour le petit déjeuner. Ils se consomment cuits (en porridge, très apprécié en hiver) ou crus (dans le muesli, très prisé en été). Les flocons d'avoine peuvent également être utilisés pour la préparation des muffins ou de certains biscuits. Choisissez de préférence la qualité « traditionnelle » qui a un index glycémique inférieur à celui des flocons d'avoine à cuisson rapide. Les flocons d'avoine se conservent jusqu'à trois mois dans un récipient fermé hermétiquement, à l'abri de la chaleur et de la lumière, ou jusqu'à six mois au réfrigérateur.

Les aliments en conserve

Les conserves doivent être stockées à l'abri de l'humidité pour ne pas rouiller. Même si elles peuvent être gardées indéfiniment, mieux vaut les consommer dans l'année, de manière à bénéficier de tous leurs bienfaits nutritionnels. Jetez les boîtes qui sont déformées ou rouillées. Dans la mesure du possible, choisissez des produits sans sel ajouté ou à faible teneur en sel.

- **Les haricots en conserve** sont une bonne option si vous n'avez pas le temps de préparer des haricots secs. Mettez-les dans une passoire et rincez-les à l'eau claire avant de les cuisiner (de la même manière que les haricots secs). Il n'est pas nécessaire de les cuire si vous les utilisez en salade. Vous pouvez, néanmoins, les ajouter dans un ragoût en fin de cuisson. Les portions non consommées se conservent quelques jours dans un récipient fermé hermétiquement placé au réfrigérateur, ou plusieurs mois au congélateur.
- **Les tomates** sont des aliments que vous devez absolument avoir chez vous. Mélangez-les à vos pâtes, ajoutez-en dans vos soupes, vos ragoûts et vos currys. Les tomates en conserve sont une excellente alternative aux sauces tomate prêtes à l'emploi, généralement très riches en sel et en sucre ajoutés. Faites vos propres sauces avec des tomates concassées, des herbes aromatiques et des épices.
- **Le thon et le saumon en boîte**, très riches en acides gras oméga-3, se substituent merveilleusement bien au thon et au saumon frais. Mettez-en

dans vos salades composées et vos sandwiches, dans des croquettes de poisson faites maison ou mélangez-les à des pâtes pour un repas rapide à préparer, sain et équilibré.

- **Les sardines**, souvent moins appréciées que le thon et le saumon, sont les poissons les plus riches en acides gras oméga-3 à longue chaîne (dix fois plus que le thon en boîte). Les sardines sont également riches en calcium (contenu dans les petites arêtes que l'on peut manger), en vitamine D et en iode. Bon marché, les sardines en boîte ont également l'avantage de pouvoir être préparées de nombreuses façons. Elles ont, par ailleurs, beaucoup moins de risques d'être contaminées par le méthylmercure que les poissons pêchés en haute mer. Idéales sur une tartine de pain grillée ou dans des pains de poisson, à la place du thon et du saumon, plus traditionnels.

Les huiles, vinaigres, sauces et condiments

Avoir à portée de la main différentes huiles permet de donner de la saveur à un plat et de bénéficier des bienfaits propres à chacune d'elles. Si les sauces prêtes à consommer font gagner du temps, elles sont à éviter du fait de leur forte teneur en lipides, en sel ou en sucre. Pour vos assaisonnements, ayez toujours les produits ci-après, que nous avons sélectionnés pour vous.

- **Les sauces asiatiques**, notamment la sauce soja, la sauce pimentée, la pâte de curry rouge, la sauce hoisin, la sauce tandoori et le miso, sont des options idéales pour relever les plats les plus simples. Choisissez de préférence les qualités à faible teneur en sel. Les huiles et les vinaigres asiatiques, ainsi que la sauce soja, se conservent à température ambiante à l'abri de la lumière et de la chaleur, alors que les autres sauces doivent être stockées au réfrigérateur après ouverture.
- **L'huile d'olive vierge extra** est idéale pour assaisonner les salades composées ou cuire des aliments à basse température. Pour un maximum de saveur et afin de limiter les risques d'oxydation, choisissez des huiles conditionnées dans des bouteilles en verre teinté ou des récipients en métal, que vous pourrez conserver jusqu'à six mois à l'abri de la lumière et de la chaleur.

- **L'huile de graines de lin**, obtenue, comme son nom l'indique, à partir des graines de lin, est riche en acides gras oméga-3, ce qui en fait un produit à privilégier par les végétariens ou les personnes qui ne mangent pas de poisson. Cette huile, qui doit être conservée au réfrigérateur, ne peut pas être chauffée. Vous apprécierez son goût de noix, notamment dans vos salades composées, voire dans vos smoothies.
- **Les olives** se conservent jusqu'à deux ans – tant que le bocal n'est pas ouvert – à l'abri de la chaleur. Après ouverture, gardez le bocal au réfrigérateur et consommez les olives dans un délai de quinze jours.
- **L'huile de sésame** est utilisée en petite quantité dans les mets asiatiques, notamment les sautés de légumes et les salades composées. Comme les autres huiles, elle se conserve à l'abri de la lumière et de la chaleur ou au réfrigérateur.
- **Les bouillons frais** se conservent dans un récipient fermé par un couvercle jusqu'à trois jours au réfrigérateur ou six mois (trois mois pour les bouillons de poisson) au congélateur. Les bouillons en cubes doivent être gardés à l'abri de la chaleur et de l'humidité. Choisissez de préférence les qualités à faible teneur en sel.
- **Les tomates séchées** et conservées dans de l'huile peuvent être stockées un an dans un placard. Après ouverture, placez le bocal au réfrigérateur et consommez les tomates dans un délai de neuf mois.
- **Le concentré de tomates** est idéal pour assaisonner des pâtes ou pour tartiner un fond de pizza. Après ouverture, il se garde deux à trois jours au réfrigérateur ou plusieurs semaines dans un bac à glaçons, au congélateur. Choisissez de préférence les qualités à faible teneur en sel.
- **Les huiles végétales**, notamment les huiles de son de riz, d'arachide, d'avocat ou de noix. Choisissez l'huile en fonction du mets. Par exemple, l'huile d'arachide est idéale pour les sautés de légumes asiatiques, alors que l'huile de noix est à privilégier pour les salades composées. L'huile de son de riz peut être chauffée à des températures élevées et convient parfaitement pour les plats, dès lors que vous ne voulez pas utiliser une huile au goût prononcé. Choisissez de préférence les huiles mono-insaturées ou polyinsaturées et évitez les mélanges d'huiles végétales, susceptibles de contenir de l'huile de palme (riche en graisses saturées).

- **Le vinaigre** ou plutôt les vinaigres – de vin blanc, de vin rouge, balsamique, de malt ou de cidre – seront choisis en fonction du plat. Les bouteilles non ouvertes se conservent indéfiniment à l'abri de la chaleur et de la lumière. Après ouverture, les vinaigres doivent être consommés dans les six mois et maintenus à l'abri de la chaleur et de la lumière ou au réfrigérateur.

Les herbes aromatiques et les épices

Ayez toujours à portée de la main du basilic, des feuilles de laurier, du poivre de Cayenne, du piment en poudre ou broyé, de la cannelle, des clous de girofle, de la coriandre, du cumin, du curry en poudre, du gingembre, de la noix de muscade, de l'origan, du paprika, du poivre, du romarin, du curcuma et du thym. Toutes les herbes aromatiques et toutes les épices doivent être conservées dans un récipient fermé hermétiquement, à l'abri de l'humidité, de la chaleur et de la lumière. Elles doivent être consommées dans un délai de douze mois. N'hésitez pas à planter des herbes aromatiques dans votre jardin ou dans des pots, sur le rebord d'une fenêtre.

Les fruits secs, les noix et les graines

Ces aliments sont les meilleures collations que puisse nous offrir dame Nature. Riches en nutriments, tous ont une teneur en sucre, en sel et en lipides inférieure à celle des produits transformés vendus pour calmer les petites faims. Mettez-en dans vos muffins, vos gâteaux et vos biscuits, et n'hésitez pas à ajouter une poignée de noix et de graines dans les salades composées, les ragoûts et les currys, les sautés de viande ou de légumes, sans oublier les céréales pour le petit déjeuner.

- **Les fruits secs** sont l'option idéale lorsque votre estomac crie famine entre deux repas. Laissez-les mijoter dans une cocotte, afin qu'ils donnent une saveur délicate aux viandes et aux légumes. Les fruits secs se conservent entre six à douze mois dans un récipient fermé hermétiquement, à l'abri de la chaleur et de l'humidité. Si possible, choisissez des fruits séchés naturellement (généralement commercialisés dans le rayon des produits diététiques de votre supermarché).

- **Les noix et autres fruits à coque** renferment un nombre impressionnant de nutriments. Riches en « bonnes » graisses, les noix sont aussi une excellente source de protéines, de fibres alimentaires, de vitamines, de minéraux et d'oligoéléments – notamment de fer, de zinc et de folates. Elles contiennent également des antioxydants et des substances phytochimiques. Plusieurs études ont montré que les personnes qui mangent régulièrement des noix ont moins de risques d'être obèses que celles qui n'en consomment jamais, ce qui peut surprendre, dans la mesure où les noix sont très riches en lipides. Les noix absorbent les odeurs et doivent, par conséquent, être stockées dans un récipient fermé hermétiquement, à l'abri de la chaleur, de la lumière et de l'humidité. Les noix avec leur coque se conservent six mois et les noix décortiquées quatre, voire neuf mois au réfrigérateur ou jusqu'à deux ans au congélateur. Consommez de préférence des noix sans sel ajouté.
- **Les pâtes à tartiner** à base de noix ou les beurres de cacahuètes, d'amandes, de macadamia, de noix du Brésil ou de noix de cajou sont commercialisés dans les magasins de produits diététiques, mais aussi dans certains supermarchés. Choisissez les produits sans sel ajouté et pauvres en graisses.
- **Les graines** sont souvent négligées, alors qu'elles sont extrêmement riches en nutriments. Comme les noix, elles renferment des fibres alimentaires, de « bonnes » graisses insaturées, de la vitamine E, ainsi que nombre de minéraux et d'oligoéléments. Les graines les plus consommées sont celles de tournesol et de citrouille, qui, si on en mange régulièrement et en grande quantité, fournissent à l'organisme des protéines, du fer et du zinc. Les graines de lin – entières ou en poudre – peuvent être incorporées dans les céréales, le pain et les muffins. Du fait de leur teneur élevée en acides gras oméga-3, les graines sont à privilégier tout au long de la grossesse. Les graines de chia, produites par une plante herbacée, la *Salvia hispanica*, originaire d'Amérique centrale et d'Amérique du Sud, sont, comme les graines de lin, riches en acides gras oméga-3, mais aussi en fibres. Elles ressemblent à s'y méprendre aux graines de sésame. Blanches ou noires, elles ont une forte teneur en vitamines, en minéraux et en oligoéléments, notamment en fer, en calcium, en magnésium et en potassium.
- **Le tahini** est obtenu à partir des graines de sésame décortiquées. Fort en goût, il est apprécié sur une tartine de pain grillée, dans un sandwich,

une salade composée ou des légumes cuits au four. Autre variante : en dip, comme l'houmous et le baba ganousch (purée d'aubergines). Du fait de sa teneur en calcium, le tahini est recommandé aux personnes qui ne consomment pas de produits laitiers.

Les produits surgelés

Avoir quelques aliments de première nécessité dans le congélateur vous permet de ne pas être démunie lorsque vous n'avez pas le temps d'aller faire des courses.

- **Les fruits rouges** aromatisent les yaourts nature et les smoothies, et donnent de la saveur aux céréales pour le petit déjeuner. À déguster en collation pour calmer les petites faims.
- **Les légumes** vous permettent de cuisiner un plat sans avoir à courir les supermarchés. Ayez toujours des petits pois, du maïs, des haricots et des jardinières de légumes dans votre congélateur. Des études ont montré que les produits surgelés sont aussi, voire plus riches en nutriments que les produits frais, dans la mesure où ils sont généralement congelés immédiatement après la récolte. Les légumes se conservent à -18 °C pendant huit mois.
- **Le pain complet** se conserve jusqu'à trois mois dans des sacs de congélation. Idéal pour les tartines grillées au petit déjeuner ou les sandwiches le midi.
- **Les muffins à la farine complète** se conservent jusqu'à trois mois dans des sacs de congélation. Ils sont plus riches en nutriments que les muffins à la farine blanche. À consommer le matin au petit déjeuner ou au déjeuner et au dîner avec des haricots blancs à la sauce tomate ou des œufs brouillés.

Les aliments frais

- **Le fromage** est riche en protéines, en calcium et en zinc, mais aussi – ce qui est plus ennuyeux – en graisses saturées, en cholestérol et en sel. Consommez de préférence du fromage pauvre en matières grasses et à faible teneur en sel ou du fromage blanc. Le brie, le camembert, la ricotta et la feta présentent un risque de contamination par *Listeria monocytogenes* et sont donc fortement déconseillés aux femmes enceintes.

- **Les œufs** sont riches en protéines, en fer, en zinc et en vitamine B12. Si vous ne mangez ni poissons ni crustacés, consommez de préférence des œufs enrichis en oméga-3. Nombre de personnes mangent des œufs lorsqu'elles n'ont ni le temps ni l'envie de cuisiner. Si tel est votre cas, soyez néanmoins vigilante. En effet, des études ont montré que le fait de consommer plus de sept œufs par semaine augmente les risques de développer un diabète gestationnel et un diabète de type 2. Veillez donc à consommer, parallèlement aux œufs, d'autres aliments, sources de protéines. Pour minimiser les risques de salmonellose, les femmes enceintes ne doivent manger que des œufs bien cuits.
- **Les poissons**, et plus particulièrement les poissons gras, sont les aliments les plus riches en acides gras oméga-3 à longue chaîne, essentiels tout au long de la grossesse, mais aussi durant la période d'allaitement. Parmi les poissons ayant la teneur la plus élevée en acides gras oméga-3, le saumon pêché dans l'océan Atlantique et au large de l'Australie, le maquereau, les sardines, le saumon et certaines variétés de thon en boîte. Attention ! Le requin, l'espadon, le marlin et autres poissons à long rostre, l'hoplostèthe rouge (une perche pêchée dans les eaux néo-zélandaises) et le poisson-chat ont une teneur élevée en méthylmercure et, de ce fait, doivent être consommés avec modération, voire éliminés de l'alimentation de la femme enceinte ou allaitante, ainsi que de l'alimentation des jeunes enfants.
- **Les fruits et les légumes** sont à privilégier au quotidien. Riches en vitamines, en minéraux, en oligoéléments, en antioxydants et en substances phytochimiques, les fruits et les légumes protègent contre nombre de maladies, y compris certaines formes de cancers et de troubles cardiaques. Riches en fibres, ils ont un grand pouvoir de satiété. Mis à part les avocats et les olives, qui renferment de « bonnes » graisses mono-insaturées, les fruits et les légumes possèdent une faible teneur en lipides. Il est recommandé de consommer cinq fruits et légumes par jour. Dans la mesure du possible, ne consommez pas toujours les mêmes fruits et légumes et choisissez des variétés de couleurs différentes. Lavez-les soigneusement à l'eau claire avant de les manger ou de les cuisiner, afin de limiter les risques de contamination par *Listeria monocytogenes*, dont les conséquences peuvent

être lourdes chez la femme enceinte. Si vous attendez un bébé ou si vous allaitez, ne mangez ni germes de soja ni salades de fruits ou de légumes prêtes à consommer.

- **La viande et la volaille** sont riches en protéines, en fer, en zinc et en vitamine B12. Consommez de préférence des viandes maigres et ne mangez pas la peau du poulet, riche en graisses saturées et en cholestérol. Si vous ne pouvez pas financièrement vous permettre de manger tous les jours des viandes maigres, essayez néanmoins de consommer de la viande ou de la volaille de bonne qualité sous forme de sautés, de ragoûts et de currys, avec des légumineuses et des légumes.
- **Le lait et ses substituts.** Les produits laitiers sont riches en protéines, en calcium, en zinc et en vitamine B12. Consommez de préférence du lait ou des produits à base de lait écrémé ou demi-écrémé, afin de diminuer la teneur en graisses saturées et en calories, notamment si vous faites attention à votre poids. Si vous optez pour des laits de soja, de riz ou d'avoine, choisissez si possible des produits enrichis en calcium. Le lait d'avoine et le lait de riz ont une teneur en protéines plus faible que le lait de vache et, de ce fait, sont déconseillés chez les enfants de moins de cinq ans.
- **Le tofu**, ou fromage de soja, est fait avec du lait de soja caillé. Généralement commercialisé sous forme de blocs rectangulaires, le tofu est de couleur blanc cassé, sans goût. Il prend la saveur des aliments avec lesquels il est cuisiné. Pauvre en graisses saturées et riche en protéines, en fer et en calcium, le tofu est l'un des principaux ingrédients de l'alimentation végétarienne. Le tofu soyeux est une pâte molle couramment utilisée pour les assaisonnements, les sauces et les desserts, alors que le tofu dur (moins riche en eau) convient mieux aux plats sautés, grillés ou cuits au four. Après ouverture, rincez-le soigneusement avant de l'utiliser, puis conservez-le immergé dans de l'eau, dans un récipient fermé hermétiquement placé au réfrigérateur. Changez l'eau tous les jours et consommez le tofu dans le délai d'une semaine.
- **Les yaourts** fabriqués à partir de lait fermenté sous l'action de bactéries sont riches en protéines et comptent parmi les meilleures sources alimentaires de calcium, mais aussi de vitamines B. Certains yaourts sont enrichis en bactéries, afin de restituer la flore intestinale, d'où un bienfait chez

les femmes rencontrant des problèmes de digestion. Par ailleurs, plusieurs études ont montré que les bactéries stimulent le système immunitaire. Consommez de préférence des yaourts nature, moins riches en calories et en sucre que les yaourts aromatisés. Mettez une ou deux cuillerées de yaourt dans vos sauces de salades, vos currys ou vos soupes. Pour un dessert ou une collation peu caloriques et nourrissants, mélangez un yaourt nature avec des morceaux de fruits ou des noix.

PRIVILÉGIER LES ALIMENTS À FAIBLE INDEX GLYCÉMIQUE

L'index glycémique de chacun des aliments consommés est l'élément à prendre en considération si vous souhaitez opter pour une alimentation à faible IG. Or, certains professionnels de l'industrie agroalimentaire affirment que leurs produits présentent des index glycémiques peu élevés, alors qu'ils n'ont fait l'objet d'aucun test scientifique. Par ailleurs, nombre de personnes pensent, à tort, que tous les aliments complets sont lentement digérés, puis absorbés par l'organisme.

Pour connaître l'index glycémique des aliments que vous consommez au quotidien, référez-vous au site http://www.lanutrition.fr/bien-comprendre/le-potentiel-sante-des-aliments/index-et-charge-glycemiques/tableau-des-index-glycemiques.html[1].

1. Tableau des index glycémiques d'après Jennie Brand-Miller ou reportez-vous aux livres intitulés *L'Index glycémique, Un allié pour mieux manger* de Jennie Brand-Miller, Kaye Foster-Powell et Stephen Colagiuri et *Régime à faible index glycémique, Ou comment maigrir avec un régime riche en glucides de haute qualité* de Jennie Brand-Miller, Kaye Foster-Powell, Joanna McMillan-Price et Gérard Slama, parus aux éditions Marabout.

13

Les superaliments de la grossesse

Jusque-là, nous nous sommes intéressés aux nutriments les plus importants à inclure dans votre alimentation avant, puis tout au long de la grossesse. Or, il est temps maintenant de préciser la quantité de nutriments dont vous avez besoin lorsque vous essayez d'avoir un bébé, lorsque vous êtes enceinte ou lorsque vous allaitez. Nous allons également vous indiquer quels aliments consommer pour bénéficier de ces nutriments et dans quelles proportions. Bien entendu, les besoins nutritionnels dépendent de chacune d'entre vous, en fonction notamment de votre état général. C'est pourquoi, si vous souffrez de problèmes de santé susceptibles d'avoir une incidence sur vos besoins nutritionnels, nous vous encourageons vivement à consulter un diététicien ou un nutritionniste, qui sauront vous conseiller.

ZOOM SUR LES NUTRIMENTS DONT VOUS NE POUVEZ PAS VOUS PASSER

Nutriment	Avant la conception (ANC)*	Pendant la grossesse (ANC)*	Pendant l'allaitement (ANC)*	Aliments à consommer
Folates (vitamine B9)	300 µg	400 µg	400 µg	Légumes verts à feuilles, légumineuses, avocat, oranges, noix, germe de blé, pain et céréales enrichis en folates.
Fer	16 mg	30 mg	10 mg	Viande rouge maigre, légumineuses, tofu, céréales complètes, légumes verts à feuilles, fruits secs et noix.
Calcium	900 mg	1 000 mg	1 000 mg	Lait, yaourts, fromage, lait de soja enrichi en calcium, tofu dur, yaourts au soja, tahini (pâte de sésame décortiqué), amandes, figues séchées, légumes verts asiatiques, chou frisé.
Acides gras oméga-3	ALA 800 mg EPA+DHA 90 mg	ALA 1 000 mg EPA+DHA 115 mg	ALA 1 200 mg EPA+DHA 145 mg	ALA : graines de lin, noix, graines de chia, huile de graines de lin. EPA/DHA : poissons gras, œufs.
Iode	150 µg	200 µg	200 µg	Crustacés, algues, sel iodé, produits laitiers, œufs, certains légumes.
Vitamine D	5 µg	10 µg	10 µg	Poissons gras, lait, œufs, beurre, margarines, lait et lait de soja enrichis en vitamine D. Exposition du corps aux rayons du soleil en respectant les précautions d'usage.

* Valeurs de référence pour une femme entre dix-neuf et cinquante ans. Pour certains nutriments, les besoins des femmes de moins de dix-neuf ans sont supérieurs.

LES ALIMENTS LES PLUS RICHES EN FOLATES (VITAMINE B9 OU ACIDE FOLIQUE)

Aliments	Teneur en folates (en µg)
40 g de cacahuètes (non grillées)	96
100 g d'épinards cuits	85
150 g de haricots blancs à la sauce tomate (en conserve)	75
½ avocat de grosseur moyenne	71
100 g de pois chiches cuits	63
1 orange de grosseur moyenne	56
1 tranche de pain complet*	54
4 asperges cuites	38
2 cuillères à soupe de germe de blé	33
4 choux de Bruxelles de grosseur moyenne	32
150 g de haricots rouges cuits	32
80 g de brocolis cuits	30
110 g de lentilles cuites	20
80 g de chou cuit	8

* sauf le pain bio non enrichi en folates.

LES ALIMENTS LES PLUS RICHES EN FER

Aliments	Teneur en fer (en mg)
80 g de quinoa cru	96
50 g de muesli	3,5
100 g de tofu dur	2,9
100 g de steak (viande maigre)	2,2
110 g de lentilles cuites	2,0
100 g de pois chiches cuits	1,8
100 g de côte d'agneau parée	1,5
30 g d'amandes	1,2
100 g de filet de saumon (océan Atlantique)	1,1
100 g de thon en boîte	1,1
1 œuf dur	0,8
1 tranche de pain complet	0,6
100 g de porc (dans le filet)	0,6
100 g de blanc de poulet	0,4
80 g de chou cuit	8

LES ALIMENTS LES PLUS RICHES EN CALCIUM

Aliments	Teneur en calcium (en mg)
100 g de sardines en boîte	430
200 g de yaourt nature	370-470
40 g de fromage (-25 % de matières grasses)	320
100 g de tofu dur	320
160 g de pak-choï cuit	280
250 ml de lait demi-écrémé	273
250 ml de lait	252
250 ml de boissons à base de lait de soja enrichi en calcium	208-312
100 g de saumon rose en boîte	200
4 figues séchées	150
1 cuillère à soupe de tahini (pâte de sésame décortiqué)	83
250 ml de boissons à base de lait de soja non enrichi en calcium	78
30 g d'amandes	75
160 g de brocolis cuits	52
160 g de chou frisé	45

LES ALIMENTS LES PLUS RICHES EN ACIDES GRAS OMÉGA-3

Aliments	Teneur en oméga-3 (en mg)
1 cuillère à soupe d'huile de graines de lin	9 830*
1 cuillère à soupe de graines de lin	2 765*
100 g de saumon (océan Atlantique)	2 050
1 cuillère à soupe (10 g) de graines de chia	1 930*
30 g de noix	1 885*
100 g de sardines en boîte	1 190
80 g de germes de soja	1 180*
100 g de saumon rose en boîte	980
100 g de thon en boîte	560
100 g de filet de barramundi	200
1 œuf entier enrichi en oméga-3	145
1 œuf entier	55

* Principalement de l'acide alpha-linolénique (ALA).

LES ALIMENTS LES PLUS RICHES EN IODE

Aliments	Teneur en iode* (en µg)
6 huîtres (90 g)**	144
1 sushi (avec des algues)**	92
105 g de saumon en boîte	63
125 g de filet de vivaneau cuit à la vapeur	50
300 ml de lait	39
200 g de yaourt aromatisé	32
2 tranches de pain (non bio)	28
2 œufs	19
2 cuillerées de glace	10
95 g de thon en boîte	10

* Valeur approximative selon le mode de culture/d'élevage et de préparation.

** Pour minimiser les risques de contamination par *Listeria monocytogenes*, ne mangez pas d'huîtres pendant votre grossesse et ne consommez que des sushis faits maison, sans poissons crus.

Source : http://foodstandards.gov.au/scienceandeducation/factsheets/factsheets2010/iodineinfoodoctober24961.cfm (site en anglais).

LES ALIMENTS LES PLUS RICHES EN VITAMINE D

Aliments	Teneur en vitamine D (en µg)
100 g de sardines	8,0
250 ml de lait enrichi en vitamine D	5,0
250 ml de lait de soja enrichi en vitamine D	5,0
100 g de saumon en boîte	2,0
100 g de thon en boîte	1,0
40 g de fromage	1,0
1 œuf entier	0,5
250 ml de lait demi-écrémé	0,5
2 cuillères à café de margarine	0,5
2 cuillères à café de beurre	0,1

IDÉES DE MENUS POUR L'ÉTÉ

	Petit déjeuner	Collation	Déjeuner
Lun.	muesli fait maison* avec du yaourt nature et des fruits rouges	1 pêche 1 poignée d'amandes	frittata de légumes* 1 tranche de pain
Mar.	2 toasts (pain complet) amandes et banane*	1 poignée d'abricots secs et d'amandes	1 sandwich au pain complet saumon/concombre/épinards* 1 kiwi
Mer.	smoothie aux fruits rouges et aux graines de chia*	1 banane 1 poignée de noix	1 wrap à la farine complète avocat/légumes cuits au four*
Jeu.	toasts avocat et tomate* (2 tranches de pain complet)	1 muffin au maïs, à la carotte et à la courgette*	1 sandwich poulet et avocat (pain de seigle) 1 nectarine
Ven.	Muesli fait maison* avec du yaourt nature et 1 kiwi	1 poignée d'abricots secs et d'amandes	1 wrap à la farine complète falafel et laitue*
Sam.	toasts tomate, fromage et épinards* (2 tranches de pain de seigle)	smoothie aux fruits rouges et aux graines de chia*	salade de pâtes au thon*
Dim.	crêpes aux pommes et au lait fermenté avec des myrtilles et du yaourt à la vanille*	cookie au sésame, aux flocons d'avoine et aux canneberges* 1 kiwi	burger fait maison* 1 orange

* Voir les recettes dans la cinquième partie.

Remarque : ces menus ne sont donnés qu'à titre indicatif. S'ils sont conçus de manière à répondre aux besoins nutritionnels des femmes enceintes, comme nous l'avons vu dans les chapitres précédents, les aliments seuls n'arrivent pas toujours à couvrir les besoins en fer, en folates et en iode, des compléments alimentaires étant alors vivement recommandés, notamment avant

	Collation	Dîner	Collation
Lun.	muffin aux pommes, à la cannelle et au gingembre*	blanc de poulet cuit au four et ratatouille*	boulettes aux fruits et aux noix*/1 verre de lait demi-écrémé ou 1 verre de lait de soja
Mar.	toasts scandinaves fromage blanc et tomates séchées*	pad thaï au tofu et aux légumes*	yaourt nature avec des fruits rouges, des amandes effilées, des graines de tournesol et de citrouille
Mer.	cookie au sésame, aux flocons d'avoine et aux canneberges*	nouilles soba au bœuf et au gingembre*	1 verre de lait ou de lait de soja aromatisé au chocolat 1 tranche de cake (à la farine complète)
Jeu.	1 yaourt nature demi-écrémé avec des amandes effilées, des graines de tournesol et de citrouille	saumon poché au kai lan à la sauce soja et sésame*	salade de fruits : mangue, fruits de la passion et citron vert*
Ven.	2 toasts avocat et tomate*	risotto d'orge au poulet*	cake à la banane, aux noix et aux figues* 1 verre de lait demi-écrémé ou 1 verre de lait de soja aromatisé au chocolat
Sam.	dip chaud aux pois chiches et à la carotte* avec des crudités et du pain pita à la farine complète	filet d'agneau mariné et purée de patates douces*	parfait aux fruits, yaourt et muesli*
Dim.	boulettes aux fruits et aux noix* 1 verre de lait demi-écrémé ou 1 verre de lait de soja	tortillas aux haricots et à la sauce à l'avocat*	panna cotta aux fruits de la passion*

la conception. La quantité de nourriture pour couvrir vos besoins varie selon que vous essayez d'avoir un enfant, que vous êtes enceinte ou que vous allaitez. Elle varie aussi selon que vous voulez maigrir, stabiliser ou prendre du poids, voire contrôler votre poids tout au long de votre grossesse. Pour toute question, nous vous conseillons de faire appel à un diététicien ou à un nutritionniste.

IDÉES DE MENUS POUR L'HIVER

	Petit déjeuner	Collation	Déjeuner
Lun.	porridge à la banane et à la noix de coco*	1 poire et 1 poignée d'amandes	soupe à la carotte, au gingembre et aux haricots cannellini* 1 petit pain rond
Mar.	toasts aux haricots cannellini à la sauce tomate* (pain au levain)	smoothie aux fruits rouges et aux graines de chia*	sandwich œuf et curry (pain complet)* avec de la salade verte 1 kiwi
Mer.	muesli fait maison* avec un yaourt nature et des fruits rouges	cookie au sésame, aux flocons d'avoine et aux canneberges*	1 wrap au thon et aux haricots cannellini*
Jeu.	toasts (pain complet) aux sardines*	toast au fromage blanc et tomates séchées*	soupe asiatique au poulet, nouilles et légumes*
Ven.	porridge à la banane et à la noix de coco*	1 pomme et 1 poignée d'amandes	pizza pita végétarienne*
Sam.	œufs brouillés et muffin à la farine complète* 1 orange	cookie au sésame, aux flocons d'avoine et aux canneberges*	burger au poulet*
Dim.	pain perdu*	1 poire	riz cantonais aux légumes*

* Voir les recettes dans la cinquième partie.

Remarque : ces menus ne sont donnés qu'à titre indicatif. S'ils sont conçus de manière à répondre aux besoins nutritionnels des femmes enceintes, comme nous l'avons vu dans les chapitres précédents, les aliments seuls n'arrivent pas toujours à couvrir les besoins en fer, en folates et en iode, des compléments alimentaires étant alors vivement recommandés, notamment avant

	Collation	Dîner	Collation
Lun.	cake à la banane, aux noix et aux figues*	curry de lentilles et de légumes* avec du riz basmati	1 verre de lait ou de lait de soja chaud aromatisé au chocolat 1 tranche de cake (à la farine complète)
Mar.	toasts au beurre de cacahuète* et banane	pain de viande et légumes cuits au four*	pomme cuite au four à la cannelle* avec du yaourt à la grecque demi-écrémé
Mer.	1 pomme 1 verre de lait demi-écrémé ou de lait de soja	blanc de poulet pané, pommes de terre nouvelles, champignons et roquette*	1 poignée de figues séchées et d'amandes
Jeu.	boulettes aux fruits et aux noix* 1 verre de lait demi-écrémé ou de lait de soja	lasagnes aux légumes et aux haricots*	pudding à la banane et aux myrtilles*
Ven.	1 muffin au maïs, à la carotte et à la courgette*	porc et pommes au gingembre*	1 verre de lait ou de lait de soja chaud aromatisé au chocolat 1 tranche de cake (à la farine complète)
Sam.	toast avec du beurre d'amandes 1 verre de lait demi-écrémé ou de lait de soja	saumon en papillote avec des chips de patate douce, des brocolis et des haricots verts*	crumble aux pommes et aux poires* avec du yaourt demi-écrémé
Dim.	yaourt nature demi-écrémé avec des rondelles de banane, des amandes, des graines de tournesol et de citrouille	tajine marocain aux pois chiches et aux légumes*	cake à la banane, aux noix et aux figues*

la conception. La quantité de nourriture pour couvrir vos besoins varie selon que vous essayez d'avoir un enfant, que vous êtes enceinte ou que vous allaitez. Elle varie aussi selon que vous voulez maigrir, stabiliser ou prendre du poids, voire contrôler votre poids tout au long de votre grossesse. Pour toute question, nous vous conseillons de faire appel à un diététicien ou à un nutritionniste.

V

Nos recettes

Des petits plats à faible index glycémique à déguster tout au long de votre grossesse.

Petits déjeuners

- Porridge à la banane et à la noix de coco
- Muesli fait maison
- Crêpes aux pommes et au lait fermenté avec des myrtilles et du yaourt à la vanille
- Omelette aux champignons et au fromage
- Œufs brouillés
- Smoothie aux fruits rouges et aux graines de chia
- Pain perdu
- Toasts salés ou sucrés

Repas légers

- Soupe à la carotte, au gingembre et aux haricots cannellini
- Soupe asiatique au poulet, aux nouilles et aux légumes
- Salade à l'orge et aux pois chiches
- Salade de pâtes au thon
- Frittata de légumes
- Riz cantonais aux légumes
- Pizzas pitas végétariennes
- Burgers au poulet
- Sandwiches
- Wraps

Plats de résistance

- Curry de lentilles et de légumes
- Pad thaï au tofu et aux légumes
- Farfalle aux haricots cannellini
- Tortillas aux haricots et à la sauce à l'avocat

- Tajine marocain aux pois chiches et aux légumes
- Lasagnes aux légumes et aux haricots
- Gratin aux lentilles et aux légumes
- Risotto d'orge au poulet
- Blancs de poulet cuits au four et ratatouille
- Blancs de poulet panés avec des pommes de terre nouvelles, des champignons et une salade de roquette
- Porc et pommes au gingembre
- Nouilles asiatiques et boulettes de viande à la citronnelle
- Nouilles soba au bœuf et au gingembre
- Filets d'agneau marinés et purée de patates douces
- Pain de viande et légumes cuits au four
- Burgers faits maison
- Croquettes de saumon
- Saumon poché au kai lan à la sauce soja et au sésame
- Saumon en papillote avec des chips de patates douces, des brocolis et des haricots verts

Desserts

- Crumble aux pommes et aux poires
- Pommes cuites au four à la cannelle
- Pudding à la banane et aux myrtilles
- Panna cotta aux fruits de la passion

Collations

- Muffins aux pommes, à la cannelle et au gingembre
- Cake à la banane, aux noix et aux figues
- Boulettes aux fruits et aux noix

- Parfait aux fruits, yaourt et muesli
- Salade de fruits : mangue, fruits de la passion et citron vert
- Cookies au sésame, aux flocons d'avoine et aux canneberges
- Muffins au maïs, à la carotte et à la courgette
- Dip chaud aux pois chiches et à la carotte
- Toasts scandinaves salés ou sucrés (pains scandinaves Wasa)

TEMPÉRATURES DU FOUR

Pour chacune des recettes ci-après, la température indiquée correspond à un four à chaleur tournante. Si vous utilisez un four électrique traditionnel, reportez-vous au tableau ci-dessous.

Degrés Celsius (four traditionnel)	Degrés Celsius (chaleur tournante)	Thermostat	Chaleur
30	20	1	Très doux
60	50	2	Doux
90	80	3	Modéré-doux
120	110	4	Modéré
150	140	5	Modéré-chaud
180	170	6	Chaud
210	200	7	Très chaud
240	230	9	Très chaud

Petits déjeuners

PORRIDGE À LA BANANE ET À LA NOIX DE COCO

Pour 2 personnes • Préparation : 2 minutes • Cuisson : 5 minutes

60 g de flocons d'avoine (ne pas prendre la qualité « cuisson rapide ») • 250 ml de lait demi-écrémé ou de lait de soja • ½ banane de grosseur moyenne, coupée en rondelles • 1 c. à soupe rase de raisins secs • 1 c. à café de noix de coco râpée

- Versez les flocons d'avoine dans une casserole ou dans un grand saladier allant au micro-ondes. Recouvrez-les d'eau et ajoutez environ les 2/3 du lait.
- Portez à ébullition et laissez frémir 3 minutes (ou faites chauffer au micro-ondes) jusqu'à ce que les flocons d'avoine absorbent une partie de l'eau.
- Ajoutez les rondelles de banane et laissez cuire 1 à 2 minutes supplémentaires.
- Versez le reste du lait et incorporez les raisins secs. Mélangez.
- Saupoudrez de noix de coco et servez.

VALEURS NUTRITIONNELLES POUR 1 PORTION

Calories : 238 kcal • Lipides (total) : 6 g • Graisses saturées : 3 g • Protéines : 9 g • Glucides : 36 g • Fibres : 4 g • Sodium : 56 mg • Fer : 1,4 mg • Calcium : 162 mg • Folates (vitamine B9) : 49 µg • Acide alpha-linolénique (ALA) : 57 mg • Oméga-3 à chaîne longue : 0 mg

MUESLI FAIT MAISON

Nous vous proposons deux options : le muesli traditionnel et le muesli grillé, plus croquant car passé au four. Les ingrédients sont les mêmes.

Pour 8 portions • Préparation : 10 minutes • Cuisson : 25-30 minutes (pour le muesli grillé)

180 g de flocons d'avoine • 70 g de graines de tournesol • 70 g de graines de citrouille • 40 g de graines de lin • 30 g de graines de sésame • 30 g de noix de coco râpée • 80 g de cacahuètes • 35 g de noix • 80 g de raisins secs • 30 g d'abricots secs coupés en morceaux

Muesli traditionnel

- Versez tous les ingrédients dans le bol du mixeur. Mélangez.
- Conservez le mélange dans un récipient hermétique. Secouez légèrement le récipient avant de servir.
- Servez avec du lait demi-écrémé, du lait de soja ou un yaourt.

Muesli grillé

- Préchauffez le four à 160 °C.
- Disposez les flocons d'avoine sur une plaque allant au four. Enfournez et laissez cuire 5 minutes.
- Ajoutez les graines de tournesol, de citrouille et de lin et laissez cuire 10 minutes supplémentaires.
- Ajoutez les graines de sésame, la noix de coco, les cacahuètes et les noix et laissez cuire 10 à 15 minutes supplémentaires, jusqu'à ce que le muesli soit doré (faites attention qu'il ne soit pas carbonisé).
- Laissez refroidir complètement, puis ajoutez les raisins et les abricots secs.
- Conservez le mélange dans un récipient hermétique. Secouez légèrement le récipient avant de servir.
- Servez avec du lait demi-écrémé, du lait de soja ou un yaourt.

VALEURS NUTRITIONNELLES POUR 1 PORTION

Calories : 384 kcal • Lipides (total) : 25 g • Graisses saturées : 5 g • Protéines : 12 g • Glucides : 25 g • Fibres : 8 g • Sodium : 11 mg • Fer : 3,8 mg • Calcium : 58 mg • Folates (vitamine B9) : 53 µg • Acide alpha-linolénique (ALA) : 1 470 mg • Oméga-3 à chaîne longue : 0 mg

CRÊPES AUX POMMES ET AU LAIT FERMENTÉ AVEC DES MYRTILLES ET DU YAOURT À LA VANILLE

Pour 2 personnes (2 crêpes par personne) • Préparation: 15 minutes • Cuisson: 20 minutes

120 g de farine complète avec levure incorporée • 40 g de farine avec levure incorporée • 1 c. à café de levure • 140 g de compote de pommes sans sucre ajouté • 310 ml de lait fermenté • 2 très gros œufs • 1 c. à café d'essence de vanille • 2 c. à café de margarine allégée, fondue • 180 g de yaourt à la vanille allégé • 150 g de myrtilles fraîches

- Versez toute la farine et la levure dans un grand saladier. Dans un petit saladier, mélangez au fouet la compote de pommes, le lait fermenté, les œufs et l'essence de vanille jusqu'à obtention d'une préparation homogène.
- Versez la préparation dans le grand saladier. Mélangez soigneusement.
- Graissez une poêle antiadhésive avec la margarine fondue. Faites-la chauffer à feu modéré. Versez un quart de la préparation dans la poêle chaude. Laissez cuire 2 minutes de chaque côté. Gardez la crêpe au chaud, puis procédez de même pour les trois autres.
- Servez avec le yaourt à la vanille et les myrtilles.

VALEURS NUTRITIONNELLES POUR 1 PORTION

Calories : 301 kcal • Lipides (total) : 6 g • Graisses saturées : 2 g • Protéines : 13 g • Glucides : 45 g • Fibres : 5 g • Sodium : 1 065 mg • Fer : 1,3 mg • Calcium : 280 mg • Folates (vitamine B9) : 45 µg • Acide alpha-linolénique (ALA) : 80 mg • Oméga-3 à chaîne longue : 19 mg

OMELETTE AUX CHAMPIGNONS ET AU FROMAGE

Pour 1 personne • Préparation : 5 minutes • Cuisson : 10 minutes

2 c. à café d'huile d'olive • 100 g de champignons de Paris émincés • 1 c. à soupe de ciboulette ciselée (facultatif) • 2 œufs • 1 c. à soupe d'eau • 1 c. à soupe de fromage allégé râpé • du poivre noir fraîchement moulu • de la ciboulette, pour la présentation • 1 tranche de pain au levain grillée

- Faites chauffer 1 c. à café d'huile d'olive dans une petite poêle antiadhésive.
- Versez les champignons en les répartissant bien sur le fond de la poêle. Laissez cuire à feu doux.
- Après 1 minute de cuisson, ajoutez la ciboulette ciselée et laissez cuire 2 minutes supplémentaires en remuant (facultatif).
- Retirez les champignons du feu et essuyez la poêle avec du papier absorbant.
- Faites chauffer le reste de l'huile dans la poêle.
- Cassez les œufs dans un bol et ajoutez l'eau. Battez.
- Baissez le feu sous la poêle et versez les œufs battus. Veillez à couvrir tout le fond de la poêle.
- Lorsque l'omelette commence à prendre, versez les champignons sur une moitié et saupoudrez de fromage râpé.
- Une fois l'omelette cuite à point, ramenez la seconde moitié sur les champignons à l'aide d'une spatule.
- Transvasez l'omelette sur une assiette chaude, disposez la ciboulette sur le dessus. Poivrez et servez avec la tranche de pain grillée.

LE MOT DU CHEF

- Les omelettes sont à consommer au petit déjeuner avec une tranche de pain grillé, mais aussi au déjeuner ou au dîner avec une salade composée ou des légumes.
- Durant toute votre grossesse, ne consommez que des œufs bien cuits. Finies, les omelettes baveuses !

• Si vous confectionnez une omelette pour deux personnes et que vous doublez les ingrédients, elle sera plus épaisse et donc plus longue à cuire. Faites cuire un côté, puis si vous êtes douée, faites sauter l'omelette dans la poêle pour la retourner ou versez-la dans une assiette et remettez-la dans la poêle, afin de cuire l'autre côté. Variante : répartissez les champignons et le fromage râpé sur l'omelette et laissez cuire à feu modéré.

VALEURS NUTRITIONNELLES POUR 1 PORTION

Calories : 406 kcal • Lipides (total) : 23 g • Graisses saturées : 7 g • Protéines : 25 g • Glucides : 22 g • Fibres : 5 g • Sodium : 418 mg • Fer : 3,4 mg • Calcium : 212 mg • Folates (vitamine B9) : 166 µg • Acide alpha-linolénique (ALA) : 173 mg • Oméga-3 à chaîne longue : 91 mg

ŒUFS BROUILLÉS

Pour 1 personne • Préparation : 5 minutes • Cuisson : 5 minutes

1 c. à café d'huile d'olive • 2 œufs • 2 c. à soupe de lait demi-écrémé ou écrémé • de la ciboulette fraîche finement coupée • du poivre noir fraîchement moulu • 1 muffin à la farine complète

- Faites chauffer l'huile d'olive dans une poêle antiadhésive.
- Dans un bol, cassez les œufs. Ajoutez le lait et mélangez. Versez la préparation dans la poêle et faites cuire à feu modéré.
- Avec une spatule, remuez le mélange jusqu'à ce qu'il soit cuit à point.
- Transvasez les œufs dans une assiette chaude. Parsemez de ciboulette, poivrez et servez avec le muffin grillé.

LE MOT DU CHEF

• La cuisson étant rapide, mettez le muffin à griller au moment où vous versez la préparation dans la poêle.

• Durant toute votre grossesse, ne consommez que des œufs bien cuits.

• Pour bien commencer la journée, faites comme les Anglo-Saxons et servez les œufs brouillés avec des haricots blancs à la sauce tomate, des champignons de Paris et des tomates grillées (coupées en deux). Mais laissez tomber le bacon et les saucisses !

VALEURS NUTRITIONNELLES POUR 1 PORTION

Calories : 379 kcal • Lipides (total) : 19 g • Graisses saturées : 5 g • Protéines : 19 g • Glucides : 31 g • Fibres : 3 g • Sodium : 450 mg • Fer : 3,8 mg • Calcium : 203 mg • Folates (vitamine B9) : 88 µg • Acide alpha-linolénique (ALA) : 293 mg • Oméga-3 à chaîne longue : 84 mg

SMOOTHIE AUX FRUITS ROUGES ET AUX GRAINES DE CHIA

Pour 1 personne • Préparation : 3 minutes

1 c. à soupe de flocons d'avoine • 1 c. à café de graines de chia • 130 g de myrtilles ou de framboises fraîches ou surgelées • 125 ml de lait demi-écrémé • 100 g de yaourt • 2 c. à café de miel • le jus d'un citron

Écrasez au mixeur (ou dans une centrifugeuse) tous les ingrédients. Servez immédiatement (si vous attendez, les graines de chia, très riches en fibres, absorberont le jus des fruits et vous obtiendrez une préparation épaisse). Ajoutez du lait (plus ou moins selon votre goût).

➽ VALEURS NUTRITIONNELLES POUR 1 PORTION

Calories : 310 kcal • Lipides (total) : 5 g • Graisses saturées : 2 g • Protéines : 20 g • Glucides : 43 g • Fibres : 8 g • Sodium : 156 mg • Fer : 3,2 mg • Calcium : 448 mg • Folates (vitamine B9) : 326 µg • Acide alpha-linolénique (ALA) : 765 mg • Oméga-3 à chaîne longue : 724 mg

PAIN PERDU

Pour 2 personnes • Préparation : 2 minutes • Cuisson : 5 minutes

1 c. à soupe d'huile d'olive (½ c. à soupe pour 2 tranches) • 4 tranches de pain complet à faible index glycémique[1] • 2 œufs • 2 c. à soupe de lait demi-écrémé • 2 c. à soupe de sirop d'érable tiède • 130 g de myrtilles ou de fraises ou 1 banane coupée en rondelles

- Dans une poêle antiadhésive, faites chauffer l'huile à feu doux.
- Dans un bol, mélangez avec un fouet les œufs et le lait.
- Trempez les tranches de pain dans la préparation.
- Faites-les frire 2 minutes de chaque côté.
- Transvasez dans une assiette chaude.
- Versez le sirop d'érable sur le dessus et servez avec les fruits.

➽ VALEURS NUTRITIONNELLES POUR 1 PORTION (AVEC LES MYRTILLES OU LES FRAISES)
Calories : 400 kcal • Lipides (total) : 16 g • Graisses saturées : 3 g • Protéines : 14 g • Glucides : 49 g • Fibres : 4 g • Sodium : 394 mg • Fer : 2,4 mg • Calcium : 132 mg • Folates (vitamine B9) : 83 µg • Acide alpha-linolénique (ALA) : 1 024 mg • Oméga-3 à chaîne longue : 42 mg

1. La valeur de l'index glycémique peut légèrement varier en fonction du pain utilisé.

TOASTS SALÉS OU SUCRÉS

Avocat et tomate

Écrasez un avocat et étalez-le sur deux tranches de pain complet grillées (à faible index glycémique[1]). Recouvrez avec la tomate coupée en rondelles.

VALEURS NUTRITIONNELLES POUR 1 PORTION

Calories : 290 kcal • Lipides (total) : 13 g • Graisses saturées : 3 g • Protéines : 8 g • Glucides : 32 g • Fibres : 7 g • Sodium : 331 mg • Fer : 1,9 mg • Calcium : 89 mg • Folates (vitamine B9) : 79 µg • Acide alpha-linolénique (ALA) : 106 mg • Oméga-3 à chaîne longue : 0 mg

Amandes et banane

Étalez 1 c. à soupe de beurre d'amandes sur deux tranches de pain complet grillées (à faible index glycémique[1]). Garnissez de rondelles de banane.

VALEURS NUTRITIONNELLES POUR 1 PORTION

Calories : 281 kcal • Lipides (total) : 10 g • Graisses saturées : 1 g • Protéines : 9 g • Glucides : 35 g • Fibres : 5 g • Sodium : 317 mg • Fer : 1,8 mg • Calcium : 106 mg • Folates (vitamine B9) : 36 µg • Acide alpha-linolénique (ALA) : 118 mg • Oméga-3 à chaîne longue : 0 mg

Sardines

Sur deux tranches de pain complet grillées, répartissez le contenu d'une petite boîte de sardines. Ajoutez quelques gouttes de citron.

1. La valeur de l'index glycémique peut légèrement varier en fonction du pain utilisé.

VALEURS NUTRITIONNELLES POUR 1 PORTION
Calories : 228 kcal • Lipides (total) : 10 g • Graisses saturées : 3 g • Protéines : 16 g • Glucides : 28 g • Fibres : 3 g • Sodium : 608 mg • Fer : 2,1 mg • Calcium : 251 mg • Folates (vitamine B9) : 20 µg • Acide alpha-linolénique (ALA) : 310 mg • Oméga-3 à chaîne longue : 1 215 mg

Haricots cannellini à la sauce tomate faits maison

Mélangez 2 c. à soupe de haricots cannellini en conserve avec 2 c. à soupe de tomates concassées en conserve et des herbes aromatiques coupées finement (basilic, thym ou ciboulette). Faites chauffer dans une casserole ou au micro-ondes et servez avec deux tranches de pain au levain.

VALEURS NUTRITIONNELLES POUR 1 PORTION
Calories : 317 kcal • Lipides (total) : 3 g • Graisses saturées : 1 g • Protéines : 18 g • Glucides : 51 g • Fibres : 14 g • Sodium : 744 mg • Fer : 5,2 mg • Calcium : 189 mg • Folates (vitamine B9) : 258 µg • Acide alpha-linolénique (ALA) : 257 mg • Oméga-3 à chaîne longue : 0 mg

Champignons

Faites revenir 100 g de champignons de Paris 1 à 2 minutes dans une cuillère à café d'huile d'olive avant de les répartir sur deux tartines de pain au levain grillées.

VALEURS NUTRITIONNELLES POUR 1 PORTION
Calories : 274 kcal • Lipides (total) : 7 g • Graisses saturées : 1 g • Protéines : 9 g • Glucides : 40 g • Fibres : 5 g • Sodium : 373 mg • Fer : 1,6 mg • Calcium : 45 mg • Folates (vitamine B9) : 189 µg • Acide alpha-linolénique (ALA) : 120 mg • Oméga-3 à chaîne longue : 0 mg

Tomate, fromage blanc et épinards

Étalez 80 g de fromage blanc sur deux tranches de pain de seigle au levain grillées. Recouvrez de rondelles de tomate et d'une grosse poignée de petites feuilles d'épinard.

VALEURS NUTRITIONNELLES POUR 1 PORTION

Calories : 289 kcal • Lipides (total) : 4 g • Graisses saturées : 1 g • Protéines : 14 g • Glucides : 45 g • Fibres : 7 g • Sodium : 453 mg • Fer : 2,8 mg • Calcium : 90 mg • Folates (vitamine B9) : 198 µg • Acide alpha-linolénique (ALA) : 108 mg • Oméga-3 à chaîne longue : 1 mg

Repas légers

SOUPE À LA CAROTTE, AU GINGEMBRE ET AUX HARICOTS CANNELLINI (RECETTE DE KATE HEMPHILL)

Pour 10 portions • Préparation : 10 minutes • Cuisson : 20 minutes

1,5 kg de carottes grattées ou épluchées, coupées en segments de 5 cm • 1 morceau de gingembre (10 cm) pelé et haché grossièrement • 2 grosses gousses d'ail épluchées et hachées grossièrement • environ 600 ml de bouillon de volaille ou de légumes • 2 boîtes de 400 g de haricots cannellini, rincés et égouttés • 300 ml de crème fraîche allégée ou de yaourt au lait demi-écrémé • du poivre noir fraîchement moulu

- Mettez les carottes, le gingembre et l'ail dans une grande casserole. Recouvrez avec du bouillon de volaille ou de légumes et laissez mijoter jusqu'à ce que les carottes soient cuites.
- Écrasez au mixeur en conservant quelques morceaux de carottes. Incorporez les haricots cannellini et la crème fraîche (ou le yaourt). Ajoutez un peu de bouillon si la soupe est trop épaisse à votre goût.
- Faites chauffer de nouveau quelques minutes, poivrez et servez.

LE MOT DU CHEF

Vous pouvez sans problème congeler la soupe dans des récipients hermétiques ou des sacs de congélation.

VALEURS NUTRITIONNELLES POUR 1 PORTION

Calories : 112 kcal • Lipides (total) : 1 g • Graisses saturées : < 1 g • Protéines : 7 g • Glucides : 16 g • Fibres : 9 g • Sodium : 461 mg • Fer : 1,3 mg • Calcium : 147 mg • Folates (vitamine B9) : 71 µg • Acide alpha-linolénique (ALA) : 58 mg • Oméga-3 à chaîne longue : 1 mg

SOUPE ASIATIQUE AU POULET, AUX NOUILLES ET AUX LÉGUMES

Pour 4 personnes • Préparation : 15 minutes • Cuisson : 10 minutes

2 c. à café d'huile d'olive • 1 morceau de gingembre de 4 cm râpé finement • 2 gousses d'ail hachées finement • 2 carottes de grosseur moyenne coupées en julienne • 2 branches de céleri coupées en deux dans le sens de la longueur, puis en lamelles • 625 ml d'eau • 365 ml de bouillon de volaille à faible teneur en sel • 1 c. à soupe de sauce soja à faible teneur en sel • 400 g de nouilles udon • 1 pak-choï nettoyé et coupé en morceaux de 3 cm • 20 g de chou chinois haché finement • 350 g de blanc de poulet paré et coupé en fines lanières • 1 c. à café d'huile de sésame • des feuilles de coriandre fraîches

- Faites chauffer l'huile d'olive à feu modéré dans une grande casserole. Faites revenir le gingembre et l'ail pendant 1 minute. Ajoutez la carotte, le céleri et laissez cuire 2 minutes en remuant régulièrement.
- Ajoutez l'eau, le bouillon de volaille et la sauce soja. Couvrez et laissez frémir à feu modéré. Ajoutez les nouilles, le pak-choï et le chou chinois. Couvrez à demi et laissez cuire 2 minutes supplémentaires.
- Mettez le poulet et l'huile de sésame dans la casserole et laissez cuire 1 à 2 minutes.
- Répartissez la soupe dans des bols individuels. Disposez quelques feuilles de coriandre sur le dessus et servez.

VALEURS NUTRITIONNELLES POUR 1 PORTION

Calories : 318 kcal • Lipides (total) : 6,5 g • Graisses saturées : 2 g • Protéines : 30 g • Glucides : 31 g • Fibres : 7 g • Sodium : 795 g • Fer : 3,1 mg • Calcium : 160 mg • Folates (vitamine B9) : 64 µg • Acide alpha-linolénique (ALA) : 50 mg • Oméga-3 à chaîne longue : 13 mg

SALADE À L'ORGE ET AUX POIS CHICHES

Pour 4 personnes • Préparation : 10 minutes (plus 6 heures de trempage) • Cuisson : 25 minutes

200 g d'orge perlé • 400 g de pois chiches en conserve rincés et égouttés • 60 g de petites feuilles d'épinard • 2 petits concombres libanais coupés en deux dans le sens de la longueur, puis détaillés en lamelles • 250 g de tomates cerises coupées en quatre ou en deux selon la grosseur • 2 c. à soupe d'aneth haché • 2 c. à soupe de persil plat haché

Pour la sauce au yaourt : 60 g de yaourt à la grecque demi-écrémé • 1 c. à café de zeste de citron râpé • le jus de ¼ de citron • 1 c. à café de tahini (pâte de sésame décortiqué) • 2 c. à café de miel • ¼ de c. à café de paprika fumé moulu • ¼ de c. à café de cumin • du poivre noir fraîchement moulu

- Laissez tremper l'orge perlé pendant 6 heures ou toute une nuit dans un récipient couvert.
- Égouttez-le, rincez-le à l'eau froide et égouttez-le de nouveau. Transvasez l'orge dans un grand saladier. Ajoutez les pois chiches, les feuilles d'épinard, le concombre, les tomates cerises, l'aneth et le persil. Mélangez soigneusement.
- Préparez la sauce en battant au fouet tous les ingrédients dans un bol.
- Versez la sauce sur la préparation. Mélangez et servez.

VALEURS NUTRITIONNELLES POUR 1 PORTION

Calories : 294 kcal • Lipides (total) : 5 g • Graisses saturées : 1 g • Protéines : 10 g • Glucides : 47 g • Fibres : 11 g • Sodium : 189 mg • Fer : 3,9 mg • Calcium : 115 mg • Folates (vitamine B9) : 87 µg • Acide alpha-linolénique (ALA) : 76 mg • Oméga-3 à chaîne longue : 2 mg

SALADE DE PÂTES AU THON

Pour 2 personnes • Préparation : 10 minutes (plus le temps pour que les pâtes cuisent et refroidissent)

1 c. à soupe rase (20 g) de pesto • 100 g de yaourt nature au lait demi-écrémé • 1 boîte de 185 g de thon égoutté • 160 g de pâtes cuites et refroidies (voir les instructions figurant sur le paquet) • 2 échalotes hachées finement • ½ poivron rouge de grosseur moyenne (70 g) coupé en fines lanières • 6 tomates cerises coupées en deux • du poivre noir fraîchement moulu • 30 g de mesclun

- Mélangez soigneusement le pesto et le yaourt.
- Dans un grand saladier, versez le thon, les pâtes cuites, les échalotes, le poivron et les tomates. Ajoutez la préparation pesto-yaourt et mélangez soigneusement.
- Poivrez. Servez sur un lit de feuilles de salade.

VALEURS NUTRITIONNELLES POUR 1 PORTION

Calories : 284 kcal • Lipides (total) : 6 g • Graisses saturées : 1 g • Protéines : 25 g • Glucides : 29 g • Fibres : 5 g • Sodium : 255 mg • Fer : 4 mg • Calcium : 197 mg • Folates (vitamine B9) : 115 µg • Acide alpha-linolénique (ALA) : 40 mg • Oméga-3 à chaîne longue : 365 mg

FRITTATA DE LÉGUMES

Pour 4 personnes • Préparation : 35 minutes (dont 20 minutes pour laisser refroidir) • Cuisson : 40 minutes

Un peu d'huile d'olive pour graisser le plat • 310 g de citrouille épluchée, épépinée et coupée en petits dés (soit 400 g de citrouille avec la peau) • 2 c. à café d'huile d'olive vierge extra • 150 g de champignons de Paris coupés en fines lamelles • 150 g de brocolis coupés en petits morceaux • 2 épis de maïs • 6 très gros œufs • 185 ml de lait demi-écrémé • du poivre noir fraîchement moulu • 60 g de fromage râpé à 25 % de matières grasses

- Préchauffez le four à 180 °C. Graissez un plat allant au four d'une contenance de 2 litres. Tapissez le fond et les bords avec du papier sulfurisé.
- Disposez les morceaux de citrouille dans un plat allant au micro-ondes avec 60 ml d'eau. Couvrez et laissez cuire à la puissance maximale 3 à 4 minutes. Égouttez et réservez.
- Faites chauffer l'huile d'olive dans une grande poêle antiadhésive à feu moyen-vif. Ajoutez les champignons, les brocolis et le maïs. Laissez cuire 3 à 4 minutes en remuant régulièrement. Retirez la poêle du feu et laissez refroidir environ 10 minutes.
- Dans un saladier de taille moyenne, cassez les œufs. Ajoutez le lait et le poivre, puis battez avec un fouet.
- Mettez tous les légumes dans un grand saladier et mélangez soigneusement. Transvasez la préparation dans le plat allant au four préalablement chemisé et versez par-dessus les œufs battus.
- Saupoudrez de fromage râpé. Enfournez et laissez cuire 30 à 35 minutes jusqu'à ce que le dessus soit doré. Laissez refroidir 10 minutes, puis coupez la frittata en morceaux et servez.

VALEURS NUTRITIONNELLES POUR 1 PORTION

Calories : 326 kcal • Lipides (total) : 16 g • Graisses saturées : 6 g • Protéines : 24 g • Glucides : 19 g • Fibres : 8 g • Sodium : 217 mg • Fer : 2,7 mg • Calcium : 235 mg • Folates (vitamine B9) : 145 µg • Acide alpha-linolénique (ALA) : 94 mg • Oméga-3 à chaîne longue : 70 mg

RIZ CANTONAIS AUX LÉGUMES

Pour 4 personnes • Préparation : 20 minutes • Cuisson : 15 minutes

2 c. à café d'huile d'olive • 2 œufs légèrement battus • 1 grosse carotte coupée en fines rondelles • 1 petit brocoli coupé en fleurettes • 1 morceau de gingembre de la taille du pouce, râpé • 6 échalotes hachées finement • 1 poivron rouge de grosseur moyenne émincé • 100 g de champignons de Paris coupés en fines lamelles • 1 courgette de grosseur moyenne coupée en fines rondelles • 1 boîte de 425 g de minimaïs • 2 châtaignes d'eau chinoises en conserve • 250 g de riz brun cuit • ¼ de c. à café d'huile de sésame • 1 c. à café de tamari (sauce de soja) à faible teneur en sel • 60 g de noix de cajou sans sel ajouté, concassées

- Faites chauffer un wok ou une poêle antiadhésive à feu vif. Mettez 1 c. à café d'huile d'olive. Lorsque l'huile commence à fumer, ajoutez les œufs et faites-les cuire en omelette. Versez l'omelette dans un plat, laissez-la refroidir, puis coupez-la en fines lanières.
- Portez de l'eau à ébullition et faites blanchir la carotte et le brocoli pendant 1 minute (ou quelques secondes au micro-ondes à la puissance maximale).
- Versez le reste de l'huile d'olive dans le wok ou la poêle et faites-le chauffer à feu modéré-vif. Faites revenir le gingembre, les échalotes et le poivron pendant 2 minutes sans cesser de remuer. Ajoutez les légumes, y compris la carotte et le brocoli, et laissez frire 2 minutes.
- Incorporez le riz et les lanières d'omelette. Mélangez soigneusement et faites chauffer le tout.
- Mélangez l'huile de sésame et le tamari. Versez sur la préparation. Servez avec des noix de cajou sur le dessus.

VALEURS NUTRITIONNELLES POUR 1 PORTION

Calories : 295 kcal • Lipides (total) : 13 g • Graisses saturées : 3 g • Protéines : 14 g • Glucides : 27 g • Fibres : 8 g • Sodium : 212 mg • Fer : 2,9 mg • Calcium : 64 mg • Folates (vitamine B9) : 112 µg • Acide alpha-linolénique (ALA) : 40 mg • Oméga-3 à chaîne longue : 21 mg

PIZZAS PITAS VÉGÉTARIENNES

Pour 4 personnes • Préparation : 5 minutes • Cuisson : 3 minutes

8 petits pains pitas complets • 2 c. à soupe de base pour pizza (de fabrication industrielle) ou de concentré de tomates • 1 barquette de tomates cerises coupées en deux • 1 poivron jaune ou rouge coupé en lanières • 225 g de haricots rouges en conserve • 30 g d'olives coupées en rondelles • 60 g de mozzarella râpée • du thym et de l'origan

- Préchauffez le gril à 250 °C.
- Étalez la base pour pizza sur les pains pitas et répartissez sur le dessus les tomates cerises, le poivron, les haricots rouges et les olives.
- Parsemez de fromage et d'herbes aromatiques.
- Placez sous le gril jusqu'à ce que le fromage soit fondu, soit pendant environ 3 minutes.

VALEURS NUTRITIONNELLES POUR 1 PORTION

Calories : 507 kcal • Lipides (total) : 11 g • Graisses saturées : 4 g • Protéines : 20 g • Glucides : 74 g • Fibres : 15 g • Sodium : 1 177 mg • Fer : 5,9 mg • Calcium : 220 mg • Folates (vitamine B9) : 92 µg • Acide alpha-linolénique (ALA) : 247 mg • Oméga-3 à chaîne longue : 8 mg

BURGERS AU POULET

Pour 4 personnes • Préparation : 10 minutes (plus 30 minutes pour la marinade) • Cuisson : 4 minutes

1 c. à soupe d'huile d'olive • 1 c. à soupe de jus de citron • 1 c. à soupe de poivre noir fraîchement moulu • 1 c. à soupe d'herbes aromatiques (persil plat, thym ou ciboulette) coupées finement • 2 blancs de poulet de 250 g coupés dans l'épaisseur, afin qu'ils soient plus fins • de l'huile d'olive pour graisser le gril ou la poêle • 4 petits pains ronds complets • 1 avocat de grosseur moyenne • 1 gros concombre libanais coupé en deux dans le sens de la longueur, puis en petites lamelles • 25 g de petites feuilles d'épinard • 2 tomates coupées en rondelles

- Dans un saladier, mélangez l'huile, le jus de citron, le poivre et les herbes aromatiques. Ajoutez les blancs de poulet. Mélangez, couvrez et laissez mariner 30 minutes au réfrigérateur.
- Faites chauffer un gril ou une poêle légèrement graissés avec l'huile d'olive. Faites cuire le poulet à feu vif, 2 minutes de chaque côté.
- Ouvrez les petits pains en deux. Écrasez l'avocat, puis étalez-le sur les petits pains.
- Divisez le concombre, les petites feuilles d'épinard et la tomate en quatre parts égales, puis répartissez-les sur quatre moitiés de petits pains. Ajoutez le poulet et recouvrez avec les autres moitiés de petits pains.

Variante

- Faites cuire les blancs de poulet en entier (5 minutes de chaque côté), puis coupez-les.
- Répartissez les blancs de poulet sur un lit de mesclun assaisonné avec du vinaigre balsamique ou du vinaigre de vin rouge. Servez avec du pain complet ou des wraps.

VALEURS NUTRITIONNELLES POUR 1 PORTION

Calories : 478 kcal • Lipides (total) : 22 g • Graisses saturées : 5 g • Protéines : 36 g • Glucides : 31 g • Fibres : 7 g • Sodium : 378 mg • Fer : 3,2 mg • Calcium : 133 mg • Folates (vitamine B9) : 89 µg • Acide alpha-linolénique (ALA) : 160 mg • Oméga-3 à chaîne longue : 18 mg

SANDWICHS

Œuf et curry

Écrasez un œuf dur et mélangez-le avec 1 c. à soupe de yaourt à la grecque et ½ c. à café de curry en poudre. Étalez le mélange sur deux tranches de pain multicéréale à faible index glycémique[1]. Recouvrez avec des feuilles de salade verte. Fermez le sandwich.

VALEURS NUTRITIONNELLES POUR 1 PORTION

Calories : 267 kcal • Lipides (total) : 8 g • Graisses saturées : 3 g • Protéines : 13 g • Glucides : 32 g • Fibres : 5 g • Sodium : 373 mg • Fer : 3,4 mg • Calcium : 140 mg • Folates (vitamine B9) : 133 µg • Acide alpha-linolénique (ALA) : 133 mg • Oméga-3 à chaîne longue : 42 mg

Saumon, concombre et épinards

Mettez sur deux tranches de pain multicéréale à faible index glycémique[1] du saumon (1 petite boîte), des rondelles de concombre libanais et 12 g de petites feuilles d'épinard. Fermez le sandwich.

VALEURS NUTRITIONNELLES POUR 1 PORTION

Calories : 320 kcal • Lipides (total) : 10 g • Graisses saturées : 3 g • Protéines : 25 g • Glucides : 29 g • Fibres : 4 g • Sodium : 823 mg • Fer : 2,9 mg • Calcium : 415 mg • Folates (vitamine B9) : 128 µg • Acide alpha-linolénique (ALA) : 200 mg • Oméga-3 à chaîne longue : 2 260 mg

1. La valeur de l'index glycémique peut légèrement varier en fonction du pain utilisé.

Poulet et avocat

Sur deux tranches de pain de seigle au levain mettez ¼ d'avocat, 50 g de blanc de poulet poché et coupé en dés, des rondelles de concombre libanais et une poignée de petites feuilles d'épinard. Fermez le sandwich.

VALEURS NUTRITIONNELLES POUR 1 PORTION

Calories : 348 kcal • Lipides (total) : 9 g • Graisses saturées : 2 g • Protéines : 23 g • Glucides : 40 g • Fibres : 5 g • Sodium : 398 mg • Fer : 2 mg • Calcium : 67 mg • Folates (vitamine B9) : 203 µg • Acide alpha-linolénique (ALA) : 100 mg • Oméga-3 à chaîne longue : 9 mg

WRAPS[1]

Falafel et laitue

Étalez 1 c. à soupe d'houmous sur une tortilla à faible index glycémique. Recouvrez avec un falafel écrasé ou coupé en dés, des rondelles de concombre libanais et 30 g de laitue. Roulez et servez.

VALEURS NUTRITIONNELLES POUR 1 PORTION

Calories : 219 kcal • Lipides (total) : 8 g • Graisses saturées : 1 g • Protéines : 7 g • Glucides : 23 g • Fibres : 12 g • Sodium : 315 mg • Fer : 2,6 mg • Calcium : 59 mg • Folates (vitamine B9) : 38 µg • Acide alpha-linolénique (ALA) : 48 mg • Oméga-3 à chaîne longue : 0 mg

Thon et haricots cannellini

Mélangez 95 g de thon en conserve (égoutté) avec 1 c. à soupe de yaourt à la grecque, 2 c. à soupe de haricots cannellini en conserve (rincés et égouttés), ½ concombre libanais coupé en dés et 2 rondelles d'oignon rouge émincées finement. Étalez la préparation sur une tortilla et roulez-la.

VALEURS NUTRITIONNELLES POUR 1 PORTION

Calories : 284 kcal • Lipides (total) : 5 g • Graisses saturées : 2 g • Protéines : 30 g • Glucides : 25 g • Fibres : 10 g • Sodium : 544 mg • Fer : 2,9 mg • Calcium : 92 mg • Folates (vitamine B9) : 55 µg • Acide alpha-linolénique (ALA) : 98 mg • Oméga-3 à chaîne longue : 535 mg

1. La valeur de l'index glycémique peut légèrement varier en fonction du pain utilisé.

Avocat et légumes cuits au four

Disposez ¼ de poivron rouge, 1 petite courgette, 1 petite aubergine et ¼ d'une petite patate douce coupée en rondelles sur une plaque allant au four. Versez par-dessus un filet d'huile d'olive. Enfournez et laissez cuire à 180 °C. Vérifiez la cuisson avec un couteau au bout de 15 minutes (les légumes peuvent être préparés la veille et conservés au réfrigérateur). Écrasez la moitié d'un petit avocat. Étalez-le sur une tortilla, recouvrez avec les légumes et roulez la tortilla.

VALEURS NUTRITIONNELLES POUR 1 PORTION

Calories : 313 kcal • Lipides (total) : 17 g • Graisses saturées : 4 g • Protéines : 7 g • Glucides : 28 g • Fibres : 12 g • Sodium : 88 mg • Fer : 2,2 mg • Calcium : 65 mg • Folates (vitamine B9) : 90 µg • Acide alpha-linolénique (ALA) : 59 mg • Oméga-3 à chaîne longue : 0 mg

Plats principaux

CURRY DE LENTILLES ET DE LÉGUMES

Pour 4 personnes • Préparation : 10 minutes • Cuisson : 20 minutes

270 g de lentilles corail • 1 c. à soupe d'huile d'olive • 1 oignon de grosseur moyenne haché finement • 2 céleris en branches hachés • 2 gousses d'ail hachées finement • 1 morceau de gingembre de 3 cm râpé finement • 2 c. à café de coriandre en poudre • 1 c. à café de curcuma en poudre • 1 c. à café de cumin • 400 ml de lait de noix de coco allégé • 375 ml de bouillon à faible teneur en sel • 2 courgettes de grosseur moyenne émincées • 150 g de fleurettes de brocoli • 150 g de fleurettes de chou-fleur • 1 grosse carotte émincée • 100 g de petites feuilles d'épinard

- Mettez les lentilles dans une passoire à petits trous et rincez-les à l'eau froide. Faites chauffer l'huile dans une grande casserole à feu modéré. Faites revenir l'oignon, le céleri, l'ail et le gingembre pendant 3 minutes en remuant régulièrement.
- Ajoutez la coriandre, le curcuma et le cumin et laissez cuire 1 minute. Transvasez les lentilles et laissez cuire 2 minutes supplémentaires. Incorporez le bouillon et le lait de noix de coco. Couvrez et portez à ébullition. Retirez partiellement le couvercle, puis laissez cuire à feu modéré-doux 5 minutes.
- Ajoutez les courgettes, le brocoli, le chou-fleur et la carotte. Couvrez et laissez cuire 10 minutes. Retirez la casserole du feu et incorporez les petites feuilles d'épinard. Mélangez jusqu'à ce que les feuilles flétrissent.

VALEURS NUTRITIONNELLES POUR 1 PORTION

Calories : 380 kcal • Lipides (total) : 15 g • Graisses saturées : 8 g • Protéines : 23 g • Glucides : 33 g • Fibres : 16 g • Sodium : 434 mg • Fer : 8,9 mg • Calcium : 156 mg • Folates (vitamine B9) : 185 µg • Acide alpha-linolénique (ALA) : 250 mg • Oméga-3 à chaîne longue : 5 mg

PAD THAÏ AU TOFU ET AUX LÉGUMES

Pour 4 personnes • Préparation : 15 minutes • Cuisson : 15 minutes

150 g de nouilles de riz • 2 c. à café d'huile d'olive • 2 très gros œufs légèrement battus • 200 g d'aubergine coupée en deux dans le sens de la longueur, puis en fines lamelles • 200 g de fleurettes de chou-fleur • 1 poivron jaune coupé en petites et fines lanières • 125 g de haricots mange-tout coupés en petits morceaux • 125 g de champignons de Paris émincés finement • 1 oignon rouge de grosseur moyenne coupé en menus morceaux • 2 gousses d'ail hachées finement • 1 c. à soupe de sauce piquante • 2 c. à soupe de jus de citron vert fraîchement pressé • 1 c. à soupe de cassonade • 1 c. à café de sauce de poisson • 200 g de tofu mariné, coupé en lamelles • 10 g de feuilles de coriandre • 2 c. à soupe de cacahuètes sans sel ajouté hachées

- Portez une casserole d'eau à ébullition. Jetez les nouilles dans l'eau bouillante et laissez cuire environ 5 minutes. Égouttez et réservez.
- Faites chauffer 1 c. à café d'huile d'olive dans un grand wok, à feu modéré-vif. Versez les œufs et faites-les cuire comme une omelette 2 à 3 minutes. Transvasez l'omelette dans une assiette.
- Faites chauffer le reste de l'huile d'olive dans le wok à feu modéré-vif, puis faites sauter l'aubergine, le chou-fleur, le poivron, les haricots mange-tout, les champignons, l'oignon et l'ail 2 à 3 minutes. Les légumes doivent être tendres, mais croquants.
- Pendant ce temps, mélangez avec un fouet la sauce piquante, le jus du citron vert, la cassonade et la sauce de poisson dans un petit bol.
- Ajoutez les nouilles, le tofu et la préparation aux légumes. Mélangez soigneusement et faites chauffer le tout. Parsemez les feuilles de coriandre et les cacahuètes sur le dessus.

VALEURS NUTRITIONNELLES POUR 1 PORTION

Calories : 277 kcal • Lipides (total) : 13 g • Graisses saturées : 2 g • Protéines : 16 g • Glucides : 19 g • Fibres : 10 g • Sodium : 276 mg • Fer : 3,5 mg • Calcium : 222 mg • Folates (vitamine B9) : 116 µg • Acide alpha-linolénique (ALA) : 250 mg • Oméga-3 à chaîne longue : 22 mg

FARFALLE AUX HARICOTS CANNELLINI (RECETTE DE JOHANNA BURANI)

Pour 5 portions de 130 g • Préparation : 10 minutes • Cuisson : 10 minutes

1 c. à soupe d'huile d'olive vierge extra • 2 gousses d'ail émincées • 175 g de feuilles d'épinard, les feuilles et les tiges coupées en quatre • 6 tomates séchées conservées dans de l'huile coupées grossièrement • 400 g de haricots cannellini en conserve, égouttés et rincés • une pincée de thym séché • du poivre • 250 ml d'eau bouillante • 120 g de farfalle • 1 c. à soupe d'huile prise dans le pot de tomates séchées • 2 c. à soupe de pecorino romano râpé

- Faites chauffer l'huile d'olive dans une grande casserole. Faites revenir l'ail et les feuilles d'épinard à feu moyen-vif pendant 4 à 5 minutes jusqu'à ce que les feuilles commencent à flétrir. Ajoutez les tomates séchées, les haricots, le thym, le poivre et l'eau bouillante. Laissez cuire 5 minutes à feu doux.
- Pendant ce temps, faites cuire les farfalle en suivant les instructions figurant sur le paquet.
- Égouttez les pâtes, puis versez-les dans la casserole. Ajoutez l'huile des tomates séchées et mélangez soigneusement. Saupoudrez de fromage râpé. Servez immédiatement.

VALEURS NUTRITIONNELLES POUR 1 PORTION

Calories : 307 kcal • Lipides (total) : 10 g • Graisses saturées : 2 g • Protéines : 11 g • Glucides : 41 g • Fibres : 7 g • Sodium : 554 mg • Fer : 3,5 mg • Calcium : 94 mg • Folates (vitamine B9) : 81 µg • Acide alpha-linolénique (ALA) : 165 mg • Oméga-3 à chaîne longue : 2 mg

TORTILLAS AUX HARICOTS ET À LA SAUCE À L'AVOCAT

Pour 8 portions • Préparation : 12 minutes • Cuisson : 15 minutes

Pour la préparation à base de haricots : 1 c. à soupe d'huile d'olive • 1 oignon rouge émincé finement • 2 gousses d'ail écrasées • 1 c. à café de sauce pimentée • 1 c. à café de coriandre en poudre • 400 g de tomates concassées en conserve • 400 g de haricots cannellini en conserve, rincés et égouttés • 400 g de purée de haricots

Pour la sauce à l'avocat : 1 gros avocat coupé en morceaux • 1 petit oignon rouge émincé • 1 petite tomate coupée en morceaux • 60 g de feuilles de coriandre fraîches ciselées • 1 concombre libanais coupé en petits morceaux • 1 c. à soupe d'olives • le jus de ½ citron

Pour servir : 8 tortillas de maïs • 270 g de yaourt nature demi-écrémé (facultatif)

- Faites chauffer l'huile dans une poêle à feu modéré, puis faites revenir l'oignon, l'ail, la sauce pimentée et la coriandre pendant 3 à 4 minutes.
- Ajoutez les tomates et les haricots. Laissez cuire à feu doux 10 à 12 minutes en remuant de temps à autre.
- Pendant ce temps, préparez la sauce en mélangeant tous les ingrédients dans un petit bol.
- Servez la préparation à base de haricots avec la sauce et les tortillas.
- Dégustez avec une cuillerée de yaourt (facultatif).

VALEURS NUTRITIONNELLES POUR 1 PORTION (AVEC LE YAOURT)

Calories : 233 kcal • Lipides (total) : 12 g • Graisses saturées : 2 g • Protéines : 8 g • Glucides : 19 g • Fibres : 8 g • Sodium : 409 mg • Fer : 2,2 mg • Calcium : 116 mg • Folates (vitamine B9) : 62 µg • Acide alpha-linolénique (ALA) : 513 mg • Oméga-3 à chaîne longue : 0 mg

TAJINE MAROCAIN AUX POIS CHICHES ET AUX LÉGUMES

Pour 4 personnes • Préparation : 10 minutes • Cuisson : 20 minutes

2 c. à café d'huile d'olive • 1 oignon de grosseur moyenne coupé en fines lamelles • 1 gousse d'ail émincée finement • 3 c. à café de sauce marocaine • 600 g de citrouille pelée, épépinée et coupée en morceaux • 200 g de fleurettes de chou-fleur • 400 g de tomates en conserve sans sel ajouté • 125 g de bouillon de légumes à faible teneur en sel • 200 g de fleurettes de brocoli • 400 g de pois chiches en conserve, rincés et égouttés • 200 g de quinoa rincé soigneusement • des feuilles de coriandre fraîches • le zeste d'un citron

- Dans une grande casserole, faites chauffer l'huile d'olive à feu modéré. Faites revenir l'oignon et l'ail pendant 4 à 5 minutes. Incorporez la sauce marocaine et laissez cuire 1 minute.
- Ajoutez la citrouille, le chou-fleur, les tomates et le bouillon. Couvrez et laissez cuire 10 minutes. Ajoutez ensuite le brocoli et les pois chiches. Couvrez et laissez cuire 5 minutes supplémentaires.
- Pendant ce temps, rincez le quinoa et mettez-le dans une casserole. Ajoutez 500 ml d'eau. Portez à ébullition, puis laissez cuire à petit feu pendant environ 10 minutes jusqu'à ce que les graines soient tendres et translucides.
- Servez le quinoa dans des bols individuels. Ajoutez les légumes, puis décorez avec les feuilles de coriandre et le zeste du citron.

VALEURS NUTRITIONNELLES POUR 1 PORTION

Calories : 165 kcal • Lipides (total) : 8 g • Graisses saturées : 1 g • Protéines : 18 g • Glucides : 57 g • Fibres : 14 g • Sodium : 379 mg • Fer : 7,8 mg • Calcium : 144 mg • Folates (vitamine B9) : 206 µg • Acide alpha-linolénique (ALA) : 120 mg • Oméga-3 à chaîne longue : 2 mg

LASAGNES AUX LÉGUMES ET AUX HARICOTS

Pour 4 personnes • Préparation : 20 minutes • Cuisson : 1 heure (plus 10 minutes pour que les lasagnes refroidissent)

De l'huile d'olive pour graisser le plat • 600 g de courge musquée pelée, épépinée et coupée en fines tranches • 1 grosse aubergine coupée dans le sens de la longueur, puis en fines lamelles • 2 grosses courgettes coupées dans le sens de la longueur, puis en fines lamelles • 1 ½ c. à soupe d'huile d'olive • 500 g de ricotta fraîche allégée • 2 très gros œufs • 125 ml de lait demi-écrémé • du poivre noir fraîchement moulu • 400 g de sauce tomate (fabrication industrielle) ou 400 g de purée de tomates sans sel ajouté • 150 g de plaques de lasagnes • 150 g de petites feuilles d'épinard • 400 g de haricots cannellini en conserve, rincés et égouttés • 60 g de cheddar allégé râpé grossièrement

- Préchauffez le four à 180 °C. Graissez un plat allant au four d'une contenance de 2,5 l. Tapissez le fond et les bords d'un plat à rôtir avec du papier sulfurisé. Dans un saladier, mélangez la courge musquée, l'aubergine, les courgettes et l'huile. Versez le tout dans le plat à rôtir. Enfournez et laissez cuire 30 minutes.
- Dans un grand bol, battez avec un fouet la ricotta, les œufs, le lait et le poivre.
- Versez un peu de sauce tomate (ou de purée de tomates) dans le plat allant au four, recouvrez avec des plaques de lasagnes (coupez-les si nécessaire). Versez par-dessus un tiers de la sauce tomate puis un tiers des légumes, un tiers des haricots et enfin les épinards. Recouvrez avec un tiers de la préparation à base de ricotta.
- Couvrez avec une deuxième couche de plaques de lasagnes, sur lesquelles vous verserez les différents ingrédients dans l'ordre indiqué précédemment. Procédez à l'identique une troisième fois. Versez par-dessus le reste du mélange à base de ricotta et saupoudrez de fromage râpé.
- Enfournez et laissez cuire 30 minutes à 220 °C. Vérifiez la cuisson avec la lame d'un couteau. Laissez refroidir 10 minutes avant de couper les parts.

VALEURS NUTRITIONNELLES POUR 1 PORTION

Calories : 487 kcal • Lipides (total) : 18 g • Graisses saturées : 7 g • Protéines : 34 g • Glucides : 41 g • Fibres : 12 g • Sodium : 931 mg • Fer : 4,2 mg • Calcium : 639 mg • Folates (vitamine B9) : 205 µg • Acide alpha-linolénique (ALA) : 300 mg • Oméga-3 à chaîne longue : 33 mg

GRATIN AUX LENTILLES ET AUX LÉGUMES

Pour 4 personnes • Préparation : 15 minutes • Cuisson : 1 heure

3 c. à café d'huile d'olive • 1 oignon de grosseur moyenne émincé • 2 céleris branches émincés • 2 carottes coupées finement • 125 g de champignons de Paris émincés • 100 g de grains de maïs frais ou surgelés • 210 g de lentilles vertes (lentilles du Puy) rincées • des feuilles de romarin séchées • 500 ml d'eau • 400 g de tomates concassées sans sel ajouté • 125 ml de bouillon de légumes à faible teneur en sel • 3 c. à soupe de persil plat finement coupé • 500 g de patates douces orange épluchées et coupées en morceaux • 500 g de pommes de terre nouvelles épluchées et coupées en morceaux • 60 g de fromage râpé allégé

- Dans une grande casserole, faites chauffer l'huile d'olive à feu modéré. Ajoutez l'oignon, le céleri, les carottes, les champignons et le maïs. Laissez cuire à feu doux (sans couvrir) pendant 6 à 7 minutes en remuant régulièrement.
- Ajoutez les lentilles, le romarin, l'eau, les tomates concassées et le bouillon de légumes. Couvrez, portez à ébullition, puis laissez cuire à feu doux 30 minutes. Retirez la casserole du feu, laissez refroidir et incorporez le persil. Versez le mélange dans un plat allant au four.
- Pendant ce temps, préchauffez le four à 190 °C et faites cuire à l'eau les patates douces et les pommes de terre nouvelles pendant 12 à 15 minutes. Égouttez-les et écrasez-les en purée.
- Versez la purée sur la préparation à base de lentilles. Égalisez avec une fourchette, puis saupoudrez de fromage. Enfournez et laissez cuire 20 minutes jusqu'à ce que le fromage soit fondu.

VALEURS NUTRITIONNELLES POUR 1 PORTION

Calories : 507 kcal • Lipides (total) : 10 g • Graisses saturées : 3 g • Protéines : 28 g • Glucides : 69 g • Fibres : 18 g • Sodium : 335 mg • Fer : 7,3 mg • Calcium : 283 mg • Folates (vitamine B9) : 156 µg • Acide alpha-linolénique (ALA) : 164 mg • Oméga-3 à chaîne longue : 8 mg

RISOTTO D'ORGE AU POULET

Pour 4 personnes • Préparation : 15 minutes (plus 6 heures de trempage) • Cuisson : 40 minutes

250 g d'orge perlé • 2 c. à café d'huile d'olive • 400 g de blancs de poulet parés et sans la peau • 1 poireau coupé en deux dans le sens de la longueur, puis en fines lamelles • 2 carottes de grosseur moyenne coupées en fines rondelles • 1 gousse d'ail écrasée • 375 ml d'eau • 310 ml de bouillon de volaille à faible teneur en sel • 400 g de tomates concassées sans sel ajouté • 125 g de haricots mange-tout coupés • 130 g de petits pois surgelés • 1 botte d'asperges épluchées et coupées • 30 g de parmesan râpé finement

- Faites tremper l'orge perlé dans de l'eau froide pendant 6 heures ou toute une nuit. Égouttez-le.
- Dans une grande casserole, mettez à chauffer 1 c. à café d'huile d'olive à feu modéré-vif. Faites dorer le poulet 3 à 4 minutes de chaque côté. Transvasez-le dans une assiette, laissez-le refroidir, puis coupez-le en fines lamelles.
- Faites chauffer le reste de l'huile dans la casserole à feu modéré. Ajoutez le poireau, les carottes et l'ail. Laissez cuire 5 à 6 minutes en remuant régulièrement.
- Ajoutez l'eau, le bouillon, les tomates concassées et l'orge. Couvrez et portez à ébullition. Retirez le couvercle, puis laissez cuire 20 à 25 minutes à feu doux. Remuez régulièrement, afin que le mélange ne prenne pas au fond de la casserole.
- Incorporez les haricots, les petits pois, les asperges et le poulet. Laissez cuire 10 à 15 minutes supplémentaires. Servez et saupoudrez de parmesan.

VALEURS NUTRITIONNELLES POUR 1 PORTION

Calories : 492 kcal • Lipides (total) : 16 g • Graisses saturées : 5 g • Protéines : 31 g • Glucides : 49 g • Fibres : 15 g • Sodium : 642 mg • Fer : 4,5 mg • Calcium : 178 mg • Folates (vitamine B9) : 111 µg • Acide alpha-linolénique (ALA) : 160 mg • Oméga-3 à chaîne longue : 28 mg

BLANCS DE POULET CUITS AU FOUR ET RATATOUILLE

Pour 4 personnes • Préparation : 10 minutes • Cuisson : 25-30 minutes

1 grosse courgette coupée en dés de 2 cm • 1 gros poivron rouge épépiné et coupé en dés de 2 cm • 1 gros oignon • 1 petite aubergine (300 g) coupée en dés de 2 cm • 1 c. à soupe d'huile d'olive • du poivre noir fraîchement moulu • 4 blancs de poulet de 150 g sans la peau • 100 g de tomates séchées en conserve, égouttées • 420 g de haricots cannellini en conserve, rincés et égouttés • 2 c. à café d'herbes de Provence • 2 c. à café de thym frais • du vinaigre balsamique

- Préchauffez le four à 200 °C.
- Dans un grand saladier, mélangez la courgette, le poivron, l'oignon, l'aubergine, la moitié de l'huile et du poivre fraîchement moulu.
- Versez le mélange dans un plat allant au four. Enfournez et laissez cuire 10 à 12 minutes.
- Faites chauffer le reste de l'huile dans une poêle antiadhésive. Faites dorer le poulet 2 à 3 minutes de chaque côté.
- Sortez les légumes du four. Ajoutez par-dessus les tomates et les haricots cannellini. Saupoudrez d'herbes de Provence et de thym.
- Répartissez les morceaux de poulet sur les tomates et les haricots en veillant à ce qu'ils ne se chevauchent pas. Poivrez.
- Remettez le plat au four et laissez cuire 10 minutes supplémentaires. La viande ne doit pas être rosée à l'intérieur.
- Servez dans quatre assiettes avec quelques gouttes de vinaigre balsamique.

VALEURS NUTRITIONNELLES POUR 1 PORTION

Calories : 324 kcal • Lipides (total) : 5 g • Graisses saturées : 1 g • Protéines : 42 g • Glucides : 21 g • Fibres : 11 g • Sodium : 252 mg • Fer : 4 mg • Calcium : 120 mg • Folates (vitamine B9) : 105 µg • Acide alpha-linolénique (ALA) : 316 mg • Oméga-3 à chaîne longue : 20 mg

BLANCS DE POULET PANÉS, POMMES DE TERRE NOUVELLES, CHAMPIGNONS ET SALADE DE ROQUETTE

Pour 4 personnes • Préparation : 10 minutes • Cuisson : 20 minutes

2 c. à soupe de farine • 2 blancs de poulet de 250 g coupés dans le sens de l'épaisseur • 1 œuf • 125 g de chapelure faite maison (voir « Le mot du chef » page ci-contre) • de l'huile d'olive pour graisser le plat • 8 petites pommes de terre nouvelles • 200 g de champignons de Paris • 1 c. à café d'huile d'olive • 4 grosses poignées de roquette • ¼ d'oignon rouge coupé en fines lamelles • 1 poivron rouge coupé en fines lanières • 1 grappe de tomates ou une barquette de tomates cerises coupées en deux • 2 c. à café de vinaigre balsamique • 40 g de copeaux de parmesan

- Préchauffez le four à 180 °C.
- Mettez la farine et les blancs de poulet dans un grand sac de congélation. Secouez et jetez le surplus de farine.
- Trempez les blancs de poulet dans l'œuf battu, puis dans la chapelure.
- Graissez légèrement une plaque ou un plat allant au four. Disposez dessus les blancs de poulet, enfournez et laissez cuire 20 minutes en retournant les morceaux à mi-cuisson. Le poulet doit être cuit à point (il ne doit pas être rosé à l'intérieur) [voir « Le mot du chef »].
- Pendant ce temps, faites cuire les pommes de terre à la vapeur et faites sauter les champignons dans l'huile d'olive à feu doux.
- Dans un saladier, mettez la roquette, l'oignon, le poivron et les tomates. Assaisonnez avec quelques gouttes de vinaigre balsamique. Mélangez et saupoudrez de copeaux de parmesan.
- Servez le poulet et les légumes dans quatre assiettes. Dégustez avec la salade de roquette.

LE MOT DU CHEF

- Pour que la viande cuise plus vite, coupez le poulet en deux dans l'épaisseur.
- Pour faire de la chapelure, mettez deux tranches de pain complet au four (100 °C) pendant 20 minutes. Laissez refroidir et écrasez-les au mixeur.
- Pour vérifier la cuisson du poulet, faites une entaille à l'aide d'un couteau là où le blanc est le plus épais. Si l'intérieur est rosé, la viande n'est pas assez cuite.

VALEURS NUTRITIONNELLES POUR 1 PORTION

Calories : 425 kcal • Lipides (total) : 9 g • Graisses saturées : 4 g • Protéines : 43 g • Glucides : 38 g • Fibres : 6 g • Sodium : 421 mg • Fer : 3 mg • Calcium : 193 mg • Folates (vitamine B9) : 133 µg • Acide alpha-linolénique (ALA) : 118 mg • Oméga-3 à chaîne longue : 34 mg

PORC ET POMMES AU GINGEMBRE

Pour 4 personnes • Préparation : 10 minutes • Cuisson : 20 minutes

3 pommes de grosseur moyenne, pelées, épépinées et coupées en fines lamelles • 1 morceau de gingembre de 4 cm, pelé et râpé finement • 1 c. à café de zeste de citron râpé • 80 ml d'eau • 1 c. à café d'huile d'olive • 4 côtes premières de porc de 125 g, parées • du poivre noir fraîchement moulu • 600 g de petites pommes de terre nouvelles coupées en deux et cuites à la vapeur • 4 courgettes de grosseur moyenne, coupées en deux dans le sens de la longueur, puis en lamelles, et cuites à la vapeur • 250 g de haricots mange-tout cuits à la vapeur

- Mettez les pommes, le gingembre, le zeste du citron et l'eau dans une casserole de taille moyenne. Couvrez et laissez cuire à feu modéré 12 à 15 minutes.
- Pendant ce temps, faites chauffer à feu modéré l'huile d'olive dans une grande poêle antiadhésive. Poivrez les côtes premières de porc avant de les mettre dans la poêle. Faites-les dorer 2 minutes de chaque côté et laissez-les cuire à feu doux. Disposez la viande dans un plat, couvrez avec du papier aluminium et réservez.
- Servez la viande avec les pommes au gingembre et les légumes.

VALEURS NUTRITIONNELLES POUR 1 PORTION

Calories : 338 kcal • Lipides (total) : 3 g • Graisses saturées : 1 g • Protéines : 35 g • Glucides : 37 g • Fibres : 8 g • Sodium : 67 mg • Fer : 3 mg • Calcium : 55 mg • Folates (vitamine B9) : 157 µg • Acide alpha-linolénique (ALA) : 20 mg • Oméga-3 à chaîne longue : 15 mg

NOUILLES ASIATIQUES ET BOULETTES DE VIANDE À LA CITRONNELLE

Pour 4 personnes • Préparation : 15 minutes • Cuisson : 15 minutes

500 g de blancs de poulet hachés • 2 gousses d'ail écrasées • le blanc d'un très gros œuf légèrement battu • 2 c. à soupe de coriandre hachée • 1 morceau de gingembre de 4 cm râpé finement • 2 c. à café d'huile d'olive • 1 ½ c. à soupe de sauce de soja à faible teneur en sel • 1 ½ c. à soupe de sauce piquante • 1 tige de citronnelle (la partie blanche seulement) hachée finement • 1 poivron vert de grosseur moyenne émincé • 1 courgette de grosseur moyenne coupée dans le sens de la longueur, puis en lamelles • 4 petites aubergines coupées en petits dés • 100 g de shiitakés émincés • 115 g de minimaïs frais coupés en deux dans le sens de la longueur • 1 pak-choï coupé en morceaux de 4 cm de long • 400 g de nouilles udon fraîches

- Pour faire les boulettes de viande, mélangez le poulet haché avec l'ail, le blanc d'œuf, la coriandre et le gingembre. Prenez un peu de cette préparation entre deux petites cuillères et formez les boulettes. Faites chauffer à feu modéré 1 c. à café d'huile dans une grande poêle antiadhésive. Faites cuire les boulettes 2 à 3 minutes en les retournant de temps à autre. Une fois qu'elles sont prêtes, transvasez-les dans une assiette et réservez.
- Dans un petit bol, mélangez la sauce soja et la sauce piquante.
- Faites chauffer le reste de l'huile dans un grand wok. Ajoutez la citronnelle, le poivron, la courgette, les aubergines, les champignons, le maïs et le pak-choï. Laissez cuire environ 3 minutes. Les légumes doivent rester croquants.
- Ajoutez les nouilles udon, le mélange sauce de soja/sauce piquante et les boulettes de viande. Mélangez soigneusement et chauffez le tout.

VALEURS NUTRITIONNELLES POUR 1 PORTION

Calories : 430 kcal • Lipides (total) : 15 g • Graisses saturées : 4 g • Protéines : 37 g • Glucides : 33 g • Fibres : 9 g • Sodium : 756 mg • Fer : 4,7 mg • Calcium : 149 mg • Folates (vitamine B9) : 93 µg • Acide alpha-linolénique (ALA) : 159 mg • Oméga-3 à chaîne longue : 48 mg

NOUILLES SOBA AU BŒUF ET AU GINGEMBRE

Pour 4 personnes • Préparation : 15 minutes • Cuisson : 15 minutes

1 c. à café de Maïzena • 2 c. à soupe de sauce soja à faible teneur en sel • 2 c. à soupe de vinaigre de vin de riz • 1 c. à soupe de sauce piquante • 1 c. à soupe de jus de citron vert • 1 c. à café d'huile d'olive • 500 g de rumsteck paré et coupé en fines lamelles • 400 g de jardinière de légumes (1 paquet) • 200 g de champignons de couche bruns coupés en fines lamelles • 200 g de fleurettes de brocolis • 2 gousses d'ail écrasées finement • 1 morceau de gingembre de 4 cm râpé grossièrement • 360 g de nouilles soba cuites (selon les instructions figurant sur le paquet) et égouttées • 2 c. à soupe de feuilles de coriandre fraîches

- Dans un petit bol, versez la Maïzena, puis incorporez à l'aide d'un fouet la sauce soja, le vinaigre, la sauce piquante et le jus de citron vert.
- Faites chauffer la moitié de l'huile d'olive dans un wok. Lorsque l'huile est très chaude, mettez la moitié de la viande et laissez cuire 30 à 60 secondes. Avec une écumoire, transvasez-la dans une assiette. Procédez de même avec le reste de la viande.
- Ajoutez le reste de l'huile dans le wok, faites chauffer, puis versez les légumes, les champignons, le brocoli, l'ail et le gingembre. Laissez cuire 2 minutes. Les légumes doivent être croquants.
- Versez le mélange sauce soja/sauce piquante et les nouilles dans le wok. Mélangez soigneusement. Laissez chauffer quelques instants avant d'ajouter la viande. Mélangez et faites de nouveau chauffer quelques instants.
- Servez dans des bols individuels avec quelques feuilles de coriandre sur le dessus.

VALEURS NUTRITIONNELLES POUR 1 PORTION

Calories : 388 kcal • Lipides (total) : 9 g • Graisses saturées : 3 g • Protéines : 38 g • Glucides : 33 g • Fibres : 11 g • Sodium : 625 mg • Fer : 5 mg • Calcium : 70 mg • Folates (vitamine B9) : 58 µg • Acide alpha-linolénique (ALA) : 110 mg • Oméga-3 à chaîne longue : 89 mg

FILETS D'AGNEAU MARINÉS ET PURÉE DE PATATES DOUCES

Pour 4 personnes • Préparation : 15 minutes (plus 2 heures pour la marinade ou une nuit entière) • Cuisson : 15 minutes

2 c. à soupe de vinaigre balsamique • 1 c. à soupe d'huile d'olive vierge extra • 1 c. à soupe de feuilles de romarin hachées finement • 2 gousses d'ail écrasées • du poivre noir fraîchement moulu • 500 g de filets d'agneau parés • 1 kg de patates douces orange épluchées et coupées en morceaux (soit environ 800 g une fois préparées) • 800 g de fleurettes de brocolis et de chou-fleur cuites à la vapeur

- Pour la marinade : dans un plat creux, mélangez le vinaigre balsamique, l'huile d'olive, le romarin, l'ail et le poivre. Enduisez les filets d'agneau. Couvrez et laissez mariner 2 heures ou une nuit au réfrigérateur.
- Portez une grande casserole d'eau à ébullition et laissez cuire les patates douces pendant 10 minutes. Égouttez les morceaux et écrasez-les pour obtenir une purée onctueuse.
- Préchauffez le gril (feu modéré). Égouttez la marinade et faites griller la viande 1 ½ à 2 minutes de chaque côté. Mettez la viande dans un plat et réservez quelques instants.
- Coupez les filets d'agneau dans le sens contraire des fibres. Servez la purée de patates douces dans les assiettes. Répartissez les morceaux de viande sur le dessus et versez le jus. Servez avec les brocolis et le chou-fleur.

VALEURS NUTRITIONNELLES POUR 1 PORTION

Calories : 411 kcal • Lipides (total) : 13 g • Graisses saturées : 3 g • Protéines : 38 g • Glucides : 31 g • Fibres : 11 g • Sodium : 149 mg • Fer : 5,7 mg • Calcium : 112 mg • Folates (vitamine B9) : 95 µg • Acide alpha-linolénique (ALA) : 120 mg • Oméga-3 à chaîne longue : 93 mg

PAIN DE VIANDE ET LÉGUMES CUITS AU FOUR

Pour 4 personnes • Préparation : 20 minutes • Cuisson : 1 heure

De l'huile pour graisser la plaque du four • 500 g de viande hachée (bœuf) maigre • 90 g de chapelure (1 tranche de pain complet) • 1 oignon de grosseur moyenne (ou 6 échalotes) haché finement • 1 carotte de grosseur moyenne râpée • 1 courgette de grosseur moyenne râpée • 1 pomme de grosseur moyenne épluchée, épépinée et râpée • 1 œuf légèrement battu • 425 g de lentilles en conserve rincées et égouttées • 1 c. à soupe de sauce piquante pour le glaçage • 2 pommes de terre nouvelles de grosseur moyenne épluchées et coupées en quatre • 200 g de citrouille épluchée et coupée en dés de 4 cm • 4 petits oignons épluchés • 1 c. à soupe d'huile d'olive • 200 g de haricots verts • 130 g de petits pois surgelés

- Préchauffez le four à 180 °C et graissez une plaque allant au four.
- Dans un grand saladier, mélangez la viande hachée, la chapelure, l'oignon (ou les 6 échalotes), la carotte, la courgette, la pomme, l'œuf et les lentilles. Faites une boule avec le mélange, transvasez sur la plaque du four et donnez à la préparation la forme d'un pain.
- Enfournez et laissez cuire 1 heure. Au bout de 40 minutes, enduisez le pain de viande de sauce piquante. Enfournez de nouveau et laissez cuire 20 minutes supplémentaires.
- Pendant ce temps, mettez les pommes de terre nouvelles, la citrouille et les petits oignons sur une autre plaque allant au four. Ajoutez de l'huile d'olive sur le dessus. Enfournez et laissez cuire 30 minutes.
- Faites cuire les haricots verts et les petits pois 5 minutes à la vapeur.
- Coupez le pain de viande en tranches et servez avec les légumes cuits au four et les légumes cuits à la vapeur.

VALEURS NUTRITIONNELLES POUR 1 PORTION

Calories : 530 kcal • Lipides (total) : 19 g • Graisses saturées : 6 g • Protéines : 42 g • Glucides : 40 g • Fibres : 15 g • Sodium : 249 mg • Fer : 6,2 mg • Calcium : 130 mg • Folates (vitamine B9) : 103 µg • Acide alpha-linolénique (ALA) : 170 mg • Oméga-3 à chaîne longue : 61 mg

BURGERS FAITS MAISON

Pour 6 personnes • Préparation : 15 minutes • Cuisson : 20 minutes

1 c. à café d'huile d'olive • ½ gros oignon haché finement • 1 gousse d'ail hachée finement • 500 g de viande hachée (bœuf) • 1 œuf • 100 g de flocons d'avoine • 1 c. à soupe de kecap manis (sauce soja indonésienne sucrée) [facultatif] • ½ c. à soupe d'huile d'olive • 6 petits pains ronds à la farine complète • 30 g de mesclun • 6 rondelles de betteraves rouges en conserve • 1 avocat coupé en fines lamelles • du poivre noir fraîchement moulu

- Faites chauffer une poêle antiadhésive, puis versez dedans 1 c. à café d'huile d'olive. À feu doux, faites revenir l'oignon et l'ail jusqu'à ce qu'ils soient translucides (environ 5 minutes).
- Dans un grand saladier, mélangez la viande hachée, l'oignon et l'ail, l'œuf, les flocons d'avoine et la sauce kecap manis.
- Humidifiez vos mains et formez 6 petits pâtés avec la préparation.
- Faites-les cuire soit au barbecue, soit au gril, ou dans une poêle antiadhésive avec ½ c. à soupe d'huile d'olive (environ 10 minutes de chaque côté).
- Servez dans les petits pains avec le mesclun, les betteraves et l'avocat.

VALEURS NUTRITIONNELLES POUR 1 PORTION

Calories : 519 kcal • Lipides (total) : 22 g • Graisses saturées : 6 g • Protéines : 31 g • Glucides : 47 g • Fibres : 8 g • Sodium : 878 mg • Fer : 6,9 mg • Calcium : 160 mg • Folates (vitamine B9) : 196 µg • Acide alpha-linolénique (ALA) : 210 mg • Oméga-3 à chaîne longue : 33 mg

CROQUETTES DE SAUMON

Pour 4 personnes (2 croquettes par personne) • Préparation : 15 minutes (plus 30 minutes au réfrigérateur) • Cuisson : 10 minutes

250 g de riz brun cuit • 210 g de saumon rose en boîte, égoutté et sans la peau • 4 échalotes hachées finement • 1 œuf légèrement battu • de la chapelure (2 tranches de pain complet) • 1 c. à soupe de persil plat frais ciselé • 1 citron • 1 c. à soupe d'huile d'olive • 2 carottes de grosseur moyenne coupées en rondelles • 4 courgettes de grosseur moyenne coupées en rondelles • 200 g de pois mange-tout

- Dans un grand saladier, mélangez le riz, le saumon, les échalotes, l'œuf, la chapelure et le persil.
- Ajoutez le zeste râpé de ½ citron et pressez le jus sur le mélange à base de saumon. Coupez l'autre moitié du citron en quartiers.
- Laissez reposer la préparation au réfrigérateur pendant environ 30 minutes.
- Humidifiez vos mains et, avec la préparation, confectionnez 8 croquettes.
- À feu modéré, faites chauffer l'huile d'olive dans une poêle antiadhésive et dorez les croquettes de saumon (environ 5 minutes de chaque côté).
- Pendant ce temps, faites cuire les légumes à la vapeur (pendant environ 5 minutes).
- Servez les croquettes de saumon avec les quartiers de citron et les légumes.

LE MOT DU CHEF

Faites cuire le riz en suivant les instructions figurant sur le paquet. Pour gagner du temps, choisissez un riz basmati à cuisson rapide.

VALEURS NUTRITIONNELLES POUR 1 PORTION

Calories : 296 kcal • Lipides (total) : 10 g • Graisses saturées : 2 g • Protéines : 16 g • Glucides : 32 g • Fibres : 6 g • Sodium : 277 mg • Fer : 2,2 mg • Calcium : 150 mg • Folates (vitamine B9) : 55 µg • Acide alpha-linolénique (ALA) : 200 mg • Oméga-3 à chaîne longue : 743 mg

SAUMON POCHÉ AU KAI LAN À LA SAUCE SOJA ET AU SÉSAME

Pour 4 personnes • Préparation : 15 minutes • Cuisson : 15 minutes

375 ml d'eau • 250 ml de bouillon de volaille à faible teneur en sel • quelques brins d'aneth • quelques rondelles de citron • 4 grains de poivre noir • 4 filets de saumon de 150 g sans la peau ni les arêtes • 210 g de riz doongara • 2 branches de kai lan (brocoli chinois) • 2 c. à soupe de jus de citron vert • 1 c. à soupe de sauce soja à faible teneur en sel • 1 c. à café d'huile de sésame • 1 gousse d'ail écrasée • 1 c. à soupe de graines de sésame grillées (voir « Le mot du chef »)

- Versez l'eau, le bouillon de volaille, l'aneth, les rondelles de citron et les grains de poivre dans une poêle antiadhésive de taille moyenne. Portez à ébullition et laissez frémir à feu doux. Ajoutez le saumon et couvrez avec du papier sulfurisé. Laissez cuire 8 à 10 minutes en retournant le poisson à mi-cuisson. Avec une écumoire, transvasez les filets dans un plat.
- Pendant que le poisson cuit, portez une casserole d'eau à ébullition et faites cuire le riz en suivant les instructions figurant sur le paquet. Égouttez-le.
- Portez une casserole d'eau à ébullition et mettez le kai lan dans un panier de cuisson, au-dessus. Couvrez et laissez cuire à feu modéré 3 à 4 minutes.
- Dans un bol, mélangez avec un fouet le jus de citron vert, la sauce soja, l'huile de sésame et l'ail.
- Servez le riz et le kai lan dans des assiettes. Disposez le saumon sur le riz et versez par-dessus la sauce. Parsemez de graines de sésame.

LE MOT DU CHEF

Mettez les graines de sésame dans une petite poêle antiadhésive et faites-les griller à feu modéré 3 à 4 minutes en remuant régulièrement.

VALEURS NUTRITIONNELLES POUR 1 PORTION

Calories : 527 kcal • Lipides (total) : 19 g • Graisses saturées : 5 g • Protéines : 42 g • Glucides : 43 g • Fibres : 4 g • Sodium : 511 mg • Fer : 4,8 mg • Calcium : 108 mg • Folates (vitamine B9) : 14 µg • Acide alpha-linolénique (ALA) : 130 mg • Oméga-3 à chaîne longue : 2 953 mg

SAUMON EN PAPILLOTE AVEC DES CHIPS DE PATATES DOUCES, DES BROCOLIS ET DES HARICOTS VERTS

Pour 4 personnes • Préparation : 10 minutes • Cuisson : 15 minutes

75 g de petites feuilles d'épinard, lavées et égouttées • 4 pavés de saumon de 180 g, assez épais • 50 g de tomates semi-confites et coupées en morceaux • le zeste d'un citron • ¼ de c. à café de piment en poudre • ¼ de c. à café de poivre fraîchement moulu • 2 c. à soupe d'huile d'olive • 4 quartiers de citron • de l'huile d'olive pour graisser la plaque du four • 2 pommes de terre nouvelles de grosseur moyenne, épluchées et coupées en fines rondelles • 1 patate douce orange (200 g), épluchée et coupée en fines tranches • 2 carottes épluchées et coupées en julienne • 200 g de brocolis • 100 g de haricots verts

- Préchauffez le four à 220 °C.
- Découpez 4 feuilles de papier d'aluminium de 38 cm de côté. Répartissez les épinards dessus. Mettez le saumon dans un plat et versez par-dessus les tomates, le zeste du citron, le piment en poudre et le poivre fraîchement moulu. Versez le tout sur les épinards et ajoutez l'huile d'olive.
- Ramenez deux bords opposés du papier d'aluminium vers le milieu et froissez-les pour donner une forme de demi-lune.
- Repliez le papier d'aluminium, froissez-le de nouveau, afin que l'air ne puisse pas passer. Procédez de même pour les trois autres papillotes.
- Enfournez et laissez cuire 15 minutes. Les papillotes doivent gonfler comme des ballons.
- Pendant ce temps, graissez une plaque allant au four. Disposez dessus les pommes de terre nouvelles, la patate douce et les carottes. Ajoutez l'huile d'olive. Enfournez et laissez cuire 10 à 15 minutes.
- Simultanément, faites cuire les brocolis et les haricots verts à la vapeur (pendant 7 à 8 minutes).
- Ouvrez les papillotes et faites glisser le poisson dans les assiettes. Servez avec les quartiers de citron et les légumes.

VALEURS NUTRITIONNELLES POUR 1 PORTION

Calories : 390 kcal • Lipides (total) : 12 g • Graisses saturées : 2 g • Protéines : 41 g • Glucides : 26 g • Fibres : 9 g • Sodium : 215 mg • Fer : 4,6 mg • Calcium : 107 mg • Folates (vitamine B9) : 121 µg • Iode : 45 µg • Vitamine D : 1,6 µg • Acide alpha-linolénique (ALA) : 109 mg • Oméga-3 à chaîne longue : 319 mg

Desserts

CRUMBLE AUX POMMES ET AUX POIRES

Pour 4 personnes • Préparation : 5 minutes • Cuisson : 40 minutes

2 pommes pelées, épépinées et coupées en lamelles • 2 poires pelées, épépinées et coupées en lamelles • 1 c. à soupe d'huile d'olive • 2 c. à soupe de farine • 2 c. à soupe de cassonade • 1 c. à café de cannelle (facultatif) • 1 c. à soupe de graines de tournesol • 30 g de flocons d'avoine • 50 g de noix de coco séchée

- Préchauffez le four à 180 °C.
- Mettez les pommes et les poires dans une casserole avec 250 ml d'eau. Laissez cuire pendant environ 20 minutes à feu doux.
- Répartissez le mélange pommes/poires dans un grand plat allant au four ou 4 petits plats individuels.
- Dans un bol, mélangez l'huile d'olive, la farine, la cassonade et la cannelle. Malaxez le tout avec le bout des doigts jusqu'à obtention d'une pâte sableuse.
- Ajoutez les graines de tournesol, les flocons d'avoine et la noix de coco. Mélangez de nouveau.
- Recouvrez les pommes et les poires avec la pâte. Appuyez fermement sur le dessus.
- Enfournez et laissez cuire 15 à 20 minutes.
- Lorsque la pâte est dorée, sortez le ou les plats du four et servez avec de la glace ou une crème anglaise allégée.

VALEURS NUTRITIONNELLES POUR 1 PORTION (SANS GLACE NI CRÈME ANGLAISE)
Calories : 285 kcal • Lipides (total) : 11 g • Graisses saturées : 5 g • Protéines : 3 g • Glucides : 39 g • Fibres : 8 g • Sodium : 25 mg • Fer : 1,4 mg • Calcium : 37 mg • Folates (vitamine B9) : 48 µg • Acide alpha-linolénique (ALA) : 240 mg • Oméga-3 à chaîne longue : 3 mg

POMMES CUITES AU FOUR À LA CANNELLE

Pour 2 personnes • Préparation : 5 minutes • Cuisson : 40 minutes

2 pommes rouges ou vertes • 2 c. à soupe de noix hachées finement • 2 c. à soupe d'amandes effilées • 2 c. à soupe de raisins secs • ½ c. à café de cannelle • 2 c. à café de cassonade • de la crème anglaise ou un yaourt à la grecque au lait demi-écrémé

- Préchauffez le four à 180 °C.
- Lavez les pommes et retirez le cœur. Posez-les à la verticale sur une plaque allant au four.
- Dans un bol, mélangez les noix, les amandes, les raisins secs, la cannelle et la cassonade.
- Avec une cuillère, répartissez le mélange dans chacune des pommes.
- Couvrez les fruits avec une feuille de papier d'aluminium, enfournez et laissez cuire 35 à 45 minutes. Pour vérifier que les pommes sont cuites, enfoncez une brochette ou la lame d'un couteau dans la chair.
- Sortez les pommes du four et disposez-les dans des assiettes individuelles. Avec une cuillère, récupérez le jus dans la plaque du four et versez-le sur les pommes. Servez immédiatement avec une cuillerée de crème anglaise ou de yaourt à la grecque.

VALEURS NUTRITIONNELLES POUR 1 PORTION (SANS CRÈME ANGLAISE NI YAOURT)
Calories : 281 kcal • Lipides (total) : 12 g • Graisses saturées : 1 g • Protéines : 5 g • Glucides : 36 g • Fibres : 6 g • Sodium : 9 mg • Fer : 1,4 mg • Calcium : 61 mg • Folates (vitamine B9) : 95 µg • Acide alpha-linolénique (ALA) : 544 mg • Oméga-3 à chaîne longue : 0 mg

PUDDINGS À LA BANANE ET AUX MYRTILLES (RECETTE DE LISA TAYLOR)

Pour 4 personnes • Préparation : 10 minutes • Cuisson : 30-40 minutes

1 c. à soupe d'huile pour graisser le plat ou les ramequins • 6 tranches de pain multicéréale à faible index glycémique, sans la croûte et coupées en deux dans le sens de la diagonale • 250 ml de lait écrémé • 2 œufs • 2 petites bananes écrasées • 1 c. à café d'essence de vanille • 1 c. à café de cannelle en poudre • 65 g de myrtilles (surgelées ou fraîches)

- Préchauffez le four à 170 °C.
- Graissez légèrement un plat allant au four ou quatre ramequins. Mettez de côté.
- Dans un grand saladier, mélangez avec un fouet le lait, les œufs, la banane écrasée, l'essence de vanille et la cannelle.
- Pendant quelques secondes, faites tremper l'une après l'autre les tranches de pain dans le mélange.
- Disposez quatre triangles dans un plat allant au four ou un triangle dans chaque ramequin. Recouvrez avec 1/3 des myrtilles et versez par-dessus 1/3 du mélange lait/banane. Posez un autre triangle, 1/3 des myrtilles, 1/3 du mélange lait/banane, puis le dernier triangle.
- Recouvrez avec le reste des myrtilles et du mélange lait/banane. Saupoudrez un peu de cannelle.
- Enfournez et laissez cuire 30 à 40 minutes, jusqu'à ce que les puddings gonflent et soient dorés. Servez avec une petite cuillerée de crème glacée ou de crème anglaise allégée (facultatif).

VALEURS NUTRITIONNELLES POUR 1 PORTION (SANS GLACE NI CRÈME ANGLAISE)
Calories : 260 kcal • Lipides (total) : 6 g • Graisses saturées : 1 g • Protéines : 13 g • Glucides : 37 g • Fibres : 6 g • Sodium : 320 mg • Fer : 3 mg • Calcium : 220 mg • Folates (vitamine B9) : 57 µg • Acide alpha-linolénique (ALA) : 12 mg • Oméga-3 à chaîne longue : 18 mg

PANNA COTTA AUX FRUITS DE LA PASSION

Pour 4 personnes • Préparation : 10 minutes • Réfrigération : 3 heures (au minimum) ou une nuit entière

200 ml de lait concentré • 80 g de sucre en poudre • 6 g de gélatine en poudre • 200 ml de yaourt aux fruits de la passion maigre • 4 fruits de la passion

- Dans une casserole, faites chauffer à feu doux le lait avec le sucre jusqu'à ce que le sucre soit entièrement fondu.
- Versez 100 ml de lait sucré dans un petit récipient et le reste dans le bol du mixeur.
- Placez le petit récipient au-dessus d'une casserole d'eau bouillante, puis incorporez la gélatine. Mélangez avec un fouet.
- Dans le bol du mixeur, ajoutez le yaourt, puis le mélange avec la gélatine. Mixez soigneusement.
- Huilez légèrement des tasses à café ou des petits moules. Versez dedans la préparation et laissez refroidir au réfrigérateur plusieurs heures ou une nuit entière.
- Faites tremper le fond des tasses ou des moules dans de l'eau bouillante et démoulez la panna cotta que vous servirez dans des assiettes individuelles avec des fruits de la passion frais.

LE MOT DU CHEF

Les portions étant relativement petites, pour 6 personnes, doublez les quantités.

VALEURS NUTRITIONNELLES POUR 1 PORTION

Calories : 143 kcal • Lipides (total) : 0 g • Graisses saturées : 0 g • Protéines : 8 g • Glucides : 27 g • Fibres : 0 g • Sodium : 87 mg • Fer : 0,2 mg • Calcium : 222 mg • Folates (vitamine B9) : 6 µg • Acide alpha-linolénique (ALA) : 11 mg • Oméga-3 à chaîne longue : 0 mg

Collations

MUFFINS AUX POMMES, À LA CANNELLE ET AU GINGEMBRE

Pour 12 muffins • Préparation : 10 minutes • Cuisson : 20 minutes

De l'huile pour graisser le moule à muffins • 160 g de farine complète avec levure incorporée • 75 g de farine avec levure incorporée • 45 g de flocons d'avoine • 2 c. à soupe de son d'avoine • 2 c. à soupe de cassonade • 1 c. à café de cannelle en poudre • 1 c. à café de gingembre en poudre • 2 très gros œufs • 140 g de purée de pommes sans sucre ajouté • 170 ml de lait demi-écrémé • 40 g de beurre de graines de tournesol allégé, fondu • 2 pommes de grosseur moyenne pelées et râpées grossièrement

- Préchauffez le four à 170 °C. Garnissez un moule à muffins à 12 trous avec des moules en papier légèrement graissés, afin que la pâte ne colle pas aux bords.
- Dans un grand saladier, mélangez les deux types de farines, les flocons et le son d'avoine, la cassonade, la cannelle et le gingembre.
- Dans un saladier de taille moyenne, battez avec un fouet les œufs, la purée de pommes, le lait et le beurre de graines de tournesol fondu.
- Dans la préparation à base de farine, versez le mélange à base de purée de pommes, ainsi que les pommes râpées. Remuez soigneusement. Remplissez les 12 moules, enfournez et laissez cuire 18 à 20 minutes. Vérifiez que les muffins sont cuits à l'aide d'une brochette ou de la lame d'un couteau. Sortez le moule du four et démoulez-les sur une grille. Servez tiède ou à température ambiante.

LE MOT DU CHEF

- Ces muffins se conservent sans problème jusqu'à deux jours dans un récipient fermé hermétiquement, à température ambiante.
- Vous pouvez également les congeler. Emballez-les individuellement dans un sac de congélation ou un récipient fermé hermétiquement. À consommer dans les deux mois. Laissez décongeler à température ambiante.

VALEURS NUTRITIONNELLES POUR 1 PORTION (1 MUFFIN)

Calories : 146 kcal • Lipides (total) : 3 g • Graisses saturées : 1 g • Protéines : 4 g • Glucides : 24 g • Fibres : 3 g • Sodium : 160 mg • Fer : 1,1 mg • Calcium : 48 mg • Folates (vitamine B9) : 33 µg • Acide alpha-linolénique (ALA) : 11 mg • Oméga-3 à chaîne longue : 7 mg

CAKE À LA BANANE, AUX NOIX ET AUX FIGUES

Pour 12 parts • Préparation : 15 minutes (plus temps de repos : 20 minutes) • Cuisson : 45 minutes (plus temps de repos : 10 minutes)

De l'huile pour graisser le moule • 100 g de figues séchées, hachées finement • 2 c. à soupe de cassonade • 1 c. à café de bicarbonate de sodium • 125 ml d'eau bouillante• 130 g de yaourt à la vanille au lait demi-écrémé • 2 très gros œufs • 2 c. à soupe d'huile d'olive vierge extra • 2 bananes de grosseur moyenne, bien mûres et écrasées • 150 g de farine avec levure incorporée • 2 c. à soupe de germe de blé • 45 g de noix hachées finement • du fromage frais allégé (facultatif)

- Préchauffez le four à 170 °C. Graissez un moule à cake de 10 cm × 21 cm. Chemisez le fond et les bords avec du papier sulfurisé.
- Mettez les figues et la cassonade dans un saladier de taille moyenne résistant à la chaleur. Saupoudrez de bicarbonate de sodium et versez par-dessus l'eau bouillante. Mélangez et laissez reposer 20 minutes.
- Dans un bol, battez avec un fouet le yaourt, les œufs et l'huile. Puis incorporez les bananes écrasées.
- Dans un autre bol, mélangez la farine et le germe de blé.
- Incorporez les noix et le mélange à base de yaourt dans la préparation à base de figues. Ajoutez la farine et mélangez soigneusement. Versez la pâte dans le moule à cake et égalisez la surface avec une spatule. Enfournez et laissez cuire 40 à 50 minutes. Vérifiez la cuisson avec une brochette ou la lame d'un couteau. Sortez le moule du four et laissez refroidir 10 minutes avant de démouler le cake sur une grille. Laissez refroidir complètement.
- Coupez le cake en tranches et servez tiède ou à température ambiante avec du fromage frais (facultatif).

LE MOT DU CHEF

Vous pouvez congeler les tranches en les mettant dans des sacs de congélation individuels ou dans des récipients fermés hermétiquement. À consommer dans les deux mois. Laissez décongeler à température ambiante.

VALEURS NUTRITIONNELLES POUR 1 PORTION (1 TRANCHE SANS LE FROMAGE FRAIS)

Calories : 168 kcal • Lipides (total) : 7 g • Graisses saturées : 1 g • Protéines : 5 g • Glucides : 21 g • Fibres : 3 g • Sodium : 224 mg • Fer : 0,7 mg • Calcium : 57 mg • Folates (vitamine B9) : 22 µg • Acide alpha-linolénique (ALA) : 28 mg • Oméga-3 à chaîne longue : 7 mg

BOULETTES AUX FRUITS ET AUX NOIX

Pour 18 boulettes (2 boulettes pour 1 portion) • Préparation : 15 minutes

60 g d'abricots secs hachés finement • 40 g de pommes séchées, hachées grossièrement • 60 g de pruneaux dénoyautés • 3 c. à soupe de graines de lin/graines de tournesol/amandes • 2 c. à café de tahini (pâte de sésame décortiqué)

- Mixez les abricots, les pommes, les pruneaux et le mélange graines de lin/graines de tournesol/amandes jusqu'à ce que tous les ingrédients soient finement hachés. Ajoutez le tahini, mixez de nouveau jusqu'à obtention d'une pâte épaisse.
- À l'aide de deux cuillères à café, confectionnez 18 boulettes de même taille. Mettez-les dans un récipient hermétique chemisé avec du papier sulfurisé et conservez-les au réfrigérateur.

LE MOT DU CHEF

Dans un récipient fermé hermétiquement, les boulettes se conservent jusqu'à deux semaines.

VALEURS NUTRITIONNELLES POUR 1 PORTION (2 BOULETTES)

Calories : 73 kcal • Lipides (total) : 3 g • Graisses saturées : 0 g • Protéines : 2 g • Glucides : 9 g • Fibres : 3 g • Sodium : 9 mg • Fer : 0,6 mg • Calcium : 22 mg • Folates (vitamine B9) : 4 µg • Acide alpha-linolénique (ALA) : 320 mg • Oméga-3 à chaîne longue : 0 mg

PARFAIT AUX FRUITS, YAOURT ET MUESLI

Pour 4 personnes • Préparation : 5 minutes

600 g de yaourt nature au lait demi-écrémé • 1 grosse mangue coupée en fines lamelles • 200 g de fraises coupées en fines lamelles • 50 g de muesli grillé (voir la recette page 256)

- Prenez quatre verres. Au fond de chacun d'eux, mettez un peu de yaourt. Répartissez les lamelles de mangue. Recouvrez avec une fine couche de muesli grillé.
- Ajoutez une seconde couche de yaourt, puis les fraises et, pour finir, le reste du muesli grillé.

LE MOT DU CHEF

La mangue et les fraises peuvent être remplacées par des fruits rouges surgelés, des bananes ou des kiwis coupés en fines rondelles.

VALEURS NUTRITIONNELLES POUR 1 PORTION

Calories : 179 kcal • Lipides (total) : 4 g • Graisses saturées : 1 g • Protéines : 13 g • Glucides : 19 g • Fibres : 3 g • Sodium : 134 mg • Fer : 1,2 mg • Calcium : 371 mg • Folates (vitamine B9) : 84 µg • Acide alpha-linolénique (ALA) : 245 mg • Oméga-3 à chaîne longue : 0 mg

SALADE DE FRUITS : MANGUE, FRUITS DE LA PASSION ET CITRON VERT (RECETTE DE KATE HEMPHILL)

Pour 2 personnes • Préparation : 5 minutes

100 ml de purée de mangues • 1 pincée de gingembre en poudre • le jus d'un citron vert • 2 fruits de la passion bien mûrs • 2 mangues bien mûres, épluchées et coupées en dés

- Mélangez la purée de mangues, le gingembre et le jus du citron vert.
- Dans un bol, raclez la pulpe des fruits de la passion. Ajoutez les dés de mangue. Mélangez, puis incorporez les fruits à la purée de mangues.

VALEURS NUTRITIONNELLES POUR 1 PORTION

Calories : 144 kcal • Lipides (total) : 0 g • Graisses saturées : 0 g • Protéines : 3 g • Glucides : 28 g • Fibres : 6 g • Sodium : 7 mg • Fer : 0,8 mg • Calcium : 18 mg • Folates (vitamine B9) : 115 µg • Acide alpha-linolénique (ALA) : 83 mg • Oméga-3 à chaîne longue : 0 mg

COOKIES AU SÉSAME, AUX FLOCONS D'AVOINE ET AUX CANNEBERGES

Pour 12 cookies • Préparation : 10 minutes (plus temps de repos : 10 minutes) • Cuisson : 20 minutes

180 g de flocons d'avoine • 50 g de canneberges séchées, hachées finement • 40 g de farine complète avec levure incorporée • 2 c. à soupe de graines de tournesol • 3 c. à soupe de miel • 2 c. à soupe de tahini (pâte de sésame décortiqué) • 2 très gros œufs

- Préchauffez le four à 170 °C. Recouvrez deux plaques allant au four avec du papier sulfurisé.
- Dans un saladier de taille moyenne, mélangez les flocons d'avoine, les canneberges, la farine et les graines de tournesol.
- Dans un bol, battez avec un fouet le miel, le tahini et les œufs.
- Ajoutez le miel à la préparation à base de flocons d'avoine. Mélangez soigneusement.
- Avec une cuillère, prélevez de la pâte et façonnez les 12 cookies que vous répartirez ensuite sur les plaques allant au four, en les espaçant d'environ 3 cm. Avec le dos de la cuillère, appuyez légèrement sur le dessus.
- Enfournez et laissez cuire 20 minutes. Lorsque les cookies sont dorés, sortez les plaques et laissez refroidir 10 minutes. Mettez ensuite les cookies sur une grille et laissez-les refroidir complètement.

LE MOT DU CHEF

Ces cookies se conservent jusqu'à quatre jours dans un récipient fermé hermétiquement, à température ambiante.

VALEURS NUTRITIONNELLES POUR 1 PORTION (1 COOKIE)

Calories : 144 kcal • Lipides (total) : 5 g • Graisses saturées : 1 g • Protéines : 4 g • Glucides : 20 g • Fibres : 3 g • Sodium : 33 mg • Fer : 1 mg • Calcium : 27 mg • Folates (vitamine B9) : 12 µg • Acide alpha-linolénique (ALA) : 3 mg • Oméga-3 à chaîne longue : 4 mg

MUFFINS AU MAÏS, À LA CAROTTE ET À LA COURGETTE

Pour 36 muffins (3 pour 1 portion) • Préparation : 10 minutes • Cuisson : 15 minutes

De l'huile pour graisser le moule • 160 g de farine complète avec levure incorporée • 2 c. à soupe de germe de blé • 35 g de parmesan râpé finement • 1 c. à café d'huile d'olive • 70 g de grains de maïs frais ou surgelés • 1 carotte de grosseur moyenne, râpée finement • 1 grosse courgette, râpée grossièrement et dégorgée • 300 g de tofu écrasé en purée • 60 ml de lait demi-écrémé • 2 très gros œufs

- Préchauffez le four à 170 °C. Prenez trois moules à muffins à 12 trous. Garnissez chaque trou avec un moule en papier légèrement graissé.
- Dans un saladier de taille moyenne, mélangez la farine, le germe de blé et le parmesan.
- À feu modéré-vif, faites chauffer l'huile d'olive dans une poêle antiadhésive. Ajoutez le maïs, la carotte et la courgette et laissez cuire 4 à 5 minutes en remuant régulièrement. Laissez refroidir.
- Dans un grand saladier, écrasez le tofu à la fourchette jusqu'à obtention d'une pâte lisse (vous pouvez également utiliser un mixeur). Ajoutez les œufs et le lait et mélangez soigneusement.
- Ajoutez le mélange à base de farine et les légumes. Mélangez soigneusement. Remplissez les moules.
- Enfournez et laissez cuire 15 minutes. Vérifiez la cuisson avec une brochette ou la lame d'un couteau. Sortez les moules du four, laissez refroidir 5 minutes, puis mettez les muffins sur une grille. Laissez refroidir complètement.

LE MOT DU CHEF

- Les muffins se conservent jusqu'à quatre jours dans un récipient fermé hermétiquement, au réfrigérateur. Avant de les servir, vous pouvez les faire légèrement réchauffer au four ou au micro-ondes.
- Si vous souhaitez les congeler, emballez-les individuellement dans un sac de congélation ou dans un récipient fermé hermétiquement. À consommer dans les deux mois. Laissez décongeler à température ambiante.

VALEURS NUTRITIONNELLES POUR 1 PORTION (3 MUFFINS)

Calories : 104 kcal • Lipides (total) : 3 g • Graisses saturées : 1 g • Protéines : 6 g • Glucides : 12 g • Fibres : 3 g • Sodium : 153 mg • Fer : 1,1 mg • Calcium : 61 mg • Folates (vitamine B9) : 26 µg • Acide alpha-linolénique (ALA) : 6 mg • Oméga-3 à chaîne longue : 9 mg

DIP CHAUD AUX POIS CHICHES ET À LA CAROTTE

Pour 4 personnes • Préparation : 5 minutes • Cuisson : 10 minutes

400 g de carottes coupées en morceaux de 2 cm • 400 g de pois chiches en conserve, rincés et égouttés • 90 g de yaourt nature maigre • 2 c. à café de curry en poudre ou de pâte de curry • 1 pincée de piment en poudre • 2 c. à soupe de feuilles de coriandre fraîches • des légumes crus coupés en bâtonnets (par exemple, des carottes et du céleri)

- Portez à ébullition une grande casserole d'eau et faites cuire les carottes pendant 5 minutes à feu modéré. Égouttez-les, puis remettez-les dans la casserole.
- Ajoutez les pois chiches, le yaourt et le curry.
- Écrasez le tout.
- Assaisonnez selon votre goût avec le piment, couvrez et gardez au chaud.
- Versez la préparation dans un bol et parsemez de feuilles de coriandre.
- Servez avec les bâtonnets de légumes crus.

VALEURS NUTRITIONNELLES POUR 1 PORTION (LE DIP SEUL)

Calories : 64 kcal • Lipides (total) : 1 g • Graisses saturées : 0 g • Protéines : 3 g • Glucides : 9 g • Fibres : 4 g • Sodium : 115 mg • Fer : 1 mg • Calcium : 63 mg • Folates (vitamine B9) : 31 µg • Acide alpha-linolénique (ALA) : 24 mg • Oméga-3 à chaîne longue : 0 mg

TOASTS SCANDINAVES SALÉS OU SUCRÉS (PAINS SCANDINAVES WASA)

Fromage blanc et tomates séchées

Étalez sur deux petits pains scandinaves (aux graines de citrouille et flocons d'avoine ou aux graines de tournesol et flocons d'avoine) 80 g de fromage blanc mélangé avec 2 tomates séchées et de la ciboulette hachées finement.

➽ VALEURS NUTRITIONNELLES POUR 1 PORTION

Calories : 140 kcal • Lipides (total) : 3 g • Graisses saturées : 1 g • Protéines : 8 g • Glucides : 18 g • Fibres : 5 g • Sodium : 177 mg • Fer : 1,6 mg • Calcium : 50 mg • Folates (vitamine B9) : 9 µg • Acide alpha-linolénique (ALA) : 40 mg • Oméga-3 à chaîne longue : 1 mg

Avocat et tomate

Mettez sur deux petits pains scandinaves ½ petit avocat et 1 tomate de grosseur moyenne coupée en fines rondelles.

➽ VALEURS NUTRITIONNELLES POUR 1 PORTION

Calories : 149 kcal • Lipides (total) : 6 g • Graisses saturées : 1 g • Protéines : 4 g • Glucides : 16 g • Fibres : 6 g • Sodium : 110 mg • Fer : 1,3 mg • Calcium : 26 mg • Folates (vitamine B9) : 49 µg • Iode : 1,4 µg • Acide alpha-linolénique (ALA) : 22 mg • Oméga-3 à chaîne longue : 0 mg

Beurre de cacahuètes et banane

Étalez sur deux petits pains scandinaves 1 c. à soupe de beurre de cacahuètes nature et 1 petite banane coupée en rondelles.

VALEURS NUTRITIONNELLES POUR 1 PORTION

Calories : 225 kcal • Lipides (total) : 8 g • Graisses saturées : 1 g • Protéines : 7 g • Glucides : 29 g • Fibres : 6 g • Sodium : 96 mg • Fer : 1,2 mg • Calcium : 21 mg • Folates (vitamine B9) : 65 µg • Iode : 0,8 µg • Acide alpha-linolénique (ALA) : 50 mg • Oméga-3 à chaîne longue : 0 mg

Annexes

Surveiller sa prise de poids jusqu'à la naissance de bébé :

tableau récapitulatif semaine après semaine

Photocopiez les pages 322 et 323 et affichez-les sur la porte de votre réfrigérateur ou tout autre endroit, du moment qu'elles sont à portée de la main. Semaine après semaine, remplissez les différentes cases.

Exemple

	Date	Poids (en kg)	Prise de poids (en kg)	Prise de poids totale (en kg)
Avant la grossesse	1er mai	75,0	-	-
Semaine 12	8 mai	75,3	0,3	0,3
Semaine 13	15 mai	75,7	0,4	0,7
Semaine 14	22 mai	76,0	0,3	1,0

Votre tableau à compléter

	Date	Poids (en kg)	Prise de poids (en kg)	Prise de poids totale (en kg)
Semaine 4				
Semaine 5				
Semaine 6				
Semaine 7				
Semaine 8				
Semaine 9				
Semaine 10				
Semaine 11				
Semaine 12				
Semaine 13				
Semaine 14				
Semaine 15				

Semaine 16				
Semaine 17				
Semaine 18				
Semaine 19				
Semaine 20				
Semaine 21				
Semaine 22				
Semaine 23				
Semaine 24				
Semaine 25				
Semaine 26				
Semaine 27				
Semaine 28				
Semaine 29				
Semaine 30				
Semaine 31				
Semaine 32				
Semaine 33				
Semaine 34				
Semaine 35				
Semaine 36				
Semaine 37				
Semaine 38				
Semaine 39				
Semaine 40	Terme prévu			Prise de poids optimale

Sources

Chapitre 1

Catalano P.M. et al. Fetuses of obese mothers develop insulin resistance in utero. Diab Care 2009;32(6):1076-80.

Harizopoulou V.C. et al. Maternal physical activity before and during early pregnancy as a risk factor for gestational diabetes mellitus. Acta Diabetol 2010;47(Suppl 1):83-89. Epub 2009 Jul 18.

Ji B.T. et al. Paternal cigarette smoking and the risk of childhood cancer among offspring of nonsmoking mothers. J. Natl Cancer Inst 1997;89(3):238-44.

Moran L.J. et al. Lifestyle changes in women with polycystic ovary syndrome. Cochrane Database System Review 2011; Jul 6 (7): C0007506.

Schoeters GE et al. Biomonitoring and biomarkers to unravel the risks from prenatal environmental exposures for later health outcomes. Am J Clin Nutr 2011;4:4.

Wigle D.T. et al. Epidemiologic evidence of relationships between reproductive and child health outcomes and environmental chemical contaminants. J Toxicol Environ Health B Crit Rev 2008;11(5-6):373-517.

Chapitre 2

Chavarro J.E. et al. Diet and lifestyle in the prevention of ovulatory disorder infertility. Obstet Gynecol 2007;110(5):1050-58.

Chavarro J.E. et al. Dietary fatty acid intakes and the risk of ovulatory infertility. Am J Clin Nutr 2007;85(1):231-37.

Fung T.T. et al. Dietary patterns, meat intake, and the risk of type 2 diabetes in women. Arch Intern Med 2004;164(20):2235-40.

Kramer MS, Kakuma R. Energy and protein intake in pregnancy. Cochrane Database Syst Rev 2003;(4):CD000032.

Lumley J. et al. Periconceptional supplementation with folate and/or multivitamins for preventing neural tube defects. Cochrane Database Syst Rev 2001;(3):CD001056.

NHMRC. Iodine supplementation for pregnant and breastfeeding women. 2010 [cited May, 2011]; Available from: http://www.nhmrc.gov.au/publications/synopses/new45_syn.htm

Qiu C. et al. Risk of gestational diabetes mellitus in relation to maternal egg and cholesterol intake. Am J Epidemiol 2011;173(6): 649-58. Epub 2011 Feb 15.

Schulze M.B. et al. Processed meat intake and incidence of type 2 diabetes in younger and middle-aged women. Diabetologia 2003;46(11):1465-73.

Showell M.G. et al. Antioxidants for male subfertility. Cochrane Database Syst Rev 2011;(1):CD007411.

Song Y. et al. A prospective study of red meat consumption and type 2 diabetes in middle-aged and elderly women: the women's health study. Diab Care 2004;27(9): 2108-15.

The Royal Women's Hospital. Herbal Preparations in Pregnancy. [cited May, 2011]; Available from: http://www.thewomens.org.au/Herbalpreparationsinpregnancy.

Vang A. et al. Meats, processed meats, obesity, weight gain and occurrence of diabetes among adults: fi ndings from Adventist Health Studies. Ann Nutr Metab 2008; 52(2):96-104. Epub 2008 Mar 18.

Zhang C. et al. A prospective study of dietary patterns, meat intake and the risk of gestational diabetes mellitus. Diabetologia 2006;49(11):2604-13.

Chapitre 3

Adgent M.A. Environmental tobacco smoke and sudden infant death syndrome: a review. Birth Defects Res B Dev Reprod Toxicol 2006;77(1):69-85.

Crozier T., Stalmach A., Lean M., et al. Espresso coffees, caffeine and chlorogenic acid intake: potential health implications. Food and Function. November 30 2011 (early online publication).

Czeizel A.E. Periconceptional folic acid and multivitamin supplementation for the prevention of neural tube defects and other congenital abnormalities. Birth Defects Res A Clin Mol Teratol 2009;85(4):260-68.

Desbrow B., Hughes R., et al. (2007). An examination of consumer exposure to caffeine from retail coffee outlets. Food and Chemical Toxicology 2007;45(9):1588-1592.

Donahue S.M. et al. Prenatal fatty acid status and child adiposity at age 3 y: results from a US pregnancy cohort. Am J Clin Nutr 2011; 93(4): p. 780-8. Epub 2011 Feb 10.

Fleith M., Clandinin M.T.. Dietary PUFA for preterm and term infants: review of clinical studies. Crit Rev Food Sci Nutr 2005;45(3):205-29.

Fraser R.B., Ford F.A., Lawrence G.F.. Insulin sensitivity in third trimester pregnancy. A randomized study of dietary effects. Brit J Obstet Gynae 1998;95:223-29.

FSANZ. Mercury in Fish. [cited May, 2011]; Available from: www.foodstandards.gov.au/foodmatters/mercuryinfi sh.cfm.

Gibson R.A., Muhlhausler B., Makrides M.. Conversion of linoleic acid and alpha-linolenic acid to long-chain polyunsaturated fatty acids (LCPUFAs), with a focus on pregnancy, lactation and the fi rst 2 years of life. Matern Child Nutr 2011;7(Suppl 2):17-26. doi: 10.1111/j.1740-8709.2011.00299.x.

Gluckman P.D., Hanson M.A., Cooper C., Thornburg K.L. Effect of in utero and early-life conditions on adult health and disease. New Engl J Med 2008;359:61-73.

Godfrey K.M. et al. Epigenetic gene promoter methylation at birth is associated with child's later adiposity. Diabetes 2011;60(5):1528-34

Goh Y.I. et al. Prenatal multivitamin supplementation and rates of congenital anomalies: a meta-analysis. J Obstet Gynaecol Can 2006;28(8): 680-89.

Klebanoff, M.A. et al. Fish consumption, erythrocyte fatty acids, and preterm birth. Obstetrics and Gynecology 2011;117(5):1071-77 10.1097/AOG.0b013e31821645dc.

Larque E., Demmelmair H., Koletzko B.. Perinatal supply and metabolism of long-chain polyunsaturated fatty acids: importance for the early development of the nervous system. Ann N Y Acad Sci 2002;967:299-310.

Lau S.L. et al. Serum 25-hydroxyvitamin D and glycated haemoglobin levels in women with gestational diabetes mellitus. Med J Aust 2011;194(7):334-37.

Linnet K.M. et al. Maternal lifestyle factors in pregnancy risk of attention defi cit hyperactivity disorder and associated behaviors: review of the current evidence. Am J Psychiatry 2003;160(6):1028-40.

McGowan C.A., McAuliffe F.M. The infl uence of maternal glycaemia and dietary glycaemic index on pregnancy outcomes in healthy mothers. Brit J Nutr 2010;104:153-59.

Monasta L. et al. Early-life determinants of overweight and obesity: a review of systematic reviews. Obes Rev 2010;11(10):695-708. doi: 10.1111/j.1467-789X.2010.00735.x.

Moses R.G., Brand-Miller J.C. The use of a low glycemic index diet in pregnancy: an evolving treatment paradigm. Diab Res Clin Prac 2011; 91:13-14.

NHMRC. Iodine supplementation for Pregnant and Breastfeeding Women. 2010 [cited May, 2011]; Available from: http://www.nhmrc.gov.au/publications/synopses/new45_syn.htm

Rhodes E.R., Pawlak D.B., Takoudes T.C., Ebbeling C.B., Feldman H.A., Lovesky M.M. et al. Effects of a low glycemic index diet in overweight and obese pregnanct women: a pilot randomized controlled trial. Am J Clin Nutr 2010;76(1):281S-5S.

Salmasi G. et al. Environmental tobacco smoke exposure and perinatal outcomes: a systematic review and meta-analyses. Acta Obstet Gynecol Scand 2010;89(4):423-41.

Sandovici I. et al. Maternal diet and aging alter the epigenetic control of a promoter-enhancer interaction at the Hnf4a gene in rat pancreatic islets. Proc Natl Acad Sci U S A 2011;108(13): 5449-54. Epub 2011 Mar 8.

The Australasian Society of Clinical Immunology and Allergy (ASCIA). Allergy Prevention in Children 2010 [cited May, 2011]; Available from: http://www.allergy.org.au/content/view/182/127/.

The Royal Women's Hospital. Herbal Preparations in Pregnancy. [cited May, 2011]; Available from: http://www.thewomens.org.au/Herbalpreparationsinpregnancy.

Chapitre 4

Bevier W., Jovanovic L. Weight gain and gestational diabetes is a sensitive issue. Diabetes 2008;31:e1 (online letters).

Callaway L.K., Prins J.B., Chang A.M., McIntyre D. The prevalence and impact of overweight and obesity in Australian obstetric population. MJA 2006;184:56-59.

Crozier S.R., Inskip H.M., Godfrey K.M., Cooper C., Harvey N.C., Cole Z.A. et al. Weight gain in pregnancy and childhood body composition: findings from the Southhampton Women's Survey. Am J Clin Nutr 2010;91:1745-51.

Fraser A., Tilling K., Macdonald-Wallis C., Hughes R., Sattar N., Nelson S.M., Lawlor D.A. Associations of gestational weight gain with maternal body mass index, waist circumference, and blood pressure measured 16 y after pregnancy: the Avon Longitudinal Study of Parents and Children (ALSPAC). Am J Clin Nutr 2011;93:1285-92.

Gardner B., Wardie J., Poston L., Croker H. Changing diet and physical activity to reduce gestational weight gain: a meta-analysis. Obesity Reviews 2011;12:E602-20.

Godfrey K.M., Sheppard A., Gluckman P.D., Lillycrop K.A., Burdge G.C., McLean C., et al. Epigenetic gene promoter methylation at birth is associated with child later adiposity. Diabetes May 1, 2011;60(5):1528-34.

Jeffries K., Shub A., Walker S.P., Hiscock R., Permezel M.. Reducing excessive weight gain in pregnancy: a randomized controlled trial. Med J Aust 2009;191:429-33.

Kinnunen T.I., Pasanen M., Aittasalo, Fogelholm M., Hilakivi-Clarke L., Wedierpass E., Luoto R.. Preventing excessive weight gain during pregnancy – a controlled trial in primary health care. Eur J Clin Nutr 2007;61:884-91.

Larsen T.M., Dalskov S.-M., van Baak M., Jebb S.A., Papadaki A., Pfeiffer A.F.H., et al. Diets with high or low protein content and glycemic index for weight-loss maintenance. New England Journal of Medicine. 2010;363(22):2102-13. 1.

Lawlor D.A., Lichtenstein P., Fraser A., Langstrom N.. Does maternal weight gain in pregnancy have long term effects on offspring adiposity. A sibling study in a prospective cohort of 146 894 men from 136 050 families. Am J Clin Nutr 2011;94:142-48.

Ludwig D., Currie J. The association between pregnancy weight gain and birthweight: a within family comparison. Lancet 2010;376:984-90.

McMillan-Price J., Petocz P., Atkinson F., O'Neill K., Samman S., Steinbeck K., et al. Comparison of 4 diets of varying glycemic load on weight loss and cardiovascular risk reduction in overweight and obese young adults: a randomised controlled trial. Archives Internal Medicine. 2006;166:1466-75.

Oken E., Gillman M.W. Fetal orgins of obesity. Obesity Research 2003; 11:496-506.

Prevention excessive gestational weight gain: a systematic review of interventions. Obesity Reviews 2010;11:757-768.

Siega-Riz A.-M., Laraia B. The implications of maternal overweight and obesity on the course of pregnancy and birth outcomes. Matern Child Health J 2006;10:S153-56.

Siega-Riz A.M., Viswanathan M., Moos M.-K., Deierlein A., Mumford S., Knaack J. et al. A systematic review of outcomes of maternal weight gain according to the Institute of Medicine recommendations: birth weight, fetal growth, and post-partum weight reduction. Am J Obstet Gyn 2009;201:339. e1-14.

Wolff S., Legarth J., Vangsgaard K., Toubro S., Astrup A. A randomized trial of the effects of dietary counseling on gestational weight gain and glucose metabolism in obese pregnant women. Intern J Ob 2008;32:495-501.

Wrotniak B.H., Shults J., Butts S., Stettler N. Gestational weight gain and risk of overweight in the offspring at age 7 in a multicenter, multiethnic cohort study. Am J Clin Nutr 2008;87:1818-24.

Chapitre 5

Atkinson F., Foster-Powell K., Brand-Miller J. International tables of glycemic index and glycemic load values, 2008. Diab Care. 2008;31:2281-3.

Bao J., Atkinson F., Petocz P., Willett W.C., Brand-Miller J.C. Prediction of postprandial glycemia and insulinemia in lean, young, healthy adults: glycemic load compared with carbohydrate content alone. The American Journal of Clinical Nutrition. 2011 May 1, 2011;93(5):984-96.

Barclay A., Petocz P., McMillan-Price J., Flood V., Prvan T., Mitchell P. et al. Glycemic index, glycemic load and chronic disease risk - a metaanalysis of observational studies. Am J Clin Nutr 2008;87:627-37.

Boden G. Fuel metabolism in pregnancy and in gestational diabetes mellitus. Obstet Gynecol Clin North Am 1996;23:1-10.

Brand-Miller J., Barclay A.W., Irwin T. A new food labelling program for the glycemic index. Proc Nutr Soc Aust 2001;25:S21.

Brand-Miller J., Stockmann K., Atkinson F., Petocz P., Denyer G. Glycemic index, postprandial glycemia, and the shape of the curve in healthy subjects: analysis of a database of more than 1000 foods. Am J Clin Nutr 2009;89:97-105.

Brand-Miller J., Thomas M., Swan V., Ahmad Z., Petocz P., Colagiuri S. Physiological validation of the concept of glycemic load in lean young adults. J Nutr 2003;133:2728-32.

Brand-Miller J. Glycemic load and chronic disease. Nutr Rev 2003;61:S49-55.

Brand-Miller J. Postprandial glycemica, glycemic index, and the prevention of type 2 diabetes. Am J Clin Nutr 2004;80:243-4.

Brand-Miller J.C., Holt S.H., Pawlak D.B., McMillan J.. Glycemic index and obesity. Am J Clin Nutr 2002 Jul;76(1):281S-5S.

Butte N. Carbohydrate and lipid metabolism in pregnancy: normal compared with gestational diabetes mellitus. Am J Clin Nutr 2000;71:1256S-61S.

Clapp III J. Effect of dietary carbohydrate on the glucose and insulin response to mixed caloric intake and exercise in both nonpregnant and pregnant women. Diab Care 1998;21 Suppl 2:107-12.

Combs C., Gunderson E., Kitzmiller J., et al. Relationship of fetal macrosomia to maternal postprandial glucose control during pregnancy. Diab Care 1992;15:1251-57.

Deirerlein A.L., Siega-Riz A.M., Chantala K., Herring A.H. The association between maternal glucose concentration and child BMI at age 3 years. Diab Care 2011;34:480-84.

Fraser R.B., Ford F.A., Lawrence G.F. Insulin sensitivity in third trimester pregnancy. A randomized study of dietary effects. BJOG: An International Journal of Obstetrics and Gynaecology. 1988;95(3):223-9.

Frost G, Dornhorst A. The relevance of the glycaemic index to our understanding of dietary carbohydrates. Diabet Med 2000;17(5):336-45.

Gillen L., Tapsell L., Martin G., Daniells S., Knights S., Moses R. The type and frequency of consumption of carbohydrate rich foods may play a role in the clinical expression of insulin resistance during pregnancy. Nutr Diet 1997;59:135-43.

Kaushik S., Wang J., Wong T., Flood V., Barclay A., Brand-Miller J. et al. Glycemic index, retinal vascular caliber and stroke mortality. Stroke. 2009;40:206-12.

Louie J., Brand-Miller J., Markovic T., Ross G., Moses R. Glycemic index and pregnancy: a systematic literature review. J Nutr Metab 2011;34:234-2346; Epub 2011 Jan 2.

Luo Z.-C., Delvin E., Fraser W.D., Audibert F., Deal C.I., Julien P. et al. Maternal Glucose Tolerance in Pregnancy Affects Fetal Insulin Sensitivity. Diab Care. 2010 September 1, 2010;33(9):2055-61.

Metzger B.E., Lowe L.P., Dyer A.R., Trimble E.R., Chaovarindr U., Coustan D.R. et al. Hyperglycemia and adverse pregnancy outcomes. New Engl J Med 2008;358:1991-2002.

Moses R., Luebcke M., Davis W., Coleman K., Tapsell L., Petocz P., et al. Effect of a low-glycemic-index diet during pregnancy on obstetric outcomes. Am J Clin Nutr 2006;84:807-12.

Moses R., Luebke M., Petocz P., Brand-Miller J. Maternal diet and infant size at 2 y after the completion of a study of a low glycemic index diet in pregnancy. Am J Clin Nutr 2007;86:1806.

Parretti E., Carignani L., Cioni R., Bartoli E., Borri P., La Torre P. et al. Sonographic evaluation of fetal growth and body composition in women with different degrees of normal glucose metabolism. Diab Care 2003 October 2003;26(10):2741-8.

Radesky J., Oken E., Rifas-Shiman S., Kleinman K., Rich-Edwards J., Gillman M. Diet during early pregnancy and development of gestational diabetes. Paediatric and Perinatal Epidemiology 2008;22:47-59.

Scholl T., Sowers M., Chen X., Lenders C. Maternal glucose concentration infl uences fetal growth, gestation and pregnancy complications. Am J Epidemiol 2001;154:514-20.

Shaw G.M., Quach T., Nelson V., Carmichael S.L., Schaffer D.M., Selvin S. et al. Neural tube defects associated with maternal periconceptional dietary intake of simple sugars and glycemic index. Am J Clin Nutr 2003 November 1, 2003;78(5):972-8.

Small P., Brand-Miller J.. From complex carbohydrate to glycemic index: tracing the controversy. Nutrition Today 2009;44(6):244-5 10.1097/NT.0b013e3181c5fcd5.

Tallarigo L., Giampietro O., Penno G. et al. Relation of glucose tolerance to complications of pregnancy in nondiabetic women. N Engl J Med 1986;315:989-92.

Wang Y., Storlien L., Jenkins A., Tapsell L., Jin Y., Pan J.F. et al. Dietary variables and glucose tolerance in pregnancy. Diab Care. 2000;23:460-64.

Wei J.-N., Sung F.-C., Li C.-Y., Chang C.-H., Lin R.-S., Lin C.-C. et al. Low birth weight and high birth weight infants are both at an increased risk to have type 2 diabetes among schoolchildren in Taiwan. Diab Care 2003 February 1, 2003;26(2):343-48.

Yazdy M.M., Liu S., Mitchel A.A., Werler M.M.. Maternal dietary glycemic intake and the risk of neural tube defects. Am J Epidemiol 2010;171:407-14.

Yu Z.B., Han S.P., Zhu G.Z., Wang X.J., Cao X.G., Guo X.R. Birth weight and subsequent risk of obesity: a systematic review and meta-analysis. Obesity Reviews 2011, in press.

Zhang C., Liu S., Solomon C., Hu F.. Dietary fi ber intake, dietary glycemic load, and the risk for gestational diabetes mellitus. Diab Care 2006;29:2223-30.

Chapitre 6

Artal R., O'Toole M. Guidelines of the American College of Obstetricians and Gynecologists for exercise during pregnancy and the post-partum period. Br J Sports Med 2003;37:6-12.

Hopkins S.A., Baldi J.C., Cutfield W.S., McCowan L., Hofman P.L. Exercise training in pregnancy reduces offspring size without changes in maternal insulin sensitivity. J Clin Endo Metab 2010:95:2080-88.

Sports Medicine Australia. SMA Statement: the benefi ts and risks of exercise during pregnancy. J Sci Med Sport 2002;5:11-19.

Thomas D., Brotherhood J., Brand J. Carbohydrate feeding before exercise: effect of glycemic index. Int J Sports Med 1991;12(2):180-86.

Tobias et al. Physical activity before and during pregnancy and risk of gestational diabetes mellitus: a meta-analysis. Diab Care 2010 Sep 27. [Epub ahead of print]

Zavorsky G.S., Longo L.D. Adding strength training, exercise intensity, and caloric expenditure to exercise guidelines in pregnancy. Obstet Gynec 2011;117:1399-1402.

Zavorsky G.S., Longo L.D. Exercise guidelines in pregnancy. Sports Med 2011 41:345-360.

Chapitre 7

Boland E., Monsod T., Delucia M., Brandt C.A., Fernando S., Tamborlane W.V. Limitations of conventional methods of self-monitoring of blood glucose: lessons learned from 3 days of continuous glucose sensing in pediatric patients with type 1 diabetes. Diab Care 2001 Nov;24(11):1858-62.

Brand J., Colagiuri S., Crossman S., Allen A., Roberts D., Truswell A. Lowglycemic index foods improve long-term glycemic control in NIDDM. Diab Care 1991;14(2):95-101.

Brand-Miller J., Hayne S., Petocz P., Colagiuri S. Low-glycemic index diets in the management of diabetes: a meta-analysis of randomised controlled trials. Diab Care 2003;26:2261-67.

Chen L., Hu F., Yeung D., Willett W., Zhang C. A prospective study of pregravid sugar-sweetened beverages consumption and risk of gestational diabetes mellitus. Diab Care 2009;32:756.

Crowther C., Hiller J., Moss J., McPhee A., Jeffries W., Robinson J. Effect of treatment of gestational diabetes mellitus on pregnancy outcomes. N Engl J Med 2005;352:2477-86.

de Veciana M., Major C.A., Morgan M.A., Asrat T., Toohey J.S., Lien J.M., et al. Postprandial versus preprandial blood glucose monitoring in women with gestational diabetes mellitus requiring insulin therapy. N Eng J Med 1995 Nov;333(19):1237-41.

Gilbertson H., Brand-Miller J., Thorburn A., Evans S., Chondros P., Werther G. The effect of fl exible low glycemic index dietary advice versus measured carbohydrate exchange diets on glycemic control in children with type 1 diabetes. Diab Care 2001;24(7):1137-43.

Grant S., Wolever T., O'Connor D., Nisenbaum R., Josse R.G.. Effect of a low glycaemic index diet on blood glucose in women with gestational hyperglycaemia. Diabetes Res Clin Pract 2011;91:15-22.

Landon M., Gabbe S., Plana R., Mennuti M., Main E. Neonational morbidity in pregnancy complicated by diabetes. Am J Obstet Gynecol 1987;156:1089-95.

Louie J., Markovic T., Perera N., Foote D., Petocz P., Ross G. et al. A randomized controlled trial investigating the effects of a low glycemic index diet on pregnancy outcomes in gestational diabetes mellitus. Diab Care. 2011;in press.

Moses R., Barker M., Winter M., Petocz P., Brand-Miller J. Can a low-glycemic index diet reduce the need for insulin in gestational diabetes mellitus? Diab Care 2009;32:996-1000.

Moses R., Calvert D.. Pregnancy outcomes in women without gestational diabetes mellitus related to the maternal glucose level. Is there a continuum of risk? Diab Care 1995;18:1527-33.

Moses R., Griffiths R., McPherson S. The incidence of gestational diabetes in the Illawarra area of New South Wales. Aust NZ J Obstet Gynaec 1994;34:425-7.

Moses R., Lucas E., Knights S. Gestational diabetes mellitus. At what time should the postprandial glucose level be monitored? Aust NZ J Obstet Gynaec 1999;39:458-60.

Pettitt D., Baird H., Aleck K., Bennett P., Knowler W. Excessive obesity in offspring of Pima Indian women with diabetes during pregnancy. N Engl J Med 1983;308:242-5.

Retnakaran R., Qi Y., Sermer M., Connelly P., Hanley A., Zinman B. Glucose intolerance in pregnancy and future risk of pre-diabetes or diabetes. Diab Care 2008;31:2026-31.

Sermer M., Naylor D., Gare D., et al. Impact of increasing carbohydrate intolerance on maternal-fetal outcomes in 3637 women without gestational diabetes. Am J Obstet Gynecol 1995;173:146-56.

Slama G. Clinical signifi cance of post-prandial blood glucose excursions in type 1 and type 2 diabetes mellitus. Int J Clin Pract Suppl 2000;112:9-12.

Thorburn A., Brand J., Truswell A. Slowly digested and absorbed carbohydrate in traditional bushfoods: a protective factor against diabetes? Am J Clin Nutr 1987;45:98-106.

Tieu J., Crowther C., Middleton P. Dietary advice in pregnancy for preventing gestational diabetes mellitus. Cochrane Database Syst Rev. 2008;(Issue 2):Art. No.:CD006674. DOI: 10.1002/14651858.CD006674.pub2.

Chapitre 8

Australian Breastfeeding Association (ABA), Breastfeeding and the use of recreational drugs - alcohol, caffeine, nicotine and marijuana. Breastfeeding Review 1998;6(2):27-30.

Australian Institute of Family Studies. Growing up in Australia: The longitudinal study of Australian children. Annual Report 2006-2007. 2007;Available from: http://www.aifs.gov.au/growingup/pubs/ar/ar200607/breastfeeding.html.

Ip S. et al. Breastfeeding and maternal and infant health outcomes in developed countries. Evid Rep Technol Assess (Full Rep). 2007;(153):1-186.

Ip S. et al. A summary of the Agency for Healthcare Research and Quality's evidence report on breastfeeding in developed countries. Breastfeed Med 2009;4(Suppl 1):S17-30.

Hauck F.R. et al. Breastfeeding and reduced risk of sudden infant death syndrome: a meta-analysis. Pediatrics 2011;13:13.

Gouveri E. et al. Breastfeeding and diabetes. Curr Diabetes Rev 2011;7(2):135-42.

Kramer M.S. Editorial. Breastfeeding, complementary (solid) foods, and longterm risk of obesity. Am J Clin Nutr 2010;91:500-1.

Prescott S.L., Tang M.L. The Australasian Society of Clinical Immunology and Allergy position statement: Summary of allergy prevention in children. Med J Aust 2005;182(9):464-67.

Taylor J.S. et al. A systematic review of the literature associating breastfeeding with type 2 diabetes and gestational diabetes. J Am Coll Nutr 2005;24(5):320-26.

Wong S. Ordean A., Kahan M. Substance use in pregnancy. J Obstet Gynaecol Can 2011;33(4):367-84.

Chapitre 9

Greer F.R., Sicherer S.H., Burks A.W. Effects of early nutritional interventions on the development of atopic disease in infants and children: the role of maternal dietary restriction, breastfeeding, timing of introduction of complementary foods, and hydrolyzed formulas. Pediatrics2008;121(1):183-91.

Prescott S.L., Tang M.L.The Australasian Society of Clinical Immunology and Allergy position statement: Summary of allergy prevention in children. Med J Aust 2005;182(9):464-67.

The Australasian Society of Clinical Immunology and Allergy (ASCIA). Allergy prevention in children 2010 [cited May, 2011]; Available from: http://www.allergy.org.au/content/view/182/127/.

Chapitre 10

Huang C.J. et al. Associations of breakfast skipping with obesity and healthrelated quality of life: evidence from a national survey in Taiwan. Int J Obes (Lond). 2010;34(4): 720-25. Epub 2010 Jan 12.

Institute of Medicine (US) and National Research Council (US) Committee to Reexamine IOM Pregnancy Weight Guidelines. Weight gain during pregnancy: reexamining the guidelines. 2009;Washington (DC).

Koh-Banerjee P. et al. Changes in whole-grain, bran, and cereal fiber consumption in relation to 8-y weight gain among men. Am J Clin Nutr 2004;80(5): 1237-45.

Kramer M.S., Kakuma R. Energy and protein intake in pregnancy. Cochrane Database Syst Rev 2003;(4):CD000032.

Liu S. et al. Relation between changes in intakes of dietary fi ber and grain products and changes in weight and development of obesity among middle-aged women. Am J Clin Nutr 2003;78(5): 920-27.

Mizutani T. et al. Association of maternal lifestyles including smoking during pregnancy with childhood obesity. Obesity, 2007;15(12):3133-39.

Qiu C. et al. Risk of gestational diabetes mellitus in relation to maternal egg and cholesterol intake. Am J Epidemiol 2011;173(6):649-58. Epub 2011 Feb 15.

Rampersaud G.C. et al. Breakfast habits, nutritional status, body weight, and academic performance in children and adolescents. J Am Diet Assoc 2005;105(5):743-60; quiz 761-2.

Smith K.J. et al. Skipping breakfast: longitudinal associations with cardiometabolic risk factors in the Childhood Determinants of Adult Health Study. Am J Clin Nutr 2010;92(6):1316-25. Epub 2010 Oct 6.

Snook Parrott M. et al. Maternal cereal consumption and adequacy of micronutrient intake in the periconceptional period. Public Health Nutr 2009;12(8):1276-83. Epub 2008 Nov 10.

Zhang C. et al. A prospective study of dietary patterns, meat intake and the risk of gestational diabetes mellitus. Diabetologia 2006;49(11):2604-13.

Autres sources

Afssa, *Le Guide nutrition pendant et après la grossesse*, livret d'accompagnement destiné aux professionnels de santé, 2007.

ANSES, *Listeria monocytogenes*, 2011. — *Toxoplasma gondii*, 2011.

CNGOF, *Supplémentation au cours de la grossesse, Recommandations pour la pratique clinique*, 1997.

Diouf I., *Histoire pondérale des femmes en relation avec la croissance fœtale et l'issue de la grossesse*, thèse de doctorat en épidémiologie, université Paris-XI, 2011.

HAS, *Rapport de synthèse sur le dépistage et le diagnostic du diabète gestationnel*, 2005.

Potier de Courcy G. *et al.*, « Besoins nutritionnels et apports conseillés pour la satisfaction de ces besoins », *Encycl. Méd. Chir.*, Elsevier, Endocrinologie-Nutrition, 10-308-A-10, 2003.

Programme national nutrition santé, *Allaitement maternel : les bénéfices pour la santé de l'enfant et de sa mère*, 2005.

Salanave B. *et al.*, « Taux d'allaitement maternel à la maternité et au premier mois de l'enfant. Résultats de l'étude Épifane, France, 2012 », BEH InVS, 2012, 34, 383-387.

Remerciements

Après une très longue gestation, *Le Programme à faible IG spécial grossesse* a enfin vu le jour grâce à la contribution de nombre d'hommes et de femmes.

L'aventure commence en 2004, lorsqu'une première étude menée à l'hôpital de Wollongong sous l'égide du Pr Linda Tapsell et de Megan Luebke, diététiciennes, et des Dr W. Davis et K. Coleman, obstétriciens, met en évidence les bienfaits d'une alimentation à faible index glycémique chez les femmes dont la grossesse se déroulait sans problème.

Une deuxième étude, portant cette fois sur des femmes ayant développé un diabète gestationnel, est lancée en 2008 au Royal Prince Alfred Hospital de Sydney. L'étude est menée par des médecins tous experts dans leur domaine : des endocrinologues, Tania Markovic et Glynis Ross, des diététiciens, Jimmy Louie (qui poursuit alors son doctorat), Deborah Foote et Natasha Davis, sans oublier Nimalie Perera, le Pr Jon Hyett, responsable du service d'obstétrique, et le Pr Dennis Yue, chef du service de diabétologie.

Deux autres études portant sur des femmes enceintes ne présentant aucun problème de santé sont en cours respectivement à Sydney et à Wollongong, sous la houlette des diététiciens Shelly Charters, Dawn Tan et Ruth Hart, sans oublier Nathalie Kizirian qui poursuit son doctorat.

Parallèlement à ces différents protocoles, nous avons analysé les effets d'une alimentation à faible index glycémique sur des femmes souffrant du syndrome des ovaires polykystiques (SOPK), souvent diagnostiqué chez les femmes ayant du mal à avoir un enfant. L'idée de cette étude à grande échelle revient au Dr Warren Kidson, endocrinologue, les tests cliniques ayant été effectués sous le contrôle du Pr Kate Steinbeck, à l'époque responsable du service des troubles du métabolisme et de l'obésité au Royal Prince Alfred Hospital et aujourd'hui à la tête du département de recherche de la médecine de l'adolescent au sein de l'université de Sydney.

L'idée d'écrire un livre de vulgarisation basé sur les résultats de tous ces travaux a rapidement été pour nous une évidence. Notre agent littéraire,

Philippa Sandall, a immédiatement été séduite par le projet et a tout mis en œuvre, afin qu'il se concrétise. Au début de l'année 2011, nous nous sommes donc attelés à la lourde tâche de rendre une multitude de données scientifiques à la portée de tous.

Merci à celles et ceux qui ont lu notre manuscrit, ont su nous conseiller et nous guider: Philippa Sandall, John Miller, Lee Dixon, Maragaret Torode et Susan White (pour toutes les parties sur les activités physiques), Alison Roberts (qui a concocté et testé la plupart des recettes), nos amis et les membres de nos familles qui ont servi de cobayes, à savoir Janice Windsor, Rhiannon Brazier, Katie Dodd, Lee et Colin Dixon. Merci à Miriam Chin et à Kathleen Richardson pour leur travail sur la teneur en nutriments de nos recettes.

Bien entendu, il n'y aurait pas eu de livre si nous n'avions pas eu d'éditeur. Un grand merci à Fiona Hazard de Hachette Australia, à Kate Ballard et à toute l'équipe du département ventes et marketing.

Et pour finir, merci à vous, chères lectrices. Grâce à vous, tous nos efforts pour améliorer la santé des futures générations de mères et de bébés se voient récompensés.

Pr Jennie Brand-Miller,
Dr Kate Marsh, Pr Robert Moses

Marabout tient à remercier ici le docteur Romain Guilherme pour sa relecture attentive de la version française de ce livre.

Index

B

C

D

E

F

G

H

I

J

K

L

Q

R

W

Y

Table des matières

II. Et maintenant que vous êtes enceinte

III. Après le jour J : vous et votre bébé

IV. Mettre tout ça dans son assiette

V. Nos recettes

Annexes

Table des recettes

Petits déjeuners

Repas légers

Plats principaux

Desserts

Collations

Achevé d'imprimer en Espagne par Rodesa en février 2014
ISBN : 978-2-501-09091-9
4138616
Dépôt légal : mars 2014